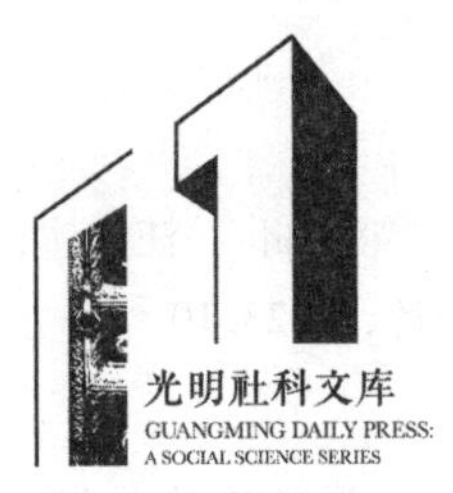

·法律与社会书系·

中国医患社会心态研究报告

（第2辑）

汪新建　吕小康｜主编

光明日报出版社

图书在版编目（CIP）数据

中国医患社会心态研究报告．第2辑 / 汪新建，吕小康主编．-- 北京：光明日报出版社，2023.10

ISBN 978－7－5194－7558－1

Ⅰ.①中… Ⅱ.①汪… ②吕… Ⅲ.①医院—人间关系—社会心理—研究报告—中国 Ⅳ.①R197.322

中国国家版本馆 CIP 数据核字（2023）第 199572 号

中国医患社会心态研究报告（第2辑）

ZHONGGUO YIHUAN SHEHUI XINTAI YANJIU BAOGAO（DI 2 JI）

主　　编：汪新建　吕小康

责任编辑：许　怡　　　　责任校对：王　娟　贾　丹

封面设计：中联华文　　　　责任印制：曹　诤

出版发行：光明日报出版社

地　　址：北京市西城区永安路106号，100050

电　　话：010-63169890（咨询），010-63131930（邮购）

传　　真：010-63131930

网　　址：http://book.gmw.cn

E - mail：gmrbcbs@gmw.cn

法律顾问：北京市兰台律师事务所龚柳方律师

印　　刷：三河市华东印刷有限公司

装　　订：三河市华东印刷有限公司

本书如有破损、缺页、装订错误，请与本社联系调换，电话：010-63131930

开　　本：170mm×240mm

字　　数：318千字　　　　印　　张：18.25

版　　次：2024年3月第1版　　　　印　　次：2024年3月第1次印刷

书　　号：ISBN 978－7－5194－7558－1

定　　价：98.00元

内容简介

本报告中集中展示了课题组对医患信任相关的理论分析与实证研究报告。报告从社会交换理论、群际接触理论、本土心理学等理论视角探讨了医患信任危机的文化心理根源及其演进路径，实证研究内容则涉及患者对医生的刻板印象、媒体的涉医新闻报道框架、微博用户的医患新闻关注态度、关系就医及其对医患信任的影响等，并就医患信任的提升对策进行了理论分析和实证检验。研究使用的数据既有自主调查和实验获得的数据，也有公开的大型社会调查数据，以及通过网络爬虫技术获得的大数据。这充分展示了医患信任研究的多重理论取向和多元研究进路。

内容简介

[illegible]

序　言

本报告是《中国医患社会心态研究报告（2016）》（南开大学出版社，2019）的姊妹篇。我们集合了近年来新发表的相关学术论文和研究报告，并整合了部分未公开发表的相关研究，全面展示课题组的相关研究成果。各部分的文章虽已有独立署名，但这只是出于署名便利的需要列出的，还有许多研究组成员的辛勤劳动并未能在署名上得到充分的体现，在此致以诚挚的歉意和衷心的感谢！

在这一系列研究中，我们就医患信任相关的理论问题做出全方位的探查，并就其影响因素做出多方面的实证研究。我们从社会交换理论、群际接触理论、本土心理学等理论视角探讨了医患信任危机的文化心理根源及其演进路径，实证研究内容则涉及患者对医生的刻板印象、媒体的涉医新闻报道框架、微博用户的医患新闻关注态度、关系就医及其对医患信任的影响等，使用的数据既有自主调查和实验获得的数据，也有公开的大型社会调查数据，以及通过网络爬虫技术获得的大数据。这些都充分展示了医患信任研究的多重理论取向和多元研究进路。

当然，对于医患信任这一复杂的社会心理现象，任何研究都带有一定的片面性，而不能代表这种复杂现象的全貌。因此，与之前的报告一样，我们仍然欢迎国内外同行对我们的相关成果提出中肯的建议与批评，从而督促我们进一步提升研究的质量、拓宽研究的视野，从而为我国医患关系的改进和医疗改革的进行提出更多更有益的建议。

本书的出版得到福州大学社会科学研究基金的出版资助，在此谨致谢意！同时也要感谢福州大学人文社会科学学院和福州大学人文社会科学高级研究院的领导和同行对本书出版工作的大力支持！相信在学界同人的关心和帮助下，我们能将此系列报告做得更好。

是为序。

汪新建、吕小康

2022 年 9 月 30 日

目录
CONTENTS

第一章

医患信任的分析框架与理论模式

第一节　我国医患关系的人际—群际嬗变

医患关系危机已经成为我国主要的社会性问题之一，学者们试图从不同学科视角和理论层面提出医患关系危机的解决方案。近年来，越来越多的学者认为我国当前以医方占据绝对主导地位为特征的现代医疗模式是导致医患关系危机的根源，只有借鉴甚至回归到强调医患平等、人文关怀和共同参与医疗过程的传统医疗模式，才能重建和谐的医患关系。①② 由于这种方案认为解决医患关系危机的关键在于师法传统的医疗模式，因此本书将其称为“师古方案”。“师古方案”预先假定我国当前的医疗模式是引起医患关系危机的根本原因，并通过与当前医疗模式的对比获得了优越性。但是，当前研究只关注和论证“师古方案”的优越性，并未论及方案的现实可行性。本书认为，“师古方案”的可行性并不取决于与当前医疗模式的现象学类比，而在于二者内在本质的差异性，差异性越大，“师古方案”的现实可行性就越低。因此，本书基于社会心理学视角，分析了我国医患关系在从传统到现代的转变过程中发生的人际—群际嬗变，以及当前医患关系的群际属性对我国医患关系特征的广泛影响，并基于医患关系性质的嬗变和我国转型期的社会背景，对“师古方案”的现实可行性进行了系统讨论。

---

① 彭红，李永国．中国医患关系的历史嬗变与伦理思考［J］．中州学刊，2007（6）：131-135.

② 陆艺．我国古代处理医患关系的优良医德传统分析［J］．中国医学伦理学，2015，28（4）：514-516.

一、我国传统医患关系模式的人际属性

我国的传统医患关系模式历经先秦时期的萌发阶段、汉宋时期的发展成熟阶段和明清时期的瓦解阶段。在漫长的历史进程中，根植于传统文化土壤中的医患关系模式不可避免地继承了我国传统社会关系的人际属性，是一种特殊的人际关系模式①，这种人际属性以多元化的医患互择模式为基础，并在医患互动过程中得以充分展现。

（一）传统医患关系的医患互择模式

在我国传统医患关系中，医方和患方是广义的，双方都不是一个纯粹的单一性群体。从医方来说，在真正意义上的医生群体之外，还存在多种一定程度上扮演“医生”角色的群体，这些群体包括而不限于以下几方面：（1）僧道。通过讲经论道纾解信众的心理问题与疾病。某些僧道还掌握一定水平的医术，可以直接为患者治病。（2）巫医。巫医是从先秦以来就存在的一种医者群体，其成分包括巫师、方士、术士、神汉、神婆等，主要通过符咒、符水、丹药等方式治疗疾病。② 随着时代的进步，巫医在医患关系中扮演的角色逐渐削弱，然而在医疗条件匮乏、思想意识落后的农村和边远地区仍然较为盛行。（3）神佛。与上述方式不同，求助于神佛并没有任何实质性的医疗过程出现，患者或家属主要通过求神拜佛、许愿祈祷的方式寻求精神上的寄托或慰藉。（4）民众自救。由于医疗资源匮乏，以及以阴阳五行学说为基础的传统医学理论通俗易懂，因此民众往往在长期的生活实践中积累了诸多的“土方”“偏方”，作为罹患轻度疾病或无力求医时进行自救的可选医疗方案。

患方可以根据社会地位的高低分为两个群体：上层社会群体和普通民众。上层社会群体享有充分和高水平的医疗服务，这些群体不但是国家供养的“官医”（广义的“御医”）的主要服务对象，也是大多数民间医士（又称“游医”）期望服务的对象，因此具有最大限度的择医权利；而普通民众则基本不能享受“官医”的服务，只能尽可能地选择医术较为高明的“游医”，甚至经常由于无法承担医疗费用而选择寻求巫医、僧道、神佛或者自救的手段治疗疾病。如图 1-1 所示。

---

① 房莉杰，梁小云，金承刚．乡村社会转型时期的医患信任——以我国中部地区两村为例［J］．社会学研究，2013，28（2）：55-77，243.

② 于赓哲．唐代医疗活动中咒禁术的退缩与保留［J］．华中师范大学学报（人文社会科学版），2008，47（2）：61-68.

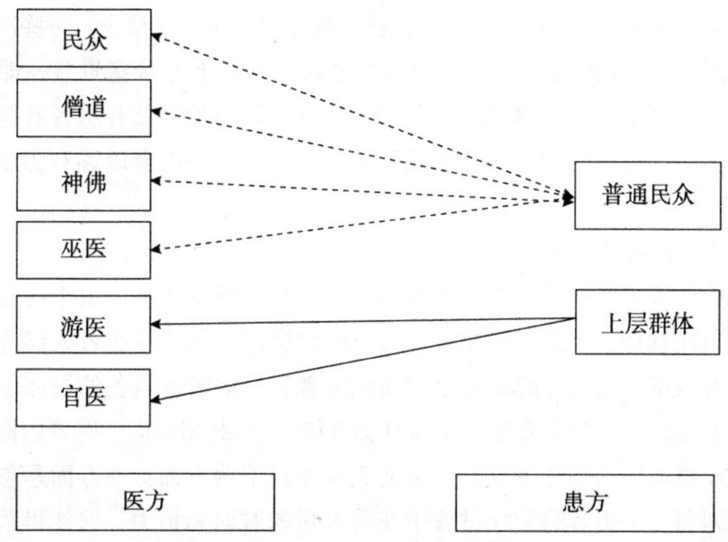

图 1-1　我国传统医患关系的医患互择模式

注：1. 虚线代表普通民众的择医对象，实线代表上层群体的择医对象；2. 箭头发起方具有选择主导权。

这种多元选择并存的医患互择模式表明，我国传统医学模式中的医患关系与现代医学模式相比具有明显差异性。现代意义上的医患关系特指专门从事医疗服务的医务工作者和罹患身心疾病的患者，而这种狭义的医患关系仅是我国传统医患关系模式的部分内容。这意味着在现代医学模式中严密对立的医患双方在传统医患关系中并不具有严格的对等性和相互的唯一性，这就大大降低了医方和患方形成基于群体关系的对立可能性，使我国传统医疗实践难以形成群际性的医患关系模式。事实上，正是在这种独特的医患互择模式基础上，形成了我国传统医患关系的人际互动模式。

（二）传统医患关系的人际属性

在多元选择的医患互择模式基础上，我国传统医患关系模式具有显著的人际属性，这种人际属性表现在基于个体的互择方式、个性化的医疗过程和共同参与的互动模式中。

1. 基于人际传播和个人信念的医患互择方式

多元化的医患互择模式使医患双方都有相对的选择自由。有学者指出，由于我国传统社会是以农耕文明为基础的封闭社会，信息传播的主要方式是口耳相传的人际传播，因此在患者择医的过程中，对医者的医术和医德水平的判断主要借助于人际传播，患者往往通过亲属、朋友、邻里等人际渠道获取医者信息，做出就医决定。① 而医者对患者的选择则主要基于个人信念。一些医者秉承“医乃仁术”的医学理念，以悬壶救世为己任，行医不分贫富贵贱，即所谓的“世之良医”；还有一些医者具有独特的行医理念，对治疗哪些患者有鲜明的个人判断，如扁鹊提出的行医“六不治”原则；更有一些医者以逐利为目标，以行医为谋生手段。

2. 个性化的医疗过程

多元化的医患互择模式对医者的医疗思想具有深刻影响。由于医者并非患者唯一的就医选择，因此大多数医者关心的内容往往不是在患者人满为患时如何提高医疗效率，而更多的是为了与其他医者和扮演医者角色的群体争夺患者资源，尤其是优质的患者资源（上层社会群体）。与此相对应，医者的医疗过程往往表现出鲜明的个性化特征，这主要表现在以下两方面：一方面是忽视医疗效率，在对每一个患者的治疗过程中花费大量的时间和精力，这使得医者可以用延长医疗过程弥补患者资源的不足。更重要的是，通过精益求精的医疗过程，医者能够积累医术和医德方面的名声，而医者的名声则直接关乎其患者资源的多寡。另一方面是制订个性化的医疗方案。在不计效率的前提下，医者可以为每个患者制订个性化的医疗方案。这既可以使医者能够独占该患者的治疗权，也能够增进患者的信任和医患之间的良性互动。

3. 共同参与的互动模式

多元化的互择模式赋予了医患双方相对平等的地位，使得医患双方共同参与医疗过程成为可能。在传统医学模式下，对病患的判断是基于“象思维”的。“象思维”注重动态整体，反映在医疗过程中病患是患者的身心特征和所处的社会环境共同导致的，因此要治疗患者的病患，医者就必须充分了解患者的身心状况和所处环境，并“充分发挥自身的联想能力”，对病患的“象”进行“细心的观察、辨别与体悟”②。这赋予了患者参与医疗过程的充分必要性，患者与医者共同探讨导致病患的原因，甚至患者的亲属也可以参与到医疗过程中，讨论医疗方案，监督医者的医疗过程。多元化的医患互择模式使医患共同参与的互动模式由必要变为可能，医者为了博取患者信任，扩大患者资源，提高社会名声，往往容许和鼓励患者和患者亲属参与到医疗过程中，甚至不惜在医患互动中逢迎患者和亲属的喜好和要求，以最大限度地满足患者需要，从而达到自

---

① 于赓哲．汉宋之间医患关系衍论——兼论罗伊·波特等人的医患关系价值观［J］．清华大学学报（哲学社会科学版），2014，29（1）：100-117，160-161.

② 吕小康．象思维与躯体化：医学现象的文化心理学视角［J］．西北师大学报（社会科学版），2013，50（4）：100-105.

身目的。

二、医患关系模式的人际—群际嬗变

近代以来，随着西方现代医学的“西学东渐”，传统医学模式在我国社会中逐渐丧失了主导地位，我国的医患关系模式也随之发生了人际—群际属性嬗变。医患关系不再是单纯的人与人之间特殊的人际关系，还兼具了基于群际关系的群际属性，成为一种混合了人际和群际属性的关系模式，而我国社会转型和医疗体制改革的当代社会背景则进一步凸显了医患关系模式的群际属性。

（一）西方现代医学模式下医患关系的人际—群际属性嬗变

从16世纪中叶开始，西方科学技术开始向我国渗透，西方现代医学正是随这一“西学东渐”的过程进入我国，并对我国传统的医学模式造成冲击。① 到中华人民共和国成立之前，西方现代医学已经取代了我国传统医学模式，在我国社会中占据了主导地位。在现代西方医学的长期侵蚀和改造下，我国传统的医患关系模式发生了巨大变化，医患关系的人际属性削弱，群际属性开始显现，医患关系发生了人际—群际属性的嬗变。

这种转变首先表现在作为传统医患关系基础的医患互择模式的瓦解和严密对立的医患群体的形成。西方现代医学在我国社会中对健康与疾病、患者与医者重新进行了界定，构建了崭新的医疗理论、场所和技术体系。在这种新的医学理论体系中，医者角色由经过系统专业医学训练的医生占据，传统医学模式中的僧道、巫医、神佛甚至民众自己都失去了扮演医者角色的资格和能力。同时，现代医学普及全民医疗卫生事业的理念和实践热忱，使接受医疗的权利向下层民众渗透，患者群体的阶层差异逐渐缩小。由此，传统的医患互择模式逐渐瓦解，取而代之的是严密对立的医患群体。

其次，伴随着医患互择模式的瓦解，传统的个体化的医疗过程也发生变化。由于失去了就医的多元性选择，患者只能到正规的医疗场所（医院）就医，患者资源的迅速增加使得医者不得不追求医疗效率，缩短医疗过程。为了达到这一目的，医者一方面建立了从挂号到治疗的一整套标准化医疗流程，另一方面则大量使用医疗器械辅助诊断和治疗。医疗程序标准化和医疗器械的大量使用在有效提高医者的医疗效率的同时，也大大降低了医疗过程的个体性。传统医学模式中的个性化医疗过程不再可能，取而代之的是标准化和规范化的医疗模式。

---

① 尹秀云．从历史演变看医患关系恶化的症结［J］．中国医学伦理学，2007，20（4）：54-59.

最后，医患互择模式的瓦解导致患者资源从不足变为溢出，这降低了医者让患者参与医疗过程的主观动机，直接导致了患者在医患互动中话语权的下降，共同参与的互动过程遭到破坏。同时，医疗模式的转变也使医患共同参与医疗过程不再必要，在现代西方医学模式下，“象思维”的疾病判断理论完全被摒弃，取而代之的是以生物医学为基础的治疗理论。这种理论“以器官病理学为准绳，以器官的病理改变为依据，认为病理改变是疾病的原因”①，除非医者认为患者的身心特征和所处环境与病患直接相关，否则就不再成为医者需要考量的必要条件，患者和患者家属参与医疗过程就失去了必要性。

因此，医患关系仍然具有鲜明的人际属性，具体的医患互动往往是一种临时性和偶然性的人际互动②，然而随着西方医学在我国占据主导地位，医患关系的群际属性也得以显现，医患关系逐渐演变为兼具人际和群际特征的人际—群际关系模式。

（二）医患关系的群际属性在我国当前社会背景下的凸显

西方现代医学赋予了医患关系的人际—群际属性，但是在我国当前社会中，医患关系更多地以群际属性显现在人们面前，表现为一种群际性的关系危机。这种特殊的医患关系属性是在我国社会转型背景下，由于社会信任危机和医疗体制改革所导致的。

社会信任危机是包括医患关系危机在内的群际冲突的广域社会背景。当前我国社会转型已经进入“深水期”，社会转型对我国社会结构和社会文化的冲击充分显现：一方面，社会转型破坏了我国以人际关系为基础的传统文化，以人际信任为核心构建起来的传统社会规范失去约束力；另一方面，以契约精神为基础的现代社会规范尚未形成，契约精神在社会、制度、法律和心理层面都远未建立。在这一社会规范的“空窗期”，社会信任危机不可避免。

而医疗体制改革则是医患关系危机的直接制度原因。从 20 世纪 80 年代开始，我国开始对医疗体制进行市场化改革，这使我国医疗机构迅速商业化，刺激了医疗机构和医生的逐利心态，使患者的医疗成本上升，成为医患关系危机的直接导火索和根源。③

另外，媒体传播也在医患关系群际属性的凸显过程中扮演重要角色。在传

① 吕小康，汪新建．因果判定与躯体化：精神病学标准化的医学社会学反思［J］．社会学研究，2013，28（3）：29-46，242.

② 黄晓晔．“关系信任”和医患信任关系的重建［J］．中国医学伦理学，2013，26（3）：300-302.

③ 樊民胜，张琳．医疗保健政策与医患关系［J］．医学与哲学，2004（9）：9-11，15.

统医患关系模式下，无论是患者的择医过程，还是医患互动过程，都是在个体层面发生的，即使在医疗过程中发生医疗事故和纠纷，医患双方也只会把责任归咎到对方个体身上，封闭的社会环境限制了医疗纠纷的传播和影响范围。因此，在传统医患关系模式下并非不会发生医患矛盾，而是由于传播渠道的限制难以为人所知。但是，在当前的社会环境中，媒体传播的方式和范围远超以往，尤其是自媒体（微信、微博等）的发展使普通民众也掌握了一定的媒体话语权，使得任何一次医疗纠纷和医患矛盾都可能迅速传播，这增加了社会大众对医患矛盾严重性的直觉评估。更为重要的是，社会大众对具体医患矛盾的感知具有扩散性，影响人们对医患双方的群体性心理表征。① 因此，当前大众媒体传播的空前发展扩大了医患关系的群体属性对社会大众的影响。

总之，医患关系的人际—群际嬗变表明当前的医患关系具有了不同于传统医患关系模式的新的特征，而群际属性的凸显则表明应当关注和探讨群际属性对我国当前医患关系实践的作用。

三、基于群际属性的医患关系特征

医患关系的群际属性赋予了当前医患关系模式新的特征，在我国社会转型的社会背景下，医患关系的群际属性得以凸显，这些新的特征对医患双方的医疗实践产生深刻影响，也在一定程度上成为导致当前医患关系危机的重要原因。

（一）群际属性对医疗实践的影响

在现代医学模式下，医患双方成为两个相互对立的群体类别。群体属性在医患双方的心理表征中得以凸显，这种心理表征不可避免地反映在医患双方的医疗实践中，这些医疗实践并非发生在医患互动过程中，然而却可能对医患互动的过程和效果产生影响。

首先，群体属性的凸显影响患者的求医意愿和行为。群体属性的凸显对医患关系的影响从医患互动之前就已经发挥作用，这种作用尤其表现在患者一方。研究表明，当凸显某种疾病的“患者”群体身份时，个体更易于把某种症状解释为疾病，也更倾向于寻求专业的医疗检查。② 因此，群体属性的凸显使患者更

---

① 吴佳玲，陈一铭，季彤．从传播学角度思考医患关系［J］．医学与哲学（人文社会医学版），2012，33（7）：23-25.

② ST CLAIRE L, CLIFT A, DUMBELTON L. How do i know what i feel? evidence for the role of self-categorisation in symptom perceptions[J]. European Journal of Social Psychology, 2008, 38(1): 173-186.

易于寻求医疗诊治，从而开始新的医患互动。

其次，群体属性的凸显促使医患双方形成基于群体的关系规范，并影响医患双方的互动过程。有研究者发现，当凸显“专业医务工作者”群体性身份时，医院的护士更愿意接种流感疫苗，表明医务工作者群体身份的凸显激活了护士为患者健康负责的关系规范①；另外一些研究则表明对“专业医务工作者”的群体性身份认同程度不同的护士对医疗规范的认知也存在差异。②

最后，医患双方可以从各自群体内部获取社会支持，从而有效改善医患互动的效果。无论是患者还是医务工作者，都倾向于从感知到的群体内部获取社会支持。有研究表明，在寻求了罹患同样疾病的其他患者的社会联结和支持后，罹患精神疾病、艾滋病等易于被污名化疾病类型的患者更可能积极应对这些疾病，也的确能够获得较好的治疗效果。③

（二）群际属性对医患互动模式的影响

上文指出，西方现代医学的冲击使传统医学模式下的多元化医患互择模式发生转变，使以追求效率和标准化为特征的现代医患互动模式占据主导地位。为了满足群际性的医患关系要求，标准化的医疗程序得以实施。在这种医疗程序中，医患双方的互动模式呈现碎片化和片段化特征：对医者来说，患者只是他在一天中诊治的数十个患者中的普通一员；而对患者来说，医生也仅仅是其就医过程中的一个片段。医患双方都无暇对对方进行个体化的了解，因而需要更多地凭借对对方的群体化表征进行互动，从而使医患互动模式呈现更多的群际属性。

（三）群际属性对医患关系危机发生机制的影响

医患关系的群际属性在一定程度上影响了我国医患关系危机的发生，是医患关系危机的发生机制之一。在我国当前的社会转型背景下，社会信任危机和医疗体制改革使医患关系严重恶化，医患双方的群体性对立和冲突日益严峻，这种消极性的医患关系通过大众媒体的传播被社会大众充分感知，形成社会大

① FALOMIR-PICHASTOR J M, TOSCANI L, DESPOINTES S H. Determinants of flu vaccination among nurses: the effects of Group identification and professional responsibility[J]. Applied Psychology, 2008, 58(1): 42-58.

② MILLWARD L J. Contextualizing social identity in considerations of what it means to be a nurse [J]. European Journal of Social Psychology, 1995, 25(3): 303-324.

③ CRABTREE J W, HASLAM S A, POSTMES T, HASLAM C. (2010). Mental health support groups, stigma, and self-esteem: positive and negative implications of group identification [J]. Journal of Social Issues, 2010, 66(3): 553-569.

众对医患关系消极性的社会表征。在医患互动过程中，这种消极性的社会表征不可避免地对医患双方产生心理和行为影响，而医患互动的碎片化和片段化则增加了这种消极性社会表征在医患互动中的作用。① 消极性的社会表征以刻板印象、群体认同、自我验证等多种社会心理机制影响医患之间的互动过程，对医患关系产生深刻的心理和行为影响。②

四、"师古方案"的现实可行性

在西方医学模式的影响下，我国传统医患关系模式发生了人际—群际的嬗变过程，而我国社会转型期特殊的社会背景则进一步凸显了医患关系的群际属性。群际属性的凸显对医患双方的医疗实践和互动模式产生了深刻影响，这使得当前的医患关系模式具有了不同于传统医患关系模式的新的特征。基于医患关系模式的人际—群际嬗变和群际属性在我国社会背景下的凸显，可以形成对"师古方案"现实可行性的以下考量。

首先，回归到传统医患关系是否可能。医患关系的基础是医学模式，因此该考量可以等同于回归到传统医学模式是否可能？这一考量的答案显而易见，西方现代医学模式占据主导地位的现状在较长时期内难以撼动。与我国传统医学模式相比，西方现代医学模式在科学化、标准化、专业化、产业化等方面具有绝对优势，这些优势使西方现代医学最大限度地符合了我国社会对医疗卫生事业的需求，与此相比，在西方现代医学模式下产生的医方专业性垄断、去人化的医疗过程等问题并不能动摇其地位和优势。

其次，能否在现有医学模式下复制传统医患关系模式。现代医学模式对医疗效率的追求决定了当前医患关系的人际—群际属性，也是标准化和器械化的医疗过程、碎片化的医患互动、医方主导的医患地位等医患关系内容产生的源泉。而在传统医患关系中，无论是个性化的医疗方案，还是医患共同参与的医疗过程，都建立在不计效率的医学模式基础上。因此，传统和现代的医患关系模式具有截然不同的根基，可以说，只要现代医学模式不放弃对医疗效率的追求，传统医患关系模式的主要特征就难以复制到当前社会环境中。

最后，是否可以在现代医学模式下借鉴传统医患关系模式，以及可以在多

① 林甜甜．"词语自由联想"视域下医护人员形象调查——公众与医护人员的认知态度比较［J］．医学与哲学（人文社会医学版），2014，35（10）：46-50.

② WHEELER S C，PETTY R E. The effects of stereotype activation on behavior：review of possible mechanisms［J］.Psychological bulletin，2001，127（6）：797-826.

大程度上进行借鉴。虽然现代和传统的医患关系模式具有很大差异，但是这并不意味着现代医患关系模式是排斥人文关怀和医患和谐互动的。事实上，在许多现代医学占据主导地位的西方国家，医患关系并未作为一个严重的社会性问题出现，这意味着我国严重的医患关系危机具有独特的社会环境土壤，即社会转型引发的社会信任危机和医疗体制改革。社会信任危机和医疗体制改革使医患双方的群体性对立发展为群际冲突，是医患关系危机产生的社会根源，因此在多大程度上可以借鉴传统医患关系模式的考量，取决于医患关系危机的社会根源能否消解。

因此，“师古方案”的现实可行性一方面取决于传统和现代的医患关系模式的本质差异性，另一方面则取决于我国当前的社会背景。医患关系从传统到现代的人际—群际嬗变使回归传统医患关系模式的设想几无可能，而我国社会转型背景下的社会信任危机和医疗体制改革则严重限制了借鉴传统医患关系模式的现实可行性。

［本节内容曾发表于《南京师大学报（社会科学版）》2017 年第 2 期，收录本辑时稍做调整］

第二节　构建医患互信的社会心理机制

随着社会主义市场经济建设的不断推进，尤其是医疗卫生体制改革的不断深入，我国的医患关系日趋紧张，其主要表现为医疗纠纷事件数量急剧上升，医疗纠纷严重恶性化，医闹与暴力伤医事件时有发生。① 据《人民日报》2015 年 1 月 22 日报道：2014 年，全国发生医疗纠纷 11.5 万起，公安机关破获涉医刑事案件 1349 起，刑事拘留 1425 人，移送审查起诉 347 人，查处涉医治安案件 4599 起，及时制止发生在医院的现行违法行为 8342 次。② 又据中国医师协会统计，2015 年 5 月 28 日到 6 月 7 日，全国连续发生 9 起伤医事件。③ 我国医患关系的紧张严重影响了医疗卫生事业的发展、社会的稳定与社会主义和谐社会的

① 目前我国的医患关系紧张主要发生在公立医院，因此本书主要研究公立医院的医患互信构建机制。

② 白剑峰．医患和谐是主流［N］．人民日报，2015-01-22.

③ 潘庆霞，梁立波，吴群红，等．公立医院医患关系紧张的原因及对策探讨——基于医患双方视角的分析［J］．中国医院管理，2016，36（5）：68-70.

建设。因此，减缓或消除医患关系的紧张，成为目前我国推进医疗事业进一步发展、维护社会稳定以及顺利建设社会主义和谐社会的一项迫切任务。本书尝试立足于我国的本土资源，基于“制度信任论”，深入分析具有中国特色的“托人看病”或“关系就医”看病形式的具体运行过程，探寻医患关系紧张的原因，揭示医患互信构建的社会心理机制，进而为减缓或消除医患关系的紧张提出新的解决思路。

一、医患互信构建的理论基础

我们尝试将“制度信任论”作为目前我国医患互信构建的理论基础。“制度信任论”认为，制度就是人类在社会交往过程中形成的一切社会交往行为模式，包括支配与约束人们社会交往行为的定型化、非定型化的规则与规范，它是一种规则与规范体系，包括内在制度与外在制度两种基本类型，具体是指习俗、惯例、道德规范、法律制度、规定、规章、程序等。① 制度是社会信任的基础，制度通过秩序对社会信任产生基础性作用，即制度促进、维持秩序，秩序鼓励造就社会信任。因此，社会信任本质上就是社会交往主体对于对方能做出符合制度行为的持续性期望。社会信任这种持续性期望产生于社会交往主体在相信制度的基础上对于制度的直觉或理解，因而基于制度的社会信任以对制度的相信为前提。而对制度的相信就是对其有效性的认可、接受，它基于对“内化的”制度的有效性的直觉或对“未内化的”制度的有效性的理解。社会信任作为一种持续性期望，就产生于对制度有效性的直觉或理解的过程之中，因此对制度有效性的这种直觉或理解就是社会信任产生的具体的内在机制。基于内在制度而产生的社会信任可以称为“内在制度型”社会信任（主要是指“道德型”社会信任），而基于外在制度而产生的社会信任则可称为“外在制度型”社会信任（主要是指“法律型”社会信任）。内在制度与外在制度的“制度化”和“社会化”，内在制度与外在制度之间的相互容纳、相互激励以及内在制度与外在制度的不断创新，是制度对于社会信任发挥基础作用的内在机制。制度对于社会信任的基础作用具体表现在：制度培育了社会信任，塑造了社会信任的模式与结构；制度维持了社会信任的全面性、稳定性与长期性；制度保障了社会信任独特的社会资本功能的发挥；制度变迁促使社会信任模式与结构发生转型、社会信任程度与范围发生变化。社会信任缺失具有两种类型：一种是单向信任，即社会交往主体双方中一方信任另一方，而另一方却不信任他。一种是双向不信

① 董才生．社会信任的基础：一种制度的解释［D］．吉林大学，2004：4.

任，即社会交往主体彼此之间相互不信任。单向信任是一种不太严重的社会信任缺失，而双向不信任则是一种严重的社会信任缺失，可以称之为社会信任危机。①

二、医患互信的构建机制：陌生关系熟悉化

费孝通在《乡土社会·生育制度》② 中深入探讨了乡土社会的性质与特点，认为乡土社会就是熟悉社会。按照我们的理解，尽管费孝通没有明确提出“熟悉化”这个概念，但事实上他已将“熟悉化”视为乡土社会或传统社会中人与人之间相处的基本方法。有的学者在论及市场交易秩序的本土化问题时提出了“陌生关系熟悉化”③ 这个概念，但没有对它做出明确界定。我们认为所谓“陌生关系熟悉化”，就是“陌生关系熟人社会化”（简称“熟悉化”），指的是关系运作的具体过程，即某一或某些交往主体利用既有的熟悉关系，通过与另一或另一些陌生的交往主体进行交往而产生新的熟悉关系的过程。这是一个客观而真实的“熟悉化”过程，而不是“拟熟悉化”过程，因而通过关系运作而形成的新熟悉关系或新熟悉社会，也不像有的学者认为的那样，是一种“拟熟悉关系”或“拟熟悉社会”，而是客观而真实的“熟悉关系”或“熟悉社会”④。目前我国社会与传统乡土社会相比，具有深度开放和快速流动的特点，这使得人们经常遭遇大量的陌生人，但这并不意味着目前我国社会已是“陌生人社会”。如前所述，目前我国社会仍然是“熟悉人社会”或“熟人社会”，熟人关系仍然是社会关系的主体。尽管有大量的陌生人存在，但我们在与他们交往时，习惯于关系运作，使得与他们的陌生关系不断地“熟悉化”或“熟人社会化”，而这纯粹是一种民族习惯使然，跟理性算计关系不大。

于是，目前中国要利用“陌生关系熟悉化”机制来构建医患互信，就会遇到一个两难困境：如果原封不动地照搬就会违反健康公平原则，造成患者之间的不公；如果舍弃不用就无法有效减缓或消除医患关系的紧张。这一两难困境深刻反映了基于传统道德制度的熟人社会的关系运作，与基于现代法律制度的

---

① 董才生．偏见与新的回应——中国社会信任状况的制度分析［J］．社会科学战线，2004（4）：253-256.

② 费孝通．乡土中国·生育制度［M］．北京大学出版社，1998：11.

③ 刘少杰．陌生关系熟悉化的市场意义——关于培育市场交易秩序的本土化探索［J］．天津社会科学，2010（4）：43-47.

④ 崔香芬，姚兆余．农民就医过程中关系资本运作的行动逻辑：以江苏省 A 县 X 村为个案［J］．中国农业大学学报（社会科学版），2010，27（4）：49-55.

陌生人社会的医疗制度安排之间的矛盾与冲突。因此，目前我国要顺利构建医患互信，就必须突破这一两难困境。具体而言，要对“陌生关系熟悉化”机制的基础进行适当的“创造性改造”，即在基于传统道德制度的习惯性关系运作的同时，“融入”现代法律制度，就是将现代法律制度与传统道德制度相融合，并进一步以融合的制度作为医患互信构建的新基础，从而使“陌生关系熟悉化”这一本土化的医患互信构建机制获得新生。这样，患者与医生之间基于传统道德制度的关系运作，使彼此之间的“陌生关系熟悉化”而形成的一种初级的、不稳定的和不健康的互信，由于现代法律制度的融入而转变成一种高级的、稳定的和健康的互信。这种形式的医患互信，无疑将有效缓解或消除医患关系的紧张。

第三节 中国医患形成初始信任判断的认知捷径

近年来，我国恶性伤医、杀医事件频发，医患信任缺失的热点事件呈多发态势，国际知名医学期刊，如《英国医学期刊》《柳叶刀》等也对中国的医患信任危机给予了关注。①② 根据王俊秀和杨宜音的中国社会心态报告③，医院是中国城市居民信任程度最低的公共事业部门，医患信任危机已然成了中国社会信任危机在医疗互动场域的一个缩影。如何重塑医患信任、如何修复破裂的医患信任关系，这一议题引发了国内外学界的广泛关注。④⑤ 本书拟从中国式的关系就医与应诊行为入手，分析中国医患形成初始信任判断所依赖的认知捷径，以及乡村医患在熟人社会情境下的关系信任取向，进而探讨医学行为背后渗透出的中国社会文化特性，由此反思结合具体的社会文化情境去构建医患信任的重要性。

---

① HESKETH T, WU D, MAO L, MA N. Violence against doctors in china[J].British Medical Journal, 2012, 345: 5730.

② ZHAO L, ZHANG X Y, BAI G Y, WANG Y G. Violence against doctors in china[J]. The Lancet, 2014, 384(9945), 744-745.

③ 王俊秀，杨宜音．中国社会心态研究报告（2012—2013）［M］．北京：社会科学文献出版社，2013.

④ LYU Z, WU S, CAI Z, GUAN X. Patient-physician trust in china: health education for the public[J].The Lancet, 2016, 388(10063): 2991.

⑤ 王帅，张耀光，徐玲．第五次国家卫生服务调查结果之三——医务人员执业环境现状［J］．中国卫生信息管理杂志，2014，11（4）：321-325.

一、关系就医：医患建立初始信任的工具性方法

从信任在双方交往过程中产生的时间来看，医患信任关系存在着一个初始信任阶段，也就是医患初始信任（Doctor-Patient Initial Trust），指医患个体在最初的人际交往阶段，一方在一定程度上相信对方不会做出不利于自己甚至有害于自己行为的一种预期判断和心理状态。其中“初始（initial）”指的是医患双方没有交互作用的历史，初次见面或初次打交道。① 虽然医患关系通常情况下是一种没有交互历史的临时关系，然而并非第一次接触的医患个体之间就是没有信任可言的，双方的信任实际自见面之时甚至见面之前便已建立，并在初次见面时发生作用。制度信任、群际信任、个体特质等因素在陌生的医患个体初次见面或者见面之前，已经为其初始信任的形成奠定了基础。从医疗活动持续的时间来看，医患初始信任建立的就医情景包括两种情况：其一是指在某次医疗过程中，患者与医护人员开始互动时的信任状态，这一初始信任类型一般发生在短期的医疗活动中。例如，一次感冒的治疗过程，有可能患者与特定医护人员的医疗活动只持续一次，而患者与医护人员双方都没有长期互动的打算。其二是指在患者和某一特定医护人员一系列的医疗互动过程中，在患者初诊时或治疗初期医患双方的信任状态。这一信任类型一般发生在中长期医疗活动中，患者和特定医护人员为治疗某一慢性病或疑难病症（如糖尿病、白血病等），这种类型的初始信任有可能进一步发展为持续信任。在治疗小病、常见病等短期医疗活动中，医患关系具有明显的临时性，尽管信任的结果并不一定具有互惠性，但是即使没有交互历史的医患，双方也可能展现出较高水平的初始信任，高初始信任确实存在并且有助于形成医患个体之间高度的合作意愿；而对于中长期的医疗活动，患者与特定医护人员之间医疗互动的持续性（visit continuity）、合作关系的长期性（longer duration）会对双方的可信度知觉造成影响，医患信任会随着积极互动、积极归因的积累而逐渐增强。② 在医患关系的不同阶段，信任判断所利用的信息和线索是不同的，故而，每个阶段医患信任的

① HILLEN M A, DE HAES H C J M, STALPERS L J A, KLINKENBIJL J H G, EDDES E H, BUTOW P N, et al. How can communication by oncologists enhance patients' trust? an experimental study[J]. Annals of Oncology, 2014, 25(4): 896-901.

② HILLEN M A, DE HAES H C, SMETS E. Cancer patients' trust in their physician-a review[J]. Psycho-oncology, 2011, 20: 227-241.

状态与信任形成的心理机制也是不同的。①

医患关系是建立在医生帮助患者有效处理健康问题基础上的一种临时性角色关系，医患双方需要在零交往的基础上，借助头脑中的原型、分类、刻板印象等认知图式，利用已有的就医或诊疗经验，在短时间内形成初始信任，以便于控制临时关系中的不确定性、脆弱性、风险性和预期问题，而信任判断所依据的经验来源可以是角色、类别、制度或第三方推荐。② 在医患初始关系阶段，信任方缺乏被信任方的第一手资料或其个体特征信息，而基于模糊的或不完全的信息进行信任判断是很困难的，因此“第三方关系”便成了帮助医患个体进行初始信任判断的重要媒介，信任方往往会利用第三方传递的可信度线索来补充和完成有关被信任方可信度的判断。例如，当患方接收到第三方传递的“某位医生技术高、服务态度好”这样的信息时，患方可以快速形成对该医生的信任信念。也就是说，信任是可以传递的，信任传递对于初始关系更为重要，且如果第三方是信任方所信任的，那么他们提供的信息在进行信任判断时会被赋予更大的权重。③ 鉴于此，关系就医便成了中国医患之间建立初始信任的一种工具性方法，利用“第三方关系”传递的可信度线索进行信任判断，以形成医患初始信任判断的认知捷径。

另外，医生个体之间医术与医德的差异也是患者采取关系就医行为的原因之一。关于关系就医行为动机的调查显示，52.8%的患者认为看病找关系是为了“找更好的专家看病”④，患者期望通过第三方关系找到医术好、职称高、经验丰富的医生作为自己的主治医师，以争夺优势的医疗资源。早期行为主义学派的研究人员在模拟互动和信任游戏中观察个体行为，如囚徒困境，他们认为，衡量信任的核心就是个体合作或是不合作的选择，合作选择（cooperative choice）被视为一种可观察到的、外显的信任行为。⑤ 信任者必须做出理性的决

---

① 汪新建，王丛，吕小康．人际医患信任的概念内涵、正向演变与影响因素［J］．心理科学，2016，39（5）：1093-1097.

② ROBERT L P，DENIS A R，HUNG Y T C．Individual swift trust and knowledge-based trust in face-to-face and virtual team members［J］．Journal of Management Information Systems，2009，2（2）：241-279.

③ FERRIN D L，DIRKS K T，SHAH P P．Direct and indirect effects of third-party relationships on interpersonal trust［J］．Journal of Applied Psychology，2006，91（4）：870-881.

④ 屈英和，周同梅．“关系就医”取向下“医生权威”的调查与分析［J］．医学与哲学（人文社会医学版），2010，31（11）：34-36.

⑤ FLORES F，SOLOMON R C．Creating trust［J］．Business Ethics Quarterly，1998，8（2）：205-232.

策，即在多大程度上与哪位被信任者合作，根据被信任者合作行为的程度及频率来推断被信任者的意图、动机及其可信性。因此，患者在初次就诊时选择哪一位主治医师，这种合作选择也是医患初始信任的外显行为之一。在医患关系的初始阶段，医患个体之间没有交互作用的历史，可获得的信任线索通常只有类别与角色信息。除了医院的专家系统、网络查询等手段，患者往往更信任通过第三方关系获得的医生个体的类别与角色信息，如医生的职称、学历、从医的经验、擅长的领域、口碑等。这些类别与角色信息帮助医患个体形成了一种认知捷径，初始信任判断常常依赖于对方的社会角色、群体成员身份或者刻板印象形成快速认知线索。

二、社会文化情境构建了医患初始信任的建立模式

关系就医与应诊行为背后渗透出的是中国医患在人际交往初期较强的关系信任（relational trust）取向，也是中国人以“关系”为中心的社会生存论在医疗互动场域的一种外在表现。由儒家思想和社会等级观念支配的家庭制度从传统的农业社会一直影响至今，以家庭为中心衍生出的血缘关系、亲属关系和熟人关系构成了中国社会关系的基础，由此“关系认同”塑造了中国人社会心理的深层结构。关系认同在中国人的人际交往过程中具有相当程度的普遍意义，为了与陌生人进行人际交往和互动，中国人常常会通过“共同的朋友”或“朋友的朋友”来化解建立初始信任时的困境。这样的文化基础强调以血缘关系为纽带地对家庭成员和各类亲属的特殊信任（particularistic trust）①，它至今仍然影响着人们的行为取向，当然，也浸润着身处其中的医患个体的心理和行为，医患信任的模式与特点归根结底是由社会文化情境所构建的。在医患信任关系的建立与发展过程中，制度信任没有必要也不可能完全取代关系信任，因为中国人即使处于制度之中，也喜欢通过关系来建立信任，不管医院的专家系统设计得如何完备，专家简历介绍得如何详细，患者仍然希望通过关系找到医术高、医德好的医生，通过其可以延伸到的或重新搭建的社会关系网络，将没有交互历史的医患双方纳入共同的关系网中，将医患双方由陌生关系转变成熟人关系，以抵消初始信任本身所包含的不确定性和风险感知。②

---

① FUKUYAMA F. Trust：The social virtues and the creation of prosperity［M］. New York：Free Press，1995：75.

② 黄晓晔．“关系信任”和医患信任关系的重建［J］．中国医学伦理学，2013，26（3）：300-302.

传统的中国社会，医患初始关系中蕴含着不证自明的信任基础，即自古以来中国民众对于医生群体拥有较高的角色期待和内隐的敬畏态度。中国传统医学伦理中所提倡的“医乃仁术”的职业价值观造就了民众对医生群体较高的角色期待。《孟子·梁惠王上》篇中，孟子提道：“无伤也，是乃仁术也!”此后，受到儒家仁爱思想的影响，“医乃仁术”的职业价值观一直贯穿中国医学史。例如，北齐医学家李元忠提出：“性仁恕，见有疾者，不问贵贱，皆为救疗。”唐代著名医学家孙思邈在《千金要方·大医精诚》中告诫医者“凡大医治病，必当安神定志，无欲无求，先发大慈恻隐之心，誓愿普救含灵之苦。若有疾厄来求救者，不得问其贵贱贫富，长幼妍媸，怨亲善友，华夷愚智，普同一等，皆如至亲之想”。明代名医陈实功在《外科正宗》中提出“医家五戒十要”，为医者角色划定了具体的行为准绳。其中，“五戒”是指：“一戒重富嫌贫，二戒行为不检，三戒图财贪利，四戒玩忽职守，五戒轻浮虚伪。”①而反观汉语中“大夫”称谓的由来，也能体现民众对于医生群体内隐的敬畏态度。“大夫”这一称谓的语义渊源最早可以追溯到先秦时期诸国的高级官职称谓，即在国君之下设有卿、大夫、士三级。宋朝时，医务制度和医学管理有了一定的发展，医官中最高级是大夫，其次为郎，以下设有医效、祗侯等。因为大夫是医官中最高级的职位，民众便将“大夫”作为对医生的尊称并一直沿用至今。②

高角色期待与内隐的敬畏态度为传统医患关系中初始信任的建立奠定了基础，这种内隐态度（implicit attitude）是患者过去的就医体验和对于医生群体已有的态度积淀下来形成的一种无意识的痕迹，它潜移默化地影响患者对医生群体的认知、情感和行为反应。然而，20世纪80年代以来，在医疗体制的市场化改革推动下，以药养医、收入与病人挂钩、科室包干等制度沉疴的累积催发了医患之间的群际冲突与矛盾，患者对于医生群体的角色认知出现了“济世的医者”与“逐利的商人”之间的尖锐冲突。患者对于医生的高角色期待无法被满足，传统医患关系中的初始信任基础逐渐动摇、瓦解，甚至失去效用，而社会转型过程中的制度信任尚未确立，因此医患双方试图借助社会关系纽带形成初始信任判断的认知捷径。这种就医与应诊行为实际上也反衬出了当今社会医患两个群体之间的“预设性不信任”③。

---

① 马艳艳．中医传统医德对护理系学生职业价值观教育的影响［J］．医学与社会，2013，26（6）：95-97.

② 阎泽川．医生称大夫的由来［J］．文史博览·文史，2013（1）：35.

③ 李德玲，卢景国．从患者视角看预设性信任/不信任及其根源［J］．中国医学伦理学，2011，24（2）：201-203.

也有学者将关系就医行为视为一种患者不道德就医行为，是患者或患者家属违反就医情境中医患普遍接受的社会准则与行为规范、破坏医疗秩序的就医行为，并认为患者信任度越低，关系就医的行为意向就越强。① 实际上，不能简单地用道德框架来定性关系就医与应诊行为正当与否，因为，与恶意的医暴、医闹、故意拖欠医药费、过度医疗等不道德就医与诊疗行为相比较，关系就医与关系信任在一定程度上体现了中国医患初始信任建立的社会心理机制，也是个体应对当前医患信任危机的一种情理化适应策略。当然，这里并不是为无原则的托关系就医与应诊行为正名，而是试图说明一个事实：社会文化情境构建了处于其中的医患个体的心理与行为，医患初始信任的建立模式与特点也是由社会文化情境所决定的。

三、乡村基层医疗机构的医患初始信任：熟人共同体内的关系信任

医患信任包含医方信任与患方信任两个分析层次，其中患方信任是技术性信任和非技术性信任的有机统一体。这里，技术性信任指患方对医方诊疗技术能力与沟通能力的信任，而非技术性信任指患方对医方人格与职业道德的信任。② 尽管我国乡村基层医疗机构的诊疗技术水平偏低，医疗设备、药品种类和公共卫生条件等方面较之城市大医院也存在较大的差距，但国内很多研究却发现乡村地区医闹和医暴事件暴发的频率反而较小，医患关系较为缓和。例如，国家卫生与计划生育委员会统计信息中心公布的 2013 年第五次国家卫生服务调查分析报告显示，医务人员认为患者信任自己的比例按照城市大医院（44.4%）、乡镇卫生院（52.3%）、社区卫生服务中心（53.7%）依次增加；医务人员认为患者不信任自己的比例按照城市大医院（12.7%）、社区卫生服务中心（6.0%）、乡镇卫生院（5.1%）依次减少，乡村地区的医患信任状况远远优于城市大医院。③

对比城市大医院与乡村基层医疗机构，医患之间建立和发展初始信任的就医情境是各不相同的。在城市大医院，基于声望和技术水平，初次见面的医患之间原本具备一定水平的人际初始信任，但是，随着大量的危重和疑难病症患

---

① 李家伟，景琳，杨莉，等．医患关系质量对患者不道德就医行为影响的实证研究［J］．中国卫生事业管理，2012，29（6）：422-425.

② OZAWA S,SRIPAD P. How do you measure trust in the health system? a systematic review of the literature[J].Social Science and Medicine,2013,91:10-14.

③ 王帅，张耀光，徐玲．第五次国家卫生服务调查结果之三——医务人员执业环境现状［J］．中国卫生信息管理杂志，2014，11（4）：321-325.

者涌向城市大医院，"三长一短"的就医情境（挂号排队时间长、候诊等待时间长、交费取药时间长、医生问诊时间短）引发了患方的不满情绪①，而这些危重和疑难病症患者及家属普遍处于心理应激状态，表现出抑郁、焦虑、无助、愤怒、绝望等情绪应激和非适应性行为。② 相比低抑郁情绪的患者个体，高抑郁情绪的患者个体表达观点、提出意见的次数偏少，更少地参与医疗决策过程，与医生互动的意愿更低。③ 医患初始信任有着计算型信任（calculus-based trust）的特征，由于缺少互动和了解，这一阶段形成信任的主要心理机制在于医患双方对于收益感知与风险感知的计算过程，理性的计算多于感性的认同。④ 在情绪应激状态下，一旦确诊为重大疾病或绝症，或是治疗初期的效果不好、病情恶化，患方的风险感知急速提升，就势必引起怀疑、哀伤、愤怒、绝望等对抗性情绪，这些"情绪能量"成了医患初始信任的鸿沟如果持续发酵到了无法控制的地步，甚至可能转化为暴力或攻击行为。可以想象，城市大医院的医患双方面临着初始信任难以进一步发展下去的困境：患方被初诊时期和治疗初期的恶劣心境所困扰，医方被恶劣执业环境中的消极情绪和职业倦怠感所围绕。此时，关系就医与应诊行为便成了医患双方试图打破这一困境的策略性尝试。

反观乡村基层医疗机构，其就诊量较少，熟人圈子内的口碑和本乡本土的熟人"客源"决定了村医的收入，因此村医与村民的人际互动中加入了更多的人文关怀、心理疏导、社会支持等元素，村民与其家属可以充分参与到治疗决策中，这种"医患共同决策"的互动模式摒弃了现代生物医学模式中以冰冷的器械和各种检查指标为中心、医生主导、患者失语的冷漠习惯。⑤ 乡村医疗机构的科层组织结构更为扁平化，医患之间的沟通频率较大，而沟通频率在个体的

---

① DAI J, WANG X, AYALA F J. Medical informatics and the "three long, one short" problem of large urban hospitals in china[J].JAMA, 2016, 316(3): 269-270.

② POWELL N D, TARR A J, SHERIDAN J F. Psychosocial stress and inflammation in cancer[J]. Brain, Behavior and Immunity, 2013, 30: S41-S47.

③ BEVERLY E A, GANDA O P, RITHOLZ M D, LEE Y, BROOKS K M, LEWIS-SCHROEDER N F, WEINGER K. Look who's(not) talking diabetic patients' willingness to discuss self-care with physicians[J].Diabetes Care, 2012, 35(7): 1466-1472.

④ 汪新建，王丛，吕小康．人际医患信任的概念内涵、正向演变与影响因素［J］．心理科学，2016，39（5）：1093-1097.

⑤ 景军，黄鹏程．医患关系对农村抗生素滥用的作用：以五个乡村诊所为例［J］．贵州民族大学学报（哲学社会科学版），2016（3）：45-53.

信任倾向与可信性感知之间起到重要的调节作用。① 另外，乡村医疗机构接诊的多为小病和常见病，患者及家属情绪应激反应较小，初诊时期和治疗初期较低的风险感知、较少的对抗性情绪降低了初始信任的建立与发展的难度。一些国内研究者利用医学人类学意义上的参与观察与个案分析等方法发现，我国村民与村医之间具有较高的互信程度。例如，一项对北京乡村医患关系的调查表明，在村民对村医的态度评价中，信任是排在第一位的态度，有的村民表示“信任村医的人品”，有的村民则表示“信任村医的技术和人品”②。也有调查显示，我国村民对乡镇卫生院医生的信任程度明显低于对村卫生室村医的信任程度。③这是因为，我国乡村地区的卫生服务体系通常划分为县医院、乡镇卫生院和村卫生室三级。其中，县医院和乡镇卫生院属于专业化和科层化的正式组织，只有村卫生室是嵌入在农村社区内部的，村医有着亦农亦医的身份，其角色类似于西方的全科医生，但只承担一般常见病、多发病的初级诊治，村民对于村医有限的诊疗水平和硬件条件有着正确的认知和心理预期。对乡村医患信任状况的田野调查发现，“熟悉”是增强村民对村医信任的首要因素，其次是“诊疗技术”，最后才是“职业道德”④。村民对于村医的初始信任是建立在家庭关系、血缘关系、亲属关系等熟人共同体内的关系信任，这种关系信任源于村民与村医之间的社会相似性，即他人与自己在家庭背景、社会阶层、价值观念等方面的相似性和共同特性。⑤ 在一段新的人际关系中，可信性感知与双方人口统计变量的相似性具有相关关系。由于人口统计变量的相似性，个体并不会将对方或自身作为独一无二的个体，而是某种相关原型（prototype）的代表，这实质上是一种去个性化的过程，个体对自身所属群体的忠诚和依恋便是根植于对该原型的情感和态度。人们在互动初期会立即使用明显的人口统计学特征，如种族、性别和国籍等对他人进行归类并以此预测他人的行为。因此，人们深信具有和

---

① BECERRA M, GUPTA A K. Perceived trustworthiness within the organization: the moderating impact of communication frequency on trustor and trustee effects [J]. Organization Science, 2003, 14(1): 32-44.

② 梁立智，吕兆丰，王晓燕，等．赤脚医生时期北京村落医患关系内容及特点调查研究［J］．中国医学伦理学，2012，25（1）：50-53.

③ 邓晓晓，王晓燕，杨佳．北京市乡村两级卫生机构医患信任影响因素调查［J］．医学与社会，2015，28（3）：52-54.

④ 周新歌，申昆玲，王晓燕，等．北京市H区农村医患信任状况及存在的问题分析［J］．医学与社会，2015，28（6）：1-3.

⑤ 张奎力．赤脚医生与社区医患关系——以社会资本理论为分析范式［J］．社会主义研究，2014（6）：119-127.

自身的人口统计变量相似性的人们更加诚实、可信，并且更具有合作性。① 即使村医的医术可能不及城市大医院的医生，但是，在互动初期，由关系信任产生的人格信任也可能会投射到对村医的技术性信任之上。

中国的医患信任关系有着与西方医患同质性的一面，更有着中国特色的一面，医患信任危机是转型期“中国体验”的一种，那么，关系就医与关系信任只是医患个体企图打破医患初始信任困局的一种尝试。医患初始信任的建立与演变并不一定存在完全统一的模型，这是由文化情境的多样性决定的，中国人以“关系认同”为中心的社会生存论乡村熟人社会的就医情境，传统的医学伦理观，中国本土的身体观、疾病观、死亡观等内容，都会从不同程度上浸润医患个体的心理与行为。鉴于此，有必要从文化心理学的视角重新审视中国医患个体的心态世界和情感世界，使用医学人类学意义上的参与式观察、个案追踪等手段，并结合常规研究中的问卷调查、实验模拟、大数据分析等技术，深度挖掘医患信任建立与动态演变的社会心理机制，在探讨一般性规律的同时兼顾中国文化情境的特殊性，使其理论和干预模型更能贴近社会运作的实际。

第四节 中国传统医学医患关系的元建构及其启示

医患关系是任何一种医学自身设定其医疗目标、制定治疗方式以及对疗愈结果预期与解释的过程中不可或缺的因素，任何医学在其体系建构之初，一定隐含着其对于医患关系的基本预设，而这一基本预设必然影响到这一医学体系中所有相关参与者对于真实医患关系的预期，进而影响到医患的真实关系，本书权且将这种预设称为医患关系的元建构。医患关系元建构作为医者与患者的预期互动模式必然在特定医学体系诊疗过程中得以显现，对于诊疗过程的梳理将清晰阐发医患关系的元建构模式。

一、基于觉知的医学诊疗体系

“医学不仅仅是一门自然科学或社会科学，医学的生命力和特质根植于本民

① LEVIN D Z, WHITENER E M, CROSS R. Perceived trustworthiness of knowledge sources: the moderating impact of relationship length[J]. Journal of Applied Psychology, 2006, 91(5): 1163-1171.

族的文化之中。"① 假如我们认同，传统通天地之一气的基本理念，同声相应、同气相求的感应原则，以及志气心神之间的双向循环而互为因果，是为我国自古对人类生命的整体论的要义②③，那么，预设了一个具有觉知性的整合性主体，便是这一整体论的基本前提。具有觉知性的整合性主体的存在，直接规范了具有觉知能力的人与被知觉的现象始终是无可分割的整体。④ 作为中国传统医学赖以生存和发展的基础土壤，这一整体论观念规范了中医学的整个医学实践过程，一定是在这种觉知者与觉知现象双向互动中完成的。

（一）证及其作用场域

传统中国医学实践过程被称为辨证论治，医家和研究者认为其中辨证是认识疾病的过程，论治是治疗疾病的过程。辨证论治的起点是证，证是传统医学对于疾病的特殊表达方式。

证是出现在传统医学经典和医学实践中的一个特殊的医学名词，与症状、疾病之类的医学概念相类，但其表达方式和表现形态又有诸多不同。证，也称证候，它指涉机体在疾病发展过程中某一阶段的病因、病性、病位、病机，包括病变的部位、机理、性质以及常变关系，能够反映出疾病发展过程中，某一阶段的病理变化的本质，如发热、恶寒、疼痛、恶心、腹胀等症状是病人的主诉或体会到的不适感，而面色苍白、舌淡苔白、脉细无力、下肢浮肿、腹部包块等体征是医生或病人发现的病理征象。⑤

如果说疾病⑥这一认识论的概念，是针对具体的症状现象做一抽象的理解和概括，是把原初的经验加以观念化的结果。那么证所要指涉的是实实在在的身

---

① 邱鸿钟．医学与人类文化［M］．广州：广东高等教育出版社，2004：1-2.

② 杨儒宾．中国古代思想中的气论及身体观［M］．台北：巨流图书公司，1993：3.

③ 蔡壁名．身体与自然：以《黄帝内经·素问》为中心论古代思想传统中的身体观［M］．台北：台湾大学出版社，1997：223.

④ BALDWIN T. Reading merleau-ponty：on phenomenology of perception[M].London：Routledge，2007：18.

⑤ 朱文锋，等．中医诊断学［M］北京：人民卫生出版社，2011：71-78.

⑥ 通常认为疾病是在一定病因作用下自稳调节紊乱而发生的异常生命活动过程，并引发一系列代谢、功能、结构的变化，表现为症状、体征和行为的异常。疾病是机体在一定的条件下，受病因损害作用后，因自稳调节紊乱而发生的异常生命活动过程。对人体正常形态与功能的偏离疾病，有如健康一样，从不同角度考查可以给出不同的定义。最常应用的定义是"对人体正常形态与功能的偏离"。现代医学对人体的各种生物参数（包括智能）都进行了测量，其数值大体上服从统计学中的常态分布规律，即可以计算出一个均值和95%健康个体的所在范围。习惯上称这个范围为"正常"，超出这个范围，过高或过低，便是"不正常"，疾病便属于不正常的范围（详参世界卫生组织，1998）。

体的感受。可以看到，症[①]指涉的是一种现象，疾病指涉的是一种对于现象的认知，而证所指涉的则是对于现象的觉知。事实上中国传统文化本身就具有重体验、内省、修炼与超越的特质[②]，直接就现象层面研究具体的感官经验，比起将具体而流变的经验加以观念化抽象，则更加切合国人认识疾病的方式。而细致的感官经验未必能够体现在观念化的疾病图像中，事实上，大多在时间中流动且细致独特的身体感受，根本无法在共时性的身体结构图像及作用机制中得以呈现。因而证这一概念的出现，其本身就标示了扎根于中国传统认知模式和方法论模式的中国传统医学的特异性。

以中医学第一临床指导性读本《伤寒论》[③] 之小柴胡汤证[④]及其后世解读为例：

> 本太阳病不解，转入少阳者，胁下硬满，干呕不能食，往来寒热，尚未吐下，脉沉紧者，与小柴胡汤（267 条）。
>
> 伤寒五六日，中风，往来寒热，胸胁苦满，默默不欲饮食，心烦喜呕，小柴胡汤主之（96 条）。少阳之为病，口苦咽干目眩也（264 条）。
>
> 少阳中风，两耳无所闻，目赤，胸中满而烦（265 条）伤寒，脉弦细，头痛发热者，属少阳（266 条）。伤寒中风，有柴胡证，但见一证便是，不必悉具（101 条）。
>
> 伤寒五六日，头汗出，微恶寒，手足冷，心下满，口不欲食，大便硬，脉细者，此为阳微结，必有表，复有里也。脉沉亦在里也。汗出为阳微，假令纯阴结，不得复有外证，悉入在里，此为半在里半在外也……可与小柴胡汤（148 条）。

关于柴胡证，历代医家的解读，择其广传者如下：

---

① 症，即症状，是病证所表现的各种现象，包括症状和体征。

② 邱鸿钟．医学哲学探微［M］．广州：广东人民出版社，2006：74-78.

③ 伤寒论是以六经病立论，以方证对应的方式成书，其基本行文方式为“心烦，腹满，卧起不安，厚朴栀子汤主之”，后世谓厚朴栀子汤证；“无大热，口燥渴，心烦，背微恶寒，白虎加人参汤主之”，谓白虎加人参汤证；如阳明病不吐不下，心烦者可与调胃承气汤；如猪苓汤证的少阴病，咳而呕，渴，心烦不得眠……

④ 《伤寒论》中涉及小柴胡汤的条文共 17 条，其中太阳病篇 11 条，阳明病篇 3 条，少阳病篇 1 条，厥阴病篇 1 条，辨阴阳易差后劳复病篇 1 条。可见柴胡证三阳皆见，叙证简略，临床颇为常见。

少阳内主三焦，外主腠理。①

无形之邪气客于腠理，或结于胁下，正邪纷争，偏于半表，有向外之势，可用小柴胡汤，扶正祛邪，疏利三焦，调达升降，宣通内外，故上焦得通，津液得下，胃气因和，汗出而解。②

夫少阳之上，相火主之，标本皆热，故病口苦咽干……目眩者，风火相煽也。③

足少阳胆经也，内经云，有病口苦者，名曰胆瘅。④

少阳居半表半里之位，……盖口咽目者，不可谓之表，又不可谓之里，是表之入里，里之出表处，所谓半表半里也，三者能开阖，恰合枢机之象，两耳为少阳经络出入之地，苦干眩者，皆相火上走空窍而为病也。⑤

可见，证，延展于心灵、意识、口舌、肌肤、四肢、脏腑及其间隙的整个生命场域。伤寒论中，对于疾病场域的判认同时也是对于一个疾病本身的判认。而后世医家解读一个证，也一定是对其现象与场域、生灭与转机的细部论述。

在传统医典诸多关于证的论述中，无法找到证的纯粹的性质，传统医家并不用纯粹的性质来描述它对病人的所见所感，其所论的性质都是落实在身体某个场域的一种属性，任何性质只有展现在可觉知的身体场域中才可能得以确认。比如，论及颜色，只有在面赤、目赤、面青黄、舌上苔黄腻、大便黑或者身发黄时，颜色才有意义。一种颜色从来不只是颜色，它是某个场域的颜色，面赤和目赤不是同一种赤，就如身黄和苔黄也不是同一种黄。同样的，唯有在寒热温凉展现实在的身体感知中时，如发热，往来寒热等，其寒热温凉才能够获得意义。所以，伤寒论中没有纯粹以某种性质界定的证，只有归属于具体场域的证，性质必须呈现在场域之内时才能界定，脱离场域则无法论证，无法辨证。

伤寒论被认为以汤方为证，盖以其基本以方证而行文。随着传统医学的发展，不同的病理学模型导致证这一概念不断延展，诸如，后世医家风寒证、风热证、血虚证、气虚证等。⑥ 然纵观诸证及论述，则可发现证无不具有两项特质：一是，以病机、汤方或邪势为界定的特征，如郁证、虚证、柴胡证、厚朴

① 陈修园．陈修园医学全书［M］．北京：中国中医药出版社，1999：440.

② 江长康，江文瑜．经方大师传教录［M］．北京：中国中医药出版社，2010：34-35.

③ 张志聪．张志聪医学全书［M］．北京：中国中医药出版社，1999：687.

④ 张国骏．成无己医学全书［M］．北京：中国中医药出版社，2004：116.

⑤ 柯琴．伤寒来苏集［M］．北京：中国中医药出版社，2008：124-125.

⑥ 林晓峰．中医证候研究［D］．哈尔滨：黑龙江中医药大学，2003：4-6.

栀子汤证、白虎汤证、火证、热证、寒证、湿证等；二是，证的作用场域，虚者[①]诸如，半表半里，少阳区块，阳明区块，甚至脾气虚衰，肾阴不足，而实者诸如热壅胸腹，或者胃中寒。总之，证不是纯粹的状态，也不仅仅是医者医学思维中的概念，具有明显作用场域与身体感知的“证”反映着病家与医家所置身于世界的生存与生活。

（二）证的觉知

在证的身体感以及医患的觉知在场而立论的疾病观和治疗观上产生的辨证论治，必然呼唤着觉知者和觉知对象的双向牵引与整体互动。

病家通过其自体觉知，觉知到证的存在及其场域，作为一个知觉主体的病家其知觉力延展在身体及其四周，而知觉体验，不过是某种知觉从混沌中得以呈现或者实现，而实现了的觉知体验，将会被记忆在觉知力的载体——身体中，即便它可以不在。所以，某个个别的疾病场域，固然是为便于标识某种症状体验而划出的身体部位，但作为知觉整体的一个部分，它并不是一个临时的客观场所，被动地让疾病来落脚，待病愈之后，又被动地与该疾病知觉脱离关系。事实上，一旦某种知觉体验在身体某部位呈现及实现，身体会形成辨认此种觉受的能力，即使一时的知觉体验后来消失了，其觉知依旧留在生命中。而尽管疾病场域被划分为心、口、胸、胁、肌肤、四肢，但是，觉知能力却在整个身体中蔓延，没有明显边界。证既然属于觉知场域的一个部分，则一旦被感知，其后的体验便只是不同程度、不同部位的“证和非证”。非证并非分辨其证的知觉力缺席，而是这一证的“感”暂时不在。所以，非证仍然联系着主体和证的存在，因为主体本身已经形成了对证的感受能力。[②]

而医家更延展一己之身体感，由他体感（透过触摸脉象等方式）来认识气机中的程度和轻重。

不仅仅在于看见（望）、听见（闻）这样一些意识性活动，中医四诊最特殊的，如脉诊，触觉体验黏附在身体表面，医家无法把此种体验独立于被接触的患者身体之外。相应的，作为触觉主体，医家必须通过自己的觉知去感知病家。于是，当医家站在病家面前，一个运动的空间即在手下展开。病家的场域

---

① 从《黄帝内经》起，传统医学对身体的言说就不仅包括可见的身体部位，还包括可感但未必可见的身体区域概念，诸如，三阳区块，三焦腠理，半表半里等，甚至传统医学五脏六腑也非单指其可见部位，更有某种特征的气机运作的意义，这来自中国古代的气论身体观，读者详参杨儒宾，1993。

② 蔡璧名．疾病场域与知觉现象：《伤寒论》中“烦”证的身体感［J］．台大中文学报，2005（23）：61-104.

在触摸意向中，向医家呈现，而非在一种认知意向中向医家呈现。也就是说，脉诊按压动作的执行，不是意识在判断，而是手的实实在在的触摸。医家的触摸不是在认知或思考，而是经由双手完成了体验，唤醒了主体性觉知，而这才是有效的触摸。

传统医家和病家既然是在某个觉知场域以觉知体验来认识疾病，那么在辨证论治的原则下，气机变化的程度，气机流转的火候，来自知觉体验的轻重，都是靠证的觉受，靠病家从日常生活自体感以及医家从切脉之感受等他体感来辨认知觉现象并做出程度性、进阶性区分的。

同样，不同于西方现代医学，中国传统医家所认识的生理与病理是一体的常与变，彼此间并不是对峙分立的①，在知觉体验上，常与变形成一种相互诠释的互补关系。毕竟，受到个人体质范畴的生理与病理状态，是一种特别意义中的常与变，医家借由普遍的、多方的、累积的他体感，了解医学经典如何经由日常生活的身体感受去认识气机中的变的程度而做出程度性、进阶性的区别，更加完整详尽地建构出证的程度。

总之，在感觉经验中，医家得到的不是固定的、抽象的性质，而是活的属性，医家置身某个具体场域，在其中延展其觉知能力，这样的认识进路，赋予了感觉性质一种生命意义，这种意义是由具有重量的知觉主体来把握的。自体与他体的视觉触觉与味觉材料，寒暑燥湿，乃至精神情绪等种种感觉材料在目光下、手指下延伸，形成一种自我述说的语言。于是在有概念之前，首先是一个知觉体验，而当概念成为符号之后，便划定了身体症候以及知觉体验的意义之界限。其次，医家以一个概念性的符号，来言说体验性的觉知。于是，一个概念性符号的意义，与其说是由词语的普通意义构成，还不如说是某种体验性的觉知赋予了该词语意义。简而言之，医学名词与知觉体验两相涵括，一个证在成为符号之前有其作用场域及知觉体验，而成为概念符号之后，便划定了相应的身体症候与知觉体验。所以，一个个活跃在当下医学实践中的证，会以知觉体验的方式重生于医家的生命中。

传统医学中的证在某个身体场域中展开，并被知觉到，进而用相应的符号系统表达出来，而中国医学的实践活动，便在医家和病家共同觉知和表达一个证的在场并使之不在场的过程中展开。这一展开被称为辨证论治。于是，辨证论治必然要求，医家作为知觉主体去进入医患场域延展其觉知力进行觉知；病家作为另一个觉知主体而非绝对性客体进入医患场域在其自身提供的觉知材料

---

① 申璋．中医今解与关系医学［M］．北京：社会科学文献出版社，2008：18-28.

中，展开其觉受力。辨证论治并非单纯的意识活动，医家总要用全部的觉知力具体感觉病家的场域、身体以及觉知体验，并与之互动。这正是中国传统医学医患关系的元建构。

二、医患双方行为规范中的感通性体现

正是由于这样一种医家病家同时在场，觉知互动方才可进入辨证论治过程的事实必然要求，所以疗愈完成的根本条件是医家和病家都是对于自身和他者生命有觉知能力并保持生命可感性的人。纵览医经，传统医学传承下，医患双方的规范也以此为中心展开。

（一）医乃仁术

从医家而论，医者仁术，是医家道德的核心观念，这一观念形成于春秋战国时期，并贯穿整个医学发展进程。[①] 术，是指医家尽可能通过专业的学习和培训占有足够的医学知识和技术[②]。那么何谓仁？

对孔子而言，对于仁的界定是爱人和克己复礼。孟子认为，“恻隐之心，仁也；仁也者，人也。合而言之，道也”，其指出了仁与人之间的内在关联性。[③] 而在朱熹看来，“仁者与天地万物一体”是人与天地万物感应所能达到的状态的极致呈现。朱熹认为由“心之德，爱之理”的“仁”出发，可以达到“仁者与天地万物同体”的浑沦感通，“须知所谓‘心之德’者，即程先生谷种之说，所谓‘爱之理’者，则正谓仁是未发之爱，爱是已发之仁尔。只以此意推之，不须外边添入道理。若于此处认得‘仁’字，即不妨与天地万物同体。若不会得，便将天地万物同体为仁，却转无交涉矣。……盖此理直是难言，若立下一个定说，便该括不尽。且只于自家身份上体究，久之自然通达”[④]。可见，在朱熹这里，认得“仁”，才能体会并生发这种切己的情感。这种情感具有谷种一样的生长、壮大、传递的力量，可以推而广之于人，与天地万物相通，互相感格为一体。“有感而动时，皆自仁中发出来”，其“感通”的力量有如源头之活水，不绝如缕，不舍昼夜，直与天地精神相往来。

在同一时空文化脉络中，仁，是一组传递共通意义的符码，其意义与价值

---

① 张鸿铸，何兆雄，迟连庄．中外医德规范通览［M］．天津：天津古籍出版社，2000：84，126，153，198，200，264，278，351-352.

② 杜治政，许志伟．医学伦理学辞典［M］．郑州：郑州大学出版社，2003：230.

③ 陈来．古代思想文化的世界——春秋时代的宗教、伦理与社会思想［M］．上海：三联出版社，2009：325-341.

④ 黎靖德．朱子语类［M］．北京：中华书局，1986：470.

是由社会或文化传统赋予的，并为社会群体共同认定，是故，无论儒家言仁，医家言仁，抑或是文章、思想、文字、学家说仁，“能指”相同则“所指”也当相同。由此可知，在这里仁是具有单独意义的名词，而非术的形容词；仁是关系发生的场域及形态，它指涉医家使用知识和技术的具体场域。

是故，医者虽然掌握有医学知识和技术，但若要使用这些知识和技术，首先要有觉知力在场的感通，他必须首先作为一个人，在仁的场域中，去和患者交往。这是医学的必然进路，也是医者能力提升的必要前提。① 所以，在医者眼里，人人平等，任何病人都值得尊重，并且要想方设法地为其幸福着想。这些基本理念在古代医学典籍中比比皆是。② 如“上以治民，下以治身，使百姓无病，上下和亲，德泽下流，子孙无忧，传于后世，无有终时”③；《素问·疏五过论》④ 称“圣人之术，为万民式，……为万民副”；孙思邈真人所谓“凡大医治病，必当安神定志，无欲无求，先发大慈恻隐之心，誓愿普救含灵之苦”⑤，都是说医家首先要以“感通万民之苦，解救万民之苦”作为医之习业的基本开端。医家需要与病家共情同感，对病苦中的人关心、爱护，为病人着想，以解除病人的痛苦为目的。《素问·宝命全形论》⑥ 称“余念其痛”，疾病使得患者身心承受双重折磨，因此医者同情患者的痛苦，体谅患者的难处，设身处地为病人着想。而清代医者喻嘉言也说“医，仁术也，仁人君子，必笃与情。笃于情，则视人犹己，问其所苦，自无不到之处”⑦。医家之所以需要这种推己及人、恩泽于民、将心比心、待患若亲、“无弃人”、“无弃物”的品格，恰恰是因为天道如此，医家唯须如此，才能与之感通，进而进入一个感通可以发生的场域。

（二）病家在场

中国传统医学在规范医德的时候，有一个迥异于西方现代医学的地方，即传统医德教育从来注重病家的主体性，传统医德教育对于病家是有要求的，而且这个要求并不低，也就是说，并不是所有生病的人都可以进入这个体系。通

---

① 严世芸．中医学术发展史［M］．上海：上海中医药大学出版社，2004：65-68.

② 张鸿铸，何兆雄，迟连庄．中外医德规范通览［M］．天津：天津古籍出版社，2000：110-114，119，126-130，153-157，185，200，242，264，317，329，354.

③ 姚春鹏．黄帝内经［M］．北京：中华书局，2010：242.

④ 姚春鹏．黄帝内经［M］．北京：中华书局，2010：242.

⑤ 李俊德，高文柱．备急千金要方［M］．北京：华夏出版社，2008：22.

⑥ 姚春鹏．黄帝内经［M］．北京：中华书局，2010：242.

⑦ 喻昌．医门法律［M］．北京：中国中医药出版社，2002：185.

常医德研究者认为，这是医家自我保护的设置①，然而，若我们深入传统医学辨证论治的过程，就可以看到，在医者作为技术提供者，病家作为技术消费者之前，传统医学要求，医患双方都一定要保证自己是一个在当下具有尊重自身生命及觉知力的人。对于病家的要求更加表达了这一医学体系充满了对觉知着的人的要求和尊重。

《史记·扁鹊仓公列传》② 记载，早在扁鹊时期秦越人就提出六不治的原则，即“骄恣不论于理，一不治也；轻身重财，二不治也；衣食不能适，三不治也；阴阳并，藏气不定，四不治也；形羸不能服药，五不治也；信巫不信医，六不治也”。必须看到的一个事实是，病家如此，则无法进入具体而微的感知场域，这样医家将无法真正靠其医术达到疗效。

同时，为了感知场域相互敞开并形成感通，中国传统医学要求病家应当信任医者。当然，信任是有前提的，所以，在中国传统医学医德规范中，关于病家的要求中还看到诸多指导病家如何求医的文字，病家延医治病，乃以性命相托，选择医生，关乎性命安危，“必择其人品端方，心术纯正，又复询其学有根底，术有渊源……而后延请施治”③。但是，择定医生之后，当专任不疑，坦诚告以病情，坦诚回答问题，并绝对服从劝导和禁戒。苏轼曾指出，士大夫多秘其所患而求诊，以验医之能否，使索病于冥漠之中。辨虚实冷热于疑似之间，医不幸而失，终不肯自谓失也，则巧饰掩非，以全其名，至于不救，则曰：是固难治也。患者应尽量将病情全部告诉医生，供其诊疗参考。有些病人出于对中医学的误解或讳疾心理，多秘所患以求诊治，验医之能否，使索病于冥漠之中，辨虚实寒热于疑似之间。清代文人周亮工甚至称，不告医者以得病之由，令其暗中摸索，取死之道也。若求医时，只让医生摸脉，不介绍病情，以此检验医者的本事，结果只能是误医误己。同时，患者信任医生，就要听从医生的劝导，不要“自拟药方”、在家属的参与下自作主张，加减服药，或者仿照医生的药方服药。患者应严格遵从医嘱，配合治疗。

传统医学对于医家和病家的全部要求建立在其基本的诊疗原则上，即当需有这样的医家和这样的病家，医患才能真正成为拥有觉知力和感通能力的人，才能真正进入辨证论治的场所与进程。

① 周晓菲，张其成．中医医德溯源［J］．吉林中医药，2009，29（8）：729-731.

② 司马迁．史记［M］．北京：中华书局，1982：2816.

③ 徐大椿．医学源流论［M］．北京：中国医药科技出版社，2011：64.

三、对新医学模式下医患关系建构的启示

18 世纪传统医学向 19 世纪西方医学的过渡期，兴起了生物医学模式。在该模式下，疾病发生的场域得到了严格的限定：作为以生物器官形式存在的纯粹客观的躯体。① 这一模式的兴起，彻底改变了西方的医学，并普及于世界其他地域，成为一种普及性的医学模式。当下中国的普通医学和精神医学，也都受到这种医学观的深刻影响。

这种医学本身对于医家与病家的要求有了本质上的差异，② 表现在：没有了直接的体验性互动。现代生物医学下，医生常常依赖于各种理化设备而非自身的觉知，通过各种物理化学检查报告来诊断，并运用各种高新技术来治疗。这样，由于仪器设备的介入，原有的觉知场域和疾病场域直接在诊断和治疗进程中消失不见，医生和患者被各种设备直接分割，然后随着生物技术的飞速发展，医学分科越来越细，医生也日益专科化。为了有效地治疗疾病，医生从事各种研究，而病人是不在场的，医生的工作对象从觉知到的具有觉知力的人变成某一种疾病或患者的某个病变部位，再过渡到试管里，显微镜下的血液、尿液、细胞等各种形态的标本。于是，医不再是仁术，而仅仅是缺乏人之互动的技术。在医生的视界中，活生生的完整的人进一步消失。而在患者的视界中，一个可以通过言说触摸来倾听的知觉对象也不见了，于是，医者和患者的主体性在其互动中完全消解。医患关系从主体的互动关系发展为完全物化的关系，物化的关系必然直接随社会现状、经济基础同步摆荡，医患信任则成为无本之木，医患纠纷迭起也自然不可避免。

生物—心理—社会医学模式的建立，对改善医患关系起到了积极的推动作用。新的医学模式深化了人们对健康的概念和医学目标的进一步认识。人们对医学的希望，已不仅仅满足于消除生物所导致的人体异常，而且希望整个身心全面地健康和稳定发展，生命得以完整全面地呈现，医学因而具有了全人学意义。从新的医学模式角度来看，中国传统医学医疗实践过程至少在两方面可以为当下医学医患模式的建构提供有益的借鉴。

其一，医患沟通的场域。医患关系模式反映医生与病人交往中技术的决定

① 杜慧群．现代疾病观特点的初探［J］．医学与哲学（人文社会医学版），1982（6）：39-40.

② 刘伶俐．不同医学模式下的医患关系分析［J］．医学与哲学（人文社会医学版），2010，31（11）：43-44.

和使用方面的关系，主要指在实际医疗措施的决定与执行中，医生和病人的关系、地位和主动性的程度。通常认为医患关系有三种模式①：一是主动—被动模式。在这种医患关系中，医生完全主动，病人完全被动；医生具有绝对的权威性，病人完全服从。二是指导—合作模式。病人有自己的意志，但寻求医生的指导，并乐于合作，病人尊重医生的权威，医生也运用这种权威性来向病人提出一些要求。三是共同参与模式。以医患双方治疗疾病的共同愿望为基础，其相互作用的特点为双方有近似的同等权力，彼此相互依存、相互需要，从事对双方均满意的某种活动。共同参与模式是新的医学模式所推崇和向往的，然而，这一模式的建构，是需要医患双方至少在对于何谓疾病以及如何治疗疾病方面具有可以沟通和对话的场域。那么，作为实验室产物的现代医学如何与生活接轨，医学话语如何回归日常生存话语？回答这些问题则是建构这一模式的前提。传统医学将医患对话的场域落实在以身体及其生存处境为场域的觉知性互动上，这一思路值得借鉴。

其二，疗效的互动性开发。追究医患关系之本源，即可发现，人命至贵，生老病死人之常情，当人的生命受到疾病的威胁时，会自然而然地寻求外界的帮助，于是“医”乃应运而生。所谓医患关系，即是在病人寻求帮助和“医者”帮助病人战胜疾病的过程中形成，医因患而生，患因医而得助。故无论医学体系如何发展，从本质上讲，医患关系本身是一种具有共同目标的自然关系。而其目标的落脚点，便是疗愈，疗愈效果直接决定医患信任程度。但疗愈不仅需要医者去实现，还需要患者自身的努力。一直以来，在中国传统医学中，医家看到的是病家全人，全人的人，是具有内在疗愈性本能的人，疾病从某个场域浮现，然后不见的过程，是觉知性的人的整体觉知力运作的过程。② 而医患的觉知性互动过程，意味着互动双方的疗愈性因素在过程中被激活、被延伸。关注疗愈性力量而不是疾病本身的医家取向，会更多地开发患者的自愈性本能，从而使得疗效得以提升。不针对疾病而针对疗愈性力量的开发这一互动理念，值得在新的医患关系建构中推广。

---

① SZASZ T S, HOLLENDER M H. A contribution to the philosophy of medicine: the basic models of the doctor-patient relationship[J]. AMA Archives of Internal Medicine, 1956, 97(5): 585-592.

② 这一过程在另文《传统医学医患信任之于疗愈的意义分析——从辨证论治的觉知性出发》中，详细阐述。

第二章

社会交换理论视角下的医患信任

第一节　社会交换理论视角下的医患信任建设

在医疗活动中，患者忍受病痛，付出金钱，希望获得良好的治疗来恢复并保障健康；医生承担压力，付出专业知识技能，希望获得认可和物质报酬。在这个过程中，医患双方进行成本—效益分析，如果彼此认为自己的投入得不到等价回报，就会产生亏损心理，导致对彼此的不满意、不信任，造成医患之间的关系紧张。医患信任危机日益加深，已成为我国不可忽视的严峻问题。然而，目前关于医患信任关系的研究多集中于探讨相关影响因素，对建设和谐医患信任关系的理论阐述还比较匮乏。基于此，本书将从社会交换理论视角出发，深入剖析医患信任关系内涵，探究改良策略，为进一步建设和谐医患信任关系提供理论依据。

一、基本概念及理论阐述

（一）医患信任关系

医患关系是医务人员与患者及其家属在医疗过程中产生的特定社会关系，依赖于医患双方的承诺以及医务人员的知识技能，是互惠和信任的关系。① 信任是医患关系的基石与核心②，医患双方彼此信任，医生治病救人，患者理解尊

---

① BERG L, SKOTT C, DANIELSON E. An interpretive phenomenological method for illuminating the meaning of caring relationship[J]. Scandinavian Journal of Caring Sciences, 2006, 20(1): 42-50.

② LI B, HU L. Trust is the core of the doctor-patient relationship: from the perspective of traditional chinese medical ethics [M]// Tao J. China: bioethics, trust, and the challenge of the market. dordrecht: springer, 2008: 39-44.

重，这样才能建立起以保障生命健康为根本目的的良性互动。医患信任关系是一种医患双方在医疗互动过程中，以诚信、公平为准则，自愿选择相信对方的交往关系。① 然而，目前我国医患信任关系不容乐观。朴金花调查指出，医方认为医患双方相互信任、一般、相互不信任的比例分别为 18.86%、62.39%、23.85%，而患方认为双方相互信任、一般、相互不信任的比例分别为 12.36%、67.95%、19.69%。双方感知到的不信任的比例明显高于信任的比例。② 相关研究发现：我国在社会转型过程中，医患双方由于利益冲突等原因导致了信任危机，关系日益紧张③；信任缺失是导致医患关系紧张的重要原因④；信任危机是医疗纠纷的根本原因，建设和谐的医患信任关系是减少医疗纠纷、改善医患关系的有效途径。⑤ 可见，医患信任关系的建立与医患双方各自利益的满足及其交换后的满足感密切相关，因此从社会交换理论视角下探索医患信任关系具有十分重要的意义。

（二）社会交换理论

社会交换理论兴起于 20 世纪 50 年代的美国，以经济学、心理学和社会学理论为基础，从付出与报酬视角研究人类社会关系。该理论认为人与人之间的交往是一种以价值、代价、奖赏、报酬、最大利益等为基础的相互交换资源的社会互动过程，符合“给予和回报等值。”⑥ 社会交换的目的是互惠互利，其隐含条件在于利益和相互依赖。⑦ 在社会交换过程中，可交换的“资源”不仅仅是金钱或其他形式的物质利益，还包括认可、尊重、感谢、名誉、地位、情感等非物质资源。⑧

---

① 朴金花，孙福川．医患双方视角下的医患信任关系研究［J］．中国医学伦理学，2013，26（6）：772-774.

② 朴金花，孙福川．医患双方视角下的医患信任关系研究［J］．中国医学伦理学，2013，26（6）：772-774.

③ 刘贺辉．信任危机与医患矛盾——社会转型时期医患关系研究［D］．昆明：云南大学，2013：1-2.

④ 梁艳超，张建，王辰，等．北京市医患关系现状的医方因素及对策研究［J］．中国医院，2010，14（1）：30-32.

⑤ 张仰瑜．医疗纠纷与信任危机［J］．护理管理杂志，2005（10）：59-60.

⑥ HOMANS G C. Social Behavior as Exchange[J].American Journal of Sociology,1958,63(6):597-606.

⑦ LAWLER E J,THYE S R. Bring emotions into social exchange theory[J].Sociology,1999,25(25):217-244.

⑧ 布劳，彼得·M. 社会生活中的交换与权力［M］．孙非，张黎勤，译．北京：华夏出版社，1988：112.

社会交换理论的阐述与发展历程中存在着很多流派，其代表人物主要包括霍曼斯、布劳、蒂伯特、凯利、埃莫森等。霍曼斯的行为主义交换理论认为，一切社会行为都是物质与物质、物质与非物质、非物质与非物质的商品交换，人们理性地追求自身最大利益。霍曼斯理论的命题主要包括成功命题、刺激命题、价值命题、剥夺与满足命题、攻击与赞同命题和理性命题。① 布劳的结构主义交换理论认为，人与人之间的社会交换源于社会吸引，是一种对方对其付出做出报答时发生，不报答时停止的行为，且社会交换是一种互惠互利的关系。布劳将社会交换分为内在性报酬的社会交换、外在性报酬的社会交换和混合性报酬的社会交换三种形式。② 蒂伯特与凯利的相互依赖理论认为，在社会交换关系中，一方的行为只有得到另一方的报酬时才会继续或重复，双方相互依赖。③ 埃莫森的交换网络理论认为，社会交换行为受到交换主体双方权利、依赖关系的影响，当权利—依赖关系失衡时，就会导致交换关系的不和谐甚至终止。④

二、社会交换理论视角下的医患信任关系分析

（一）医患角色、资源构成及交换风险

医疗服务是一种关乎人们生命健康的特殊的服务种类。从社会交换理论视角出发，我们发现医疗服务过程实质上就是一种社会交换行为，交换主体由医方和患方构成，医方包括医护人员、医务管理者及其他派生工作人员；患方包括患者及其家属。每个人在医疗系统中扮演着相应的角色，享受着相应的权利，承担着相应的义务。帕森斯指出，患者角色是一种偏离状态，这促使人们寻医问药、保障健康，相应的，医生角色就是控制偏离状态。医生治病救人，以实现自我价值或者获得物质报酬，他们的工作职责规定了医生是医疗卫生资源使用的指导者、诊断与治疗效果的评估者。同时，在给予医疗服务的过程中，医生对患者具有减轻病痛。恢复健康的责任和承诺。作为医疗服务的另一主体，患者通过金钱购买医疗服务，以此达到恢复健康、提高生命质量的目的，他们

---

① HOMANS G C.Social behavior as exchange [J].American Journal of Sociology,1958,63(6):597-606.

② 布劳，彼得·M. 社会生活中的交换与权力［M］. 孙非，张黎勤，译. 北京：华夏出版社，1988：131-132.

③ THIBAUT J W, KELLEY H H. The social psychology of groups [M]. New York: Routledge, 1959:184-186.

④ EMERSON R M. Power-dependence relations[J].American Sociological Review,1962,27(1):31-41.

被动地充当着医疗服务的遵守者。

社会交换过程中存在着不确定性和风险，人们对不确定性和风险的评估直接影响着对交换关系的看法和态度。① 医患双方的交换资源不同于其他社会交换，关乎健康和生命，具有不可逆转性，其不确定性和风险性非常高。在医疗过程中，患方投入了金钱、时间，承受着疾病带来的痛苦，以及因接受医疗服务而导致的误工、经济损失等；而医方投入了自身专业的知识、技术、态度、时间等脑力和体力劳动。针对效益回报情况，患方会从病情是否好转、过程是否舒适、金钱花费是否合理等方面进行评估，而医方会从疾病的改变情况、患方态度、经济收入、社会地位、职位、荣誉等方面进行评估。随着医疗改革的推行和医疗技术的精进，患方对医疗服务效果的期望越来越高。与此同时，我国市场经济体制深化，人们开始把医疗过程当作单纯的服务交易，在消费心理的影响下，患方忽视了医疗的局限性，认为付出了金钱就必然能治愈病痛。然而医疗服务不是万能的，尤其是医疗结果不尽如人意时，患方巨大的心理落差就会导致其对医方的不信任，甚至愤怒、敌意、攻击等。近年来，暴力伤医杀医事件不断，医生安全得不到保障，造成对患者及其家属的不信任。医患交换过程的信任危机不仅会导致医患关系紧张，严重时还会造成医患纠纷，甚至生命损伤。

（二）医患交换类型与理想交换模式

布劳在《社会生活中的交换与权力》中指出，人与人之间建立交换关系的基础是双方能够从中获取利益，社会交换是互惠互利的行为。② 布劳认为：社会交换有内在性报酬交换、外在性报酬交换和混合性报酬交换三种类型。内在性报酬的社会交换，行为者将社会交换的过程本身作为交换目标，以此来取得认同、赞美、感激、爱等形式的报酬。外在性报酬的社会交换，行为者将社会交换当作实现更远大目标的方式和手段，以此来获得钱财、升职、帮助等形式的报酬，这些报酬在一定程度上具有可确定性和可计算性。混合性报酬的社会交换指兼具内在性和外在性报酬的社会交换。在医疗服务过程中，医生和患者总是真诚实意地进行沟通和交往。医生依靠自身专业知识技能对患者进行疾病的诊断和治疗，以治病救人为己任，在这个过程中可能获得患者的感激和社会的

---

① MOLM L D, TAKAHASHI N, PETERSON G. Risk and trust in social exchange: an experimental test of a classical proposition[J]. American Journal of Sociology, 2000, 105(5): 1396-1427.

② 布劳，彼得·M. 社会生活中的交换与权力［M］. 孙非，张黎勤，译. 北京：华夏出版社，1988：108-109.

赞赏，当然也会获得相应的岗位工资、奖金，也有可能得到晋升的机会等。与此同时，患者通过交付医疗费用来获取相应的医疗服务，忍受病痛，遵守医嘱，以恢复生命健康为根本目的。在这个过程中，患者会获得医护人员的诊治、关怀与照顾，治疗效果良好的话会重获健康，提高生命质量。因此，就医疗活动中医患的交换类型而言，医生诊治与患者求治是一种兼具内在性报酬交换和外在性报酬交换的混合性社会交换行为。

根据布劳的理论，互惠互利的社会交换有利于双方建立相互信任的关系，只有在获得相应的回报时，个体才愿意付出一定的资源。由此可见，医患间理想的交换模式为医患互惠型交换。每个人一生中都会不止一次地患病，而且很多疾病需要不止一次的治疗，所以医患间需要建立起比较稳定和信任的交换关系。患者因不适而求医，尊敬医生，谨遵医嘱。疾病症状得以缓解，他们就会更加感激医生、信任医生，相信医生可以帮助他们远离病痛；医生得到患者的认可和感谢，实现了自我价值，对工作更有热情，更加投入。当医患双方的付出都得到了相匹配的回报，双方的信任关系就会得到加强，同时也会在一定程度上提高医疗服务的有效性。

（三）医患权力构成与理想权力模式

根据埃莫森的交换网络理论，当处于同一社交网络的双方满足以下条件时，一方相比另一方就享有权力优势：一方的资源对另一方而言很重要且不可替代，同时，后者所持有的资源对前者而言不重要且可被替代。① 就医疗活动医患关系的权力构成而言，医生在总体权力上具有优势（医护权威），而患者则处于相对劣势的地位。医生具有疾病诊断权、处方权、治疗权，还具有医疗卫生资源支配权等。对患者来说，医生的专业知识和技能是十分必要的，是缓解病痛、治愈疾病的唯一途径，因此医方所持有的资源对患方具有不可替代性。患者权力包括知情权、参与治疗权等，相比于医生在医疗活动中的权威及其付出的资源，患者的权力威信以及为了得到治疗而付出的金钱和精力并非十分重要，而且，医生在交换过程中所获得的报酬（如认可、声誉、工资等）不仅通过患者一个途径获得，还可以在其他交换关系中获得。除此以外，从社会阶层来讲，医生本身就具有权威性。医生在医疗领域进行专业学习培训多年，具有丰富的专业知识和技术，自古以来就是备受尊敬、收入稳定的社会中上层群体。而患者无论贫穷还是富有都需要专业的医疗救助，是在医患双方的交往中处于服从地位

① EMERSON R M. Power-dependence relations[J]. American Sociological Review, 1962, 27(1): 31-41.

的“弱势群体”。

虽然医生具有权力优势，在医患关系中处于主导地位，但是医疗服务的最终目的是使另一主体——患者减轻痛苦、恢复健康，因此在医疗服务交换过程中不能忽视患者的感受和权力，只有当患者与医生达成良性互动，医疗效果才能达到最优。由此可知，医患之间的理想权力模式应该是大致对等型。当然，这种权力的大致对等是很难衡量的，主要依靠医方和患方的心理感受来度量。在医患交换关系中，如果医方处于绝对主导地位，过度使用权力，必然引起患方不满，尤其是当治疗效果达不到预期时，患方会失望沮丧，甚至产生愤怒、敌意等过激情绪。为了使自己不受制于这种权威和不公平地位，患方会采取一些手段来维护自身的权力，这时很可能产生医患冲突，甚至会导致一些暴力纠纷。因此，要想得到良好的医疗效果，就需要医方在顾及患方的基础上适当、合理地使用自身权力。

三、基于社会交换理论的医患信任关系建设策略

（一）完善法律法规，确保公平的医患交换关系

目前我国对医患双方主体的平等地位已经给予了法律上的肯定，而且《医疗事故处理条例》在一定程度上对“弱势群体”——患方给予了合理权益的保护。然而，将医患关系定义为民事法律关系引起了社会各界不少争议，现有的医事法律制度还不完善，对医方合法权益的保障也非常欠缺。在医疗改革推进过程中，我们发现医疗服务越来越倾向于市场经济体制，患者通过支付医疗费来获取医疗卫生相关服务，医生通过治病救人获取岗位工资、奖金、福利等，双方关系更多地体现为一种供给—消费行为。在这种情况下，医患双方就会客观理性地评价交换是否公平。患方一般会从医疗效果、医疗费用、医方态度行为等方面评价交换关系公平与否，而医方则会从付出、工资、职称、奖金、名誉等方面评价交换关系公平与否。公平的交换关系是建设良好医患信任关系的前提。

众所周知，医学专业人才培养周期长、费用高，经过层层筛选竞争上岗之后，工作繁重，工资一般。从经济学角度出发，医方也具有“经济人”的属性，努力工作，获取经济报酬，满足生活需求。如果付出与酬劳严重失衡，医方就会对交换关系非常不满意，而且，目前我国暴力伤医事件屡见不鲜，曾受到患方威胁的医学工作者也不在少数，医方职业风险大，人身安全得不到有效保障，这就会导致医方对患方的严重不信任，也会下意识地躲避疑难杂症。同时，重

大疾病患者求医无门，又会导致患方对医方的严重不信任，从而形成恶性循环。因此，需要制定相关法律法规来保障医方合法权益，免除医生后顾之忧，大胆地治病救人。

另外，我国医生普遍存在工作付出与工资报酬不平衡现象，某些医生经不起诱惑而漠视职业操守追逐利益，过度医疗，侵害了患方权益，是导致医患间信任危机的直接原因，因此需要制定相关法律法规来制裁医方受贿行为，从而有效保障患方的合法权益。恢复双方信任关系十分必要。

（二）适当转换医患交换形式，增加内在性报酬交换

根据社会交换理论，适当将医患间外在性报酬交换，转换为内在性报酬交换有利于医患沟通合作及医患信任关系的建立，同时患者的遵医行为也会影响治疗效果。在医患交换关系中，患者会选择经验丰富、口碑良好的医生进行接触与交往，而医生则几乎没有对患者的选择权，治病救人是医生的职责所在。医患之间的交换关系本身就是兼具外在性报酬与内在性报酬的混合性报酬交换关系，如果可以增加其内在性报酬交换形式，医生更看重医疗过程而非诊治后的工资、奖金等物质酬劳，他们就会把治病救人当作人生信仰，把诊治过程本身当作实现自我价值的体验，会更有热情地投入工作。患者受到医生的认真对待，对医生充满信任、感激，尊敬医生，谨遵医嘱，有利于获得更好的治疗效果，恢复健康。医患双方在交换过程中彼此真诚、信任、合作，进而形成医患交换的良性循环。另外，政府及医疗组织机构在医患交换形式的转换中要发挥重要的指导及主导意识作用，利用双因素期望激励措施提升医务人员实现自我需要，同时对患方加强相关医学和法律教育。综上所述，建立及发展合适的医患交换形式是缓解医患信任危机的重要途径，也是建设优良医患信任关系的必经之路。

（三）提高医方综合素质

作为医疗服务的主要提供者，医生自身综合素质会在很大程度上影响医患信任关系。首先，医生应提高自身医德修养，诚信为本，增强责任意识，弘扬职业精神，不被利益诱惑，致力于恢复患者健康，不开大处方，不过度医疗，不收受“红包”，规范自身医疗行为。其次，医生应不断精进医学技术水平，避免误诊，确诊之后提供正确的治疗方案，保障医疗质量水平，提高治疗效果。最后，医生应改善服务态度，对患者具有仁爱之心，在诊治过程中，细心、耐心地与患者沟通，对于患者不理解的疾病专业知识进行详尽的解释说明，尊重患者知情权、参与治疗权等各项权益，鼓励患者积极配合治疗，为保障人们健康尽心尽力。

（四）加强患方医学常识教育

根据社会交换理论，医患信任关系除了受到医方影响，也与患方脱不开关系。建设优良的医患信任关系，针对患方而言，主要在于他们对医疗结果的认知和期望。现在普遍存在的现象是患者对医疗效果期望过高，所以当治疗结果达不到预期时，就会产生不满、不信任医生的情况。可是医疗技术手段对疾病的控制和治疗能力是有限的，有时不能达到患方预期的效果。因此，我们可以通过加大对人们医学常识的教育和宣传来纠正他们对医疗结果的认知。首先，在各级医院设立医学知识宣传栏，给予人们更简洁明了、直观的疾病相关知识。其次，在学生教育阶段，应对医学基础知识及相关法律法规进行介绍和讲解，“从娃娃抓起”提高社会大众的医学素养。最后，媒体应秉承客观、真实的原则，做负责任的报道，引导人们正确、理性地看待医患间的交往和问题，正视医疗结果。只有医患双方相互理解，相互包容，真诚合作，医患信任关系才会越来越和谐。

本书以社会交换理论为依据，集中探讨了医患之间的交换关系，并分析了医患间交换结构与权利结构，其目的在于从新的视角发现医患信任关系建设的切入点，提出有效改良策略，为建设医患信任关系提供理论参考。

从社会交换理论视角出发，医患信任关系在本质上就是一种社会交换，患方付出金钱来获得医疗服务，医方付出专业技能来获得工资和荣誉。当付出与回报不对等时，医患双方之间就会产生不信任。由社会交换理论分析得出，医患之间理想的交换模式是互惠型，理想的权力模式是大致对等型。本节致力于解决三个问题：第一，基于社会交换理论，对医患信任关系进行重解；第二，分析医患之间的交换结构和权利结构，并探讨双方理想的交换和权利模式；第三，基于社会交换理论，提出建设医患信任关系的有效策略。

目前，我国医患冲突不断，医患关系紧张，鉴于医疗行业特殊性和重要性，建设医患信任关系任重而道远。

（本节内容曾发表于《中国社会心理学评论》2018 年第十三辑，收录本辑时稍做调整）

第二节 医患互动中的资源交换风险与信任

自古以来，医生与患者之间是彼此需要的互动关系，患者因身体不适而寻医问药，医生为财物或信仰完成救死扶伤。“医患的求治互动过程是一个以信任为核心的过程：病人希望自己的痛苦得以治愈或缓解，而医生希望病人配合自己的诊断和治疗。”① 人类互动行为的产生源于个体生存离不开对他人的依赖，当个体因缺乏生存所需之物时，为了生存和繁衍，需要与他人进行互动才能弥补匮乏。在医患互动中，患方的生存受到威胁，医方手中的资源恰好是他们最为迫切的需要，以致患方的交换之物若无法换取健康时，他们便可能产生被对方利用或者剥削的信念，即出现信任危机，反之，医方的付出得不到患方的恰当回应时，也会产生类似的信任问题。这种情形多见于医患信任的发展初期，“该阶段的主要心理机制在于收益感知与风险感知的计算过程，即患方比较收益感知与风险感知来决定是否遵医嘱，医方比较收益感知与风险感知来决定是否采取恰当的医疗措施而非防御性的医疗措施。”② 而且，这种基于互动所形成的信任状况，会进一步影响互动过程，逐渐将微观的个体行为表现扩散至宏观的社会背景条件。“在当下中国社会信任危机的大背景下，医患之间的互不信任已经成为一种弥散于整体社会的普遍性的‘社会心态’。”③ 所以，面临当前医患之间信任缺乏的普遍性状态，可以理解为医患双方基于医患关系进行多次互动所积累起来的社会现象。

一、医患互动的资源交换形式

社会交换理论的提出，正是着眼于人际间的社会互动过程，从各取所需的交换视角将各类社会交往行为界定为至少两个人之间的交换活动。④ 其中，交换活动参与者作为交换主体，可以是个人、集体、企业、国家等多种形式。主体所拥有且用于彼此交换的资源称为交换客体，可以是物质层面的有形物品、地位、感情、服务、信息、金钱等⑤，也可以是心理或社会性的支持、信任、自尊和威望等⑥，以及中国社会所特有的人情与关系资源。交换主体可以通过多种直

① 吕小康，张慧娟．医患社会心态测量的路径、维度与指标［J］．南京师大学报（社会科学版），2017（2）：105-111.

② 汪新建，王丛，吕小康．人际医患信任的概念内涵、正向演变与影响因素［J］．心理科学，2016，39（5）：1093-1097.

③ 吕小康，朱振达．医患社会心态建设的社会心理学视角［J］．南京师大学报（社会科学版），2016（2）：110-116.

④ HOMANS S. Social behavior: it's elementary forms[M]. New York: Harcourt, Brace and World, 1961: 4.

⑤ FOA E B, FOA U G. Resource theory of social exchange[M]// Handbook of social resource theory. New York: Springer, 2012: 15-32.

⑥ BLAU P M. Exchange and power in social life[M]. New York: John Wiley and Sons, 1964: 85-87.

接或间接的交换形式，向对方提供自己控制的交换客体，以换取对方拥有且自己需要的其他资源。当这种交换处于付出与回报的利益均衡点时，交换主体间的互动过程得以顺利进行。只是，任何一种社会交换形式都隐含着相应的交换风险类型和数量等因素，时刻影响交换主体的利益得失，引发不同形式和程度的信任结果。另外，我国对“医疗体制的市场化改革使我国的医疗机构大量商业化，医疗机构不得不以逐利手段维持自身的运行和发展，医疗服务事实上成了一种商业化活动”①，从而导致资源交换的性质更为凸显。由此，本节拟基于社会交换理论对人际互动与信任的分析模式，剖析医患互动模式，以解读医患关系与医患信任的特点，为寻找改善当前医患信任危机的方法提供有价值的干预策略探讨。

交换形式一直是社会交换理论的核心概念之一，交换主体受制于外在环境和个体自身等多种因素的影响，通过不同方式的互动与对方获取自己所需资源。对医患互动来讲，看似是医方提供医疗服务获得经济报酬，患方以金钱换取身体健康，属于典型的双方直接交换形式，却并不适用于医疗体制中普遍存在的现状。因为，医方并不是单一主体，涉及医疗服务一线的医务工作者、多数医务工作者所属的医疗机构，还有医学教育工作者。② 前两者是医疗服务过程中直接与患方接触并完成互动的主体，医学教育工作者则是通过多种途径以间接方式为患方提供医学资源。

按照社会交换理论对交换形式的分类，只有两类交换主体直接进行资源互换才被视为直接交换形式，比如，主体 A 和主体 B 直接交换各自的资源给予对方，或者主体 A 与主体 B 直接交换资源的同时，主体 B 与主体 C 也完成资源互换，形成多个主体联结的交换形式。③ 在当前的医患互动中，这样的直接交换形式普遍存在于个体经营的小规模诊所，所谓规模之小，基本就是一位医务工作者等同于一个医疗机构，患方需要某位医务工作者的医疗服务或医学知识，这些又恰好全部是该医务工作者所属医疗机构的资源。与此同时，患方提供的金钱、声望等资源无论归属医务工作者还是医疗机构，都是二者共同拥有。按照现行的医疗体制，一旦两人及以上的医务工作者供职于同一医疗机构，直接交

---

① 柴民权，王骥．医患信任危机发生机制探察——基于群际关系的视角［J］．南京师大学报（社会科学版），2016（2）：117-122.

② 卫生部统计信息中心．中国医患关系调查研究：第四次国家卫生服务调查专题研究报告［M］．北京：中国协和医科大学出版社，2010：4.

③ 李艳春．社会交换与社会信任［J］．东南学术，2014（4）：157-164.

换形式便向一般性交换形式（generalized exchange）① 转变，即医生和患者之间看似直接完成医疗服务互动过程，实则各自拥有的资源并非全部直接完成互换，部分资源由医疗机构进行间接传递与交换。也就是说，在大多数的患方就诊过程中，医务工作者为患方提供了医疗服务或者医学信息，除了部分荣誉、情感类的资源可直接从患方处获得外，所需要的金钱、地位、治疗物资、其他荣誉等资源只能从医疗机构得到回报，与此同时，患方进行交换的金钱资源也只能提供给医疗机构。这种交换形式同样具有部分协商交换的特点，交换主体之间在同一时间段内针对交换条件达成共识，比如，患方与医务工作者之间可以达成医疗服务或医学知识的协议，即使医务工作者可以针对患方提供某种医疗服务，患方也可以选择接受或拒绝，进而双方共同确定用于交换的医疗服务或医学知识信息资源，医疗机构与医务工作者之间则针对行医的精神和物质保障予以协商（如图2-1所示）。但是，协商普遍不存在于患方与医疗机构之间，因为在现行医疗体制中，患者难以同医疗机构针对就医费用进行讨价还价。尽管交换主体严格执行交换协议，却仍无法保证交换结果符合彼此的预期利益，可能存在不平等的利益交换，这是所有社会交换形式均难以避免的风险。

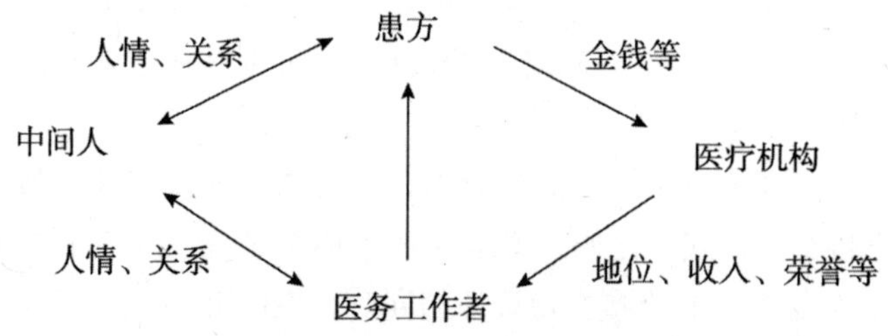

图2-1 医患互动的交换形式

另外，中国社会所特有的人情交往几乎对任何理性思维或者条文性的制度存在特事特办的调整，强调具体问题具体思考的个别性。人情的指向性似乎更加偏重人与人的与生俱来的关联性和心理需求。② 人情同样使普遍性的医患交换形式附带特殊的资源交换，即患方利用关系资源换取医疗工作者的医疗服务和医学知识。基于人情的交换过程，患方可直接用关系资源换取，也可通过至少一人的第三方关系资源进行间接交换。从交换客体的互换时间角度划分交换形式，这种对关系资源的交换属于互惠交换，其特点就是利益的单向流动，交换

① YAMAGISHI T, COOK K S. Generalized exchange and social dilemmas[J]. Social Psychology Quarterly, 1993, 56(4): 235-248.

② 翟学伟．人情与制度：平衡还是制衡？——兼论个案研究的代表性问题［J］．开放时代，2014（4）：9，170-182.

过程不是一方对另一方施加恩惠，就是回报曾经的恩惠。当患方与医疗工作者之间存在关系资源的流动时，任何两个交换主体之间都存在唯一方向的利益流动，但由此产生的所有利益流动可以包含施加恩惠与回报恩惠两种类型。比如，患方、医务工作者和第三方之间存在关系资源交换，可能是医疗工作者为回报第三方曾经的恩惠，向患方提供医疗服务或医学知识，而第三方可以借此偿还患方曾经的恩惠，或者向患方施加恩惠；也可能是医疗工作者通过向患方提供医疗服务或医学知识，对第三方施加恩惠（见图 2-1 所示）。

需要指出的是，在现有的医疗体制中，大多数基于关系资源的医患互动交换形式是患方、医疗机构和医务工作者之间交换过程中非必要性的补充。所谓补充，是指前者无法替代后者，只能起到推进后者顺利进行的作用，非必要性则表明后者并非必须借助前者才得以完成。另外，两种交换过程除了完成资源交换以外，还各自具有不同的交换目的。基于关系资源的医患互动是交换主体维持长期关系的一种途径，关系资源与医疗资源实现交换对交换主体来说，只是一种阶段性的目标，最终目标是实现某种关系的建立或持续。在患方、医疗机构和医务工作者之间的资源交换，则期望实现平等性的利益获得，这是社会资源交换的基本前提，尤其是患方与医方之间的熟悉程度越低，或者说情感成分越少，这种理性的等价利益交换目的越强烈，且互动频次以单次最多。

二、医患资源交换的风险

社会交换过程中，风险阻碍资源交换的完成，信任通过克服风险威胁来促进社会交换的完成①，风险是信任产生的前提，信任是风险导致的客观结果之一。② 交换主体之间只有相互依赖才能实现各取所需，每个主体仅能掌控自己所付出的资源成本，预期的回报完全由其他主体的行为予以控制。这种自己无法独自控制交换结果的过程，势必导致付出与回报不相符的可能性，即为风险。假若还存在回报低于付出的不平等利益交换或者回报不利于主体的成分，这种风险势必影响主体对交换结果的预估。对于所有交换过程都可能存在的风险，

① MORGAN R M, HUNT S D. The commitment-trust theory of relationship marketing[J]. Journal of Marketing, 1994, 58(3): 20-38.

② MOLM L D, TAKAHASHI N, PETERSON G. Risk and trust in social exchange: an experimental test of a classical proposition[J]. American Journal of Sociology, 2000, 105(5): 1396-1427.

主体之间的依赖程度①、主体的行为动机②以及曾经的互动行为、交换客体的价值或质量等因素又进一步控制风险的大小和性质。③

基于社会交换的医患互动中，患方和医方都面临着一定的风险。首先，在依赖程度方面，患方与医方对彼此的依赖程度均较强。虽然对患方来说，各种医疗机构和医务工作者的种类和数量繁多，但受制于地域、医疗制度等限制，每一个患方所能够依赖的医方数量有限，而且从当代社会普遍认可的患病求医等常识方面考虑，个体的身心若出现异常，只能由正规医疗机构及专业医生所组成的医方予以有效解决。反之，医方同样较依赖患方，从收入角度看，除了国家政策和医疗体制所给予的特定资金补助外，医方的主要经济来源为患方对治疗服务、药品、医学知识等方面的金钱支出，即患方用于交换所付出的主要成本。同时，医方能掌握丰富的医疗知识同样离不开患方的存在，尤其是医学教育工作者和医务工作者的教育与研究资源都需要患方的病理数据。因此，交换中的一方对另一方的依赖程度一旦增强，势必导致在难以预估回报情形时，仍要为对方付出自己的成本，这是因为只能从对方手中获得所需资源。

其次，主体的行为动机以及交换客体的特点影响风险判断。社会交换理论几乎始终认为自利是所有主体进行交换行为的动机和目的④，主体为实现所拥有的资源均利于自己，可以不断寻求需要的资源，抛弃已有的无用资源，导致主体间进行交换互动时不得不衡量互换资源的价值等同与否，乃至争取一切机会实现自身利益的最大化。当主体使用自身需要但只能用其交换更为需要的资源时，维护自身利益的动机更为明显。在医患互动的交换过程中，患方利用金钱资源换取医疗服务或医学知识时，权衡利益的标准是身体健康的主观感知，既缺乏客观指标，又涉及患方的生命质量，加之金钱对多数患方来说不属于无用资源，从而使得患方更易认定风险的存在。与此同时，患方评估医方的行为动机也同样采取利益最大化原则，认为医方将金钱作为所需要的资源，会使用有限的、恰到好处的已有资源进行换取以保证自身利益。事实上，若以整体视角看待医方各个主体同患方的交换过程，医方的确如此进行利益的权衡，只是标

---

① MOLM L D. Dependence and Risk：Transforming the structure of social exchange[J].Social Psychology Quarterly，1994，57(3)：163-176.

② FEHR E，GINTIS H. Human motivation and social cooperation：experimental and analytical foundations[J].Annual Review of Sociology，2007，33：43-64.

③ MOLM L D，SCHAEFER D R，COLLETT J L. Fragile and resilient trust：risk and uncertainty in negotiated and reciprocal exchange[J].Sociological Theory，2009，27(1)：1-32.

④ 李艳春．社会交换与社会信任［J］．东南学术，2014（4）：157-164.

准来自综合判断客观医学诊断指标和服务过程中的物资投入，一旦付出的资源不被患方认可，现行医疗体制的规章就成为一种保障，比如，知情同意书的签署、医疗器械检查结果的存档、医嘱遵照与否的签字确认等制度性措施，虽然可以令医方在某次交换过程中避免风险的出现，但实则并不能真正排除风险，毕竟当前的医学水平无法了解并治愈所有的疑难杂症、医生的能力参差不齐、物质条件受制于社会经济状况的影响，这些因素时刻威胁着医患双方资源的等价交换。同时，若患方利用人情的关系资源交换形式予以辅助时，无论是出于恩惠还是回报，更难以在当下获悉对方动机，只能凭借个人经验进行推断并预知风险。

至于主体曾经的互动行为过程与结果，往往作为主体当前交换行为与反应的判断依据，使其忽略权衡现有资源交换的价值，易导致风险的发生。这是一种行为的习得性过程，按照心理学的行为主义观点的“刺激-反应”模式，有利于主体利益的资源交换结果会强化其相应的交换行为，当主体日后面对相似的交换对象与客体时，习得的交换行为会随之产生。在医患互动过程中，若患方曾利用自身资源换取过某家医疗机构中医务工作者的有效治疗服务，那么，该患者再次需要其他治疗服务或医学知识时，极有可能直接选择同样的医疗机构或医务工作者，放弃重新评估交换资源的利益平衡问题。此外，一些患方会根据医院的规模或等级、医生的声誉或职位等条件选择医方，这些因素是判断医方提供患方所需资源质量与价值的参考标准，但也有可能来自患方与各类医方的交换行为经验。乃至患方在日常生活中以其他主体身份与不同主体产生交换行为时的经验，也会影响医患互动的交换过程，比如，在衣食住行方面的互动过程中，个体经验若为高级别场所提供高品质服务资源，自身资源的付出易于实现最大化的回报，那么，在医患间进行资源交换时，患方易选择高级别的医疗机构或医务工作者；在基于人情的关系资源交换时，由于关系资源在缺乏双方协商且无法权衡利益的情况下，既可以同各类资源进行交换，又可能提升所需资源的质量，这样的交换行为经验也可被用于医患互动过程。

最后，基于当前医疗制度的规范和模式，医患双方进行资源交换之前缺乏直观明确的协商过程，却普遍遵循协商交换模式完成互动。协商交换通过双方共同制定交换策略，以降低交换过程中不确定性因素和风险的出现。不确定性和风险的数量越少，交换主体间产生信任的机会越少，即不确定性和风险是交换主体证明自身值得信赖的前提。与此同时，协商过程因存在协议达成与否的多样性，使其本身即为一种不确定性的存在，因为若交换主体进行协商的策略有偏差，可能导致自身失去交换的机会。但是，医患间的资源交换协商过程存在一些特殊之处，首先，双方间的协商被一些医疗体制规定所替代而无须进行。比如，为降低医方获得资源的风险，规定患方预先支付治疗费用或垫付押金；为降低患方获得资源的风险，规定患方初次就诊时未获得任何医疗服务，医方应退回挂号费或无条件接受患方更改就诊科室的要求，就诊过程中医生必须履行告知义务，以便于患方同意并配合医疗行为。其次，受个体与群体关系的影响，医患互动的主体为单一的、特定的患方和医方，这是个体层面的互动过程，但双方易通过群体层面的角色规范判断或预期个体行为。比如，医务工作者“担心个别医生伤害患者的行为被外群体成员认为是其群体的典型行为”①，患者可能受此影响而从群体层面预测个体间的互动行为，反之，倘若没有上述现象的出现，患者则倾向于默认医务工作者个体符合其群体规范，那么，所涉及的风险或不确定性亦被认为不存在，导致不用进行相应的协商。最后，医疗服务或医学知识资源的特殊性，降低了医患双方协商的可行性。因为大多数患方缺乏医疗方面的知识，只能以获得健康的概括性观念明确自身利益，无法掌握具体的操作性方式辨别医方资源的价值，导致难以避免风险和不确定性、难以明确具有约束力的协议的种类和特点，往往依靠医疗体制所提供的医疗机构级别、医务工作者职称等信息进行判断，患方因此进行的自主选择过程替代了同医方之间共同协商的部分环节。

医患双方基于这样的协商而进行资源交换，看似已经排除了其中的风险和不确定性，实则并未有效达到目的，如果交换过程中出现意外而有损主体利益，主体即使质疑自身当初所采取的协商策略有误，但也会认为这些策略的采用是基于自身默认对方会履行责任、遵守规则、具备基本常识等。比如，患方判定医方具有医者仁心的品质、能力符合职称标准；医方明确患方了解并同意医疗方案后才接受治疗，认为患方具有关于医学科学尚未达到完善与精准水平的常识。这时，一些主体会将协商策略有误归因于自身选择策略的方法不恰当，一些主体则归因为所选策略的普适性有限，而这种有限性将进一步引发主体重新修改对交换对象的认识，比如，未必所有的医生都能严格履行责任，医生的职称难以代表其能力水平，患者不一定具备基本的医学常识等。如此一来，主体本可以选择终止交换的策略以避免自己遭受更大的损失，但是，生命规律的特殊性使得这种交换过程往往必须进行，受制于宏观政策和客观环境约束的医患资源交换，双方修正协商策略的范畴有限，若总是伴随利益损失的出现，随着时间的推移，双方将逐渐加

① 汪新建，柴民权，赵文珺．群体受害者身份感知对医务工作者集体内疚感的作用［J］．西北师大学报（社会科学版），2016，53（1）：125-132.

深对宏观层面政策制度以及群体层面角色规范的质疑，进一步提升医患资源交换过程中的不确定性和风险，令双方证明自身可以被信任的机会增多和难度增强。其实，我国当前医患互动中存在的“红包”现象，也能说明医患资源进行交换之前的协商过程不清晰或不明确，存在令患方担心自身利益受损或被利用的不确定性和风险。对患方来讲，“红包”是用于降低不确定性和风险的策略，一旦医务工作者接受了“红包”，“红包”就能发挥一定的约束力作用，提升医务工作者严格履行交换协议的可能性，“红包”也通过增加患方付出资源的数量，而换取更多的直接掌握在医务工作者手中的资源。对医务工作者来讲，“红包”也降低其付出资源无法得到应有回报的风险。

三、基于交换风险的医患信任

面对医患互动中资源交换的不确定性所引发的风险，需要某种保障性的措施增强主体的交换意愿，才能使得交换过程顺利进行，否则，任何主体为保障自身利益都可能随时终止交换过程。这些保障性措施可以是来自个体之外关于交换主体和客体的描述信息，也可以是个体内在的主观认知和心理状态或者所习得的行为反应。个体之外的措施往往从事实出发提升主体的判断准确程度，以降低风险发生的概率。个体之内的措施则寄托于未来的交换结果符合自身所期望的利益交换。前者的作用以理性判断成分居多，后者仅依靠个体意识层面的反应。许多学者用信任一词概括此类反应及所引发的一系列个体心理状态，从作用、过程、目的、参与对象等视角阐述内涵。在作用和目的方面，概念界定强调资源的获得、期望的满足、交换过程的管理等①；在参与对象和过程方面，则涉及交换主体及其彼此间的交换关系，强调信任依赖个体自我、他人以及互动关系而产生或存在。②③ 也就是说，若他人不具备主体所需要的资源，主体不会对其产生信任。即使他人具备主体所需资源，但不存在与主体进行交换的动机或意向，那么主体也不会存在信任。他人既有主体所需资源且愿意进行交换，可无法建立交换关系使交换过程具有发生的可能性和可行性，主体同样也不会产生实在性的信任。所以，社会交换过程中出现的信任，既需要客观存在的资源、交换情境等物质条件，也需要交换主体的动机和意向等心理要素，

---

① ROUSSEAU D M, SITKIN S B, BURT R S, CAMERER C. Not so different after all: a cross-discipline view of trust[J]. Academy of Management Review, 1998, 23(3): 393-404.

② LEWIS J D, WEIGERT A. Trust as a social reality[J]. Social Forces, 1985, 63(4): 967-985.

③ 翟学伟. 信任的本质及其文化［J］. 社会，2014，34（1）：1-26.

并把经过两者整合而非简单的加和后才能得以生成。

在医患互动的交换过程中，由于不确定性为患方带来的风险是医疗服务或医学知识的效益偏低甚至无效，这将直接导致患方的生命受到威胁，尤其是这种风险可能伴随时间的延续而无法通过第二次交换过程予以补救时，因为生命本来就只有一次的特质，或者某种病症存在特有的治疗期限等，所以为患方带来的风险是无法挽回的。为了避免这样的风险出现，患方的主要策略就是自主选择医方，医务工作者的能力与交换意愿、医疗机构的物质条件供给和资费标准等都是患方做出抉择时的参考方面。然而在现行医疗体制的背景下，对大多数患方来讲，选择一个进行资源交换的医方就意味着接受与其配套的交换过程，包括医方所要履行的义务和担负的责任、医方获取交换客体的要求等，均由医疗体制进行了约束。这虽然使患方不必担心被医方所利用，却也降低乃至剥夺了患方的部分选择权，呈现“患方是医患关系中的弱势一方”① 等客观事实。如此一来，只要患方选择完医方后，看似风险不会存在了，可事实上，患方在确定医方的同时就伴随着风险的出现，即医方可能未必是患方最为理想的交换对象。但是，患方未必能够意识到这一问题，因为通过医疗机构的级别、特点、规模，还有医疗工作者的技能水平和专长等信息的筛选，甚至有些患方仅凭借单一信息的内容而推断其他信息状况后直接完成选择。由此，许多患方自认为选择了理想的交换对象，固然已经排除了所有引发风险的不确定性因素干扰，令交换过程在符合双方利益最大化的情况下平等进行，即患方认为按照所规定的交换协议，自己所拥有的金钱等资源就可以从医方手里换来相应的医疗服务或医学知识的回报，但如果资源交换的结果未能达到患方的期望，一般会产生两种结果，一种是患方质疑自身的选择策略不恰当，比如，选择医疗方案的策略、选择多个同等级别的医方策略等，这些不会令患方认为医方是不值得信任的。另一种则是患方倾向于质疑交换协议的约束力欠缺和策略不具备普适性所引发的风险，比如，医方没有严格履行自己的职责，医方以错过最佳治疗时间为由无法提供有效的治疗，从而发现医方并不符合协商策略的资格。加之医方若无其他有效途径证明自身遵守协商策略以表明值得被信任，患方就可能出现不信任医方的状态。

与此同时，医方付出医疗服务或医学知识以换取患方的物质或精神资源时，所面临的最主要的不确定性因素就是患方对医方资源的认可程度。根据现行医疗

---

① 汪新建，王骥．媒体中的医方形象及其对医患信任的影响［J］．南京师大学报（社会科学版），2017（2）：99-104.

体制的规定，大多数情况下，患方只有先向医方提供金钱资源，才能获得医方的医疗资源，以致患方对医方资源的认可程度总是在医方已经付出资源后反而干扰交换过程的进行。一旦患方的认可程度偏低或不认可，就可能导致在医方单次交换过程中付出医疗资源后，患方通过法律或非法途径收回已经付出的金钱资源；也可能导致医方无法获取患方付出的精神资源，比如，患方对医疗机构或医生的赞誉和良好评价等，这类资源可能令医方失去同其他患方进行资源交换的互动机会。面对这样的不确定性因素，医患双方理论上可以通过共同协商来降低或排除，实则却难以进行。医方无法针对性地向特定患方提供交换资源质量的证明，患方也难以说明其衡量医方资源价值的标准，许多保障资源价值或约束双方行为的因素由于协商过程的缺失而被忽略，致使不确定性和风险出现的可能性提高。尤其对医方来说，协商过程的缺失使其难以获得约束患方行为的任何保障，比如，患方可能拒绝提供交换资源的情形、患方对医方资源的判断标准等，这些无法令医方确保自身资源的付出一定会得到所需的患方资源回报，却可能伴随交换过程的推进而随时不利于医方。当未达成某些交换条件时，医方本来拥有决定交换与否的权利，但是，治病救人乃天经地义的观念已经成为社会大众的普遍共识，以致患方默认医方不能拒绝资源交换，并且相信这种共识对医方资源具有良好的约束力，医方若因病症不符合其治疗领域、医疗水平有限、病因复杂而无有效疗法等理由拒绝或提供有限的交换资源，将直接导致患方质疑医方资源的价值，认为自身利益受损并且被医方所利用，最终引发不信任医方的状态。实际上，医方同样因此产生对患方的不信任。受当前医学科学发展、医疗物质条件、自身医疗能力等多方面的限制，医方可以向患方提供的医疗服务和医学知识等资源质量参差不齐。患方所付出的资源可以等价换取客观准确的医疗器械检查结果和明码标价的治疗药物，却未必能获得身体健康。这些在医方看来，应该是医患双方必须清楚且已经默认的资源交换前提，无须经过协商而达成一致意见，或者可以通过知情同意书、病例记录等方式协商确定，由此，避免那些医学尚未攻克的疾病和难以控制的潜在病症对资源交换的影响。但是，医方忽略了患方易将身体痊愈的期望作为认可医方资源的判断标准，加之个体主观感受的差异性，医方难以衡量交换的效果，乃至提供了过多的医疗服务和医学知识等资源。这也未换来患方认可等交换资源，不仅有损交换过程的效果，也因自身的时间和精力被占用，失去与其他患方进行有效资源交换的机会，最终医方可能认为与患方的协商策略不恰当。而这种策略恰恰涉及医方相信患方可以客观评价医疗资源的状况，若患方再无法通过有效措施证明自身可以被信任，医患间的信任问题将逐渐显现并威胁医患资源交换的互动过程。

当关系资源交换辅助医患互动过程时，任何一方处于付出和回报这两种状态之一，所涉及的主要风险就是付出与回报的利益价值不平等，乃至付出未必得到回报，加之交换主体可能缺乏推断对方意图的相关信息，导致利用对方和被对方利用的情况总是存在发生的可能性。这样的风险反而有利于信任的产生，因为风险为主体提供了证明自身可被信任的机会，尤其在没有类似协商策略等其他措施减少风险的前提下，信任的形成是有效保证资源交换得以进行的重要条件。在医患资源交换过程中，若医方的医务工作者处于付出资源以施加恩惠的状态，虽然面临对方未来没有回报的可能性，但所付出的资源数量和质量可以成为了解对方可被信任程度的标尺，加之交换主体以关系、人情为交换客体的目的，不仅局限于单次资源交换的需求满足，还期望建立持久或维持稳定的互动结构和关系网络，以利于资源交换效率的提升和资源种类的多样性，那么，付出的资源数量越多和质量越高，获知对方反应情况以判断其意图的有效信息越多，结合对方日后的回报情况，更易于判断同其建立互动关系的可行性和信任发展的程度；若医方的医务工作者处于回报对方的状态，当对方需要医疗资源的时候，正是医务工作者施以回报的机会，也是其展示自身可信度的机会，信任随着回报的发生而增加，推动持久稳定的互动关系的建立。但是，患方和第三方同医务工作者进行互动时，用于交换的资源是人情。这个人情可能形成于他们曾经与医务工作者在其他资源的互惠交换过程中，此时用于交换所需的医疗资源，使医务工作者处于回报状态。这个人情也可能为获取医疗资源而赊欠，日后再通过其他资源的互惠交换予以偿还，使医务工作者处于付出状态。如此一来，当交换主体付出资源和获得回报无法同时进行时，人情资源可以成为交换资源的等价替代品，而信任则产生于一次完整的资源互换过程之后，并促进下一次互惠交换的进行，令互动双方逐渐展示自己的信任状态以形成彼此间的信任关系。这对医患资源的协商交换来说，不仅起到辅助作用，也可被视为一种降低不确定性和风险的协商策略。

社会交换理论从资源交换视角阐述风险与信任的关系，强调风险存在于任何交换过程之中，交换主体为了获得所需资源，会采取多种策略避免风险干扰交换过程或影响自身利益。当某些风险仍然无法排除时，必须向对方证明自己值得信赖，只有这样，对方才可能不受风险干扰，决定提供资源，完成交换过程。所以，社会互动中的信任是一种关系性的存在，交换双方为显示各自的可信赖性，自身必须具备可以被信任的条件和相信他人的能力。与此同时，面对不同的交换对象，还要从自身具有的所有值得被信任的条件中，选择恰当且适用于特定对象的条件。

在当前的医患互动中，医患双方所具备的可信任条件，较难有针对性地向对方展示。医方的治疗能力和物质保障等普遍来自现行制度的等级评定和审核监管，一旦患者不认可这些方式，或患者的主观认识和客观事实不匹配，医方就无法通过其他途径予以弥补或辅助。患方曾经的医患互动经历、个体的内在心理特征、对治疗的依赖程度等较难被医方获知，医方只能通过经验猜测患方的可信任性，且较难选择适合患方的医疗互动模式。由于这些现象的出现，医患资源交换的风险较难避免，若任何一方因此损失利益，可能进一步影响医患双方信任彼此的动机和能力。

当医方和患方以协商形式进行资源交换时，不明确的协商过程难以有效避免风险的发生。当前的医患协商过程简化，医方按照规章制度不能拒绝医疗资源应用范畴内的患方，通过规章制度提供医疗资源质量的说明，患方只能被动选择医方。这个过程替代了医患双方面对面协商约束条件的环节。患方默认医方资源符合机构级别和能力评定的要求，医方亦默认患方能理性对待医学发展客观规律等。这样的过程难以达到协商交换的效果，即使任何一方因交换风险而蒙受损失后，能够理性反思自己的协商策略有偏误，不去质疑对方的可信度，但恰好简化后的协商策略涉及双方证明自身可被信任的条件，同样威胁彼此间的信任情况。基于中国社会现实的关系资源，医患间存在互惠交换过程辅助协商交换形式，以人情作为交换客体，起到约束医患双方行为的作用，并促进彼此间的信任建立。

（本节内容曾发表于《中国社会心理学评论》2018 年第十三辑，收录本辑时稍做调整）

第三节　交换资源特征对医患信任的影响

医疗纠纷、暴力伤医、“医闹”等事件日益频发，医患信任危机是重要的影响因素之一。“狭义的、人际水平的医患信任（doctor-patient trust）是指医患双方在互动过程中，相信对方不会做出不利于自己甚至有害于自己行为的一种预期判断和心理状态。”① 广义的医患信任还包括医患双方对整体医疗体制以及医

---

① 汪新建，王丛，吕小康．人际医患信任的概念内涵、正向演变与影响因素［J］．心理科学，2016，39（5）：1093-1097.

患群体之间的态度预期与刻板印象，即制度信任和群际信任。① 医患信任离不开资源互换的利益衡量，这也是收益与风险对医患互动的影响。相关研究发现，基于经济交易的理性决策是人际信任发展初期的计算型信任（calculus-based trust）。② 那么，交换主体为增强利益衡量的准确性，通过获取更多交换资源信息，有助于降低风险的发生概率，避免信任危机的出现。

在医患互动中，患方的生存受到威胁，医方手中的资源恰好是他们最为迫切的需要。因此，若患方的交换之物无法换取健康，他们便可能产生被对方利用或者剥削的信念，即出现信任危机；当医方的付出得不到患方的恰当回应时，他们也同样会产生类似的信任问题。基于这样的资源交换过程，社会互动中的信任是一种关系性的存在，交换主体为显示各自的可信赖性，自身必须具备可以被信任的条件和相信他人的能力。与此同时，面对不同的交换对象，交换主体还要从自身具有的所有值得被信任的条件中，选择恰当且适用于特定对象的条件。③

其实，"医患的求治互动过程是一个以信任为核心的过程：病人希望自己的痛苦得以治愈或缓解，而医生希望病人配合自己的诊断和治疗"④。医方掌握专业知识和技术手段，而患方处于自身病情判断与治疗方案选择的弱势地位，本来就是医患关系不对等的体现，易导致医患资源不平等交换的风险。风险作为信任产生的前提，互动双方需要展示自己值得被对方信任的条件，尤其是医患互动过程中，患方参与医方诊疗过程以及了解治疗方案，需要医方进行合理有效的信息传递，医方则从患方的参与过程中了解其身心需求。那么，医患双方的交换资源特征将影响互动过程的进行及信任状态。

一、交换资源的透明度与信任

透明度（transparency），也称透明化或者透明性，是政治学、管理学、经济学、法学等诸多学科领域的研究内容。透明度是保证公众获取某指定实体的结

---

① OZAWA S,SRIPAD P. How do you Measure Trust in the Health System? A Systematic Review of the Literature[J].Social Science and Medicine,2013,91:10-14.

② LEWICK R,BUNKER B. Developing and maintaining trust in work pelationships[M]// KRAMER R,TYLER T. Trust in organizations:frontiers of theory and research,thousand oaks:sage publishing,1996:114-139.

③ 程婕婷．医患互动中的资源交换风险与信任［J］．中国社会心理学评论，2017（2）：93-105，199.

④ 吕小康，张慧娟．医患社会心态测量的路径、维度与指标［J］．南京师大学报（社会科学版），2017（2）：105-111.

构与运转等信息的原则之一①，与作为组织特征之一的公开性概念略有区别，应使得公布的信息经过公众接受者的理解和加工后具有应用价值。这样公之于众的状态，有助于遏制公共服务部分的腐败或者不良表现，保持更优质且更值得信任的形象②，也使公众得益于透明度而获取充足信息以评估风险，对经济问题等各类事情进行自主决策。③ 近些年，政府作为提供公众服务的主要主体，普遍通过各类公众通信网络发布政府活动和表现的信息以提升自身透明度，致力于增强公众对政府管理的信任。有研究运用基于中国城市服务型政府建设的测评指标体系的调查数据，包括公共教育、公共卫生等八大政府基本公共服务的服务质量，通过多元线性回归模型发现政府透明度的提高会提升政治信任。④

从社会交换理论的视角分析，公众部门通过提升透明度来增强被信任水平的原因，与公众部门向群众展示自身的可信任条件有一定关系。这对于解决医患资源交换过程中，交换主体未能展示自身的可信任条件而产生互动双方的信任危机，具有一定的启示意义。毕竟，医疗服务一线的医务工作者以及多数医务工作者所属医疗机构同为医方主体⑤，并且政府直接参与医疗卫生体制的建立与改革等过程，一旦因为缺乏向患者提供其所需资源的有用信息，即患者较难从医方以及政府所公布的内容中获取有利于交换过程决策的信息，将可能导致医患互动过程出现资源交换问题，医患信任状况亦将逐渐受到影响。与此同时，媒体“往往会采取有偏好的立场选择和叙事框架，媒体中的医方形象多呈现出负面形象”⑥，患方由此途径所获得的参考信息，既可能不利于同医方进行资源交换时的决策，又导致医方缺少证明自身值得被信任的机会。

医患互动过程中的透明度问题，集中于医方明确其针对患者的健康状况、治疗程序、与患者的关系和矛盾等现象的行为和意见，围绕机构的公开性和信息共享模式，具体表现为医者对患者进行临床治疗时，为促进彼此明确医疗信

---

① HEALD D. Transparency as an instrumental value[M]// HOOD C, HEALD D. Transparency: the key to better governance?. Oxford: Oxford University Press, 2006: 23-45.

② O'NEILL O. Transparency and the ethics of communication [M]// HOOD C, HEALD D. Transparency: the key to better governance?. Oxford: Oxford University Press. 2006: 75-90

③ RIPKEN S K. The dangers and drawbacks of the disclosure antidote: toward a moresubstantive approach to securities regulation[J]. Baylor Law Review, 2006, 58(1): 139-24.

④ 于文轩. 政府透明度与政治信任：基于 2011 中国城市服务型政府调查的分析 [J]. 中国行政管理，2013 (2): 110-115.

⑤ 卫生部统计信息中心. 中国医患关系调查研究：第四次国家卫生服务调查专题研究报告 [M]. 北京：中国协和医科大学出版社，2010: 4.

⑥ 汪新建，王骥. 媒体中的医方形象及其对医患信任的影响 [J]. 南京师大学报（社会科学版），2017 (2): 99-104.

息和治疗能力而使用的沟通策略。① 医者的治疗方案与医学知识是患方所需要且期望交换的资源，但是，受制于医疗体制或机构规定以及患方自身对医学知识的匮乏，患方难以获知并判断这些方案与知识符合自身需要的程度，最终只能以治疗结果衡量资源交换的利益得失，较难有效提前判断交换风险。

透明度的提升确实有助于减少患者对治疗过程不确定性的过多顾虑，提升患者的满意度、对医方的依赖、症状缓解和生理改善效果。② 有研究通过分析治疗日程、沟通方式、医方的非治疗行为、治疗检查、医嘱说明等体现治疗过程透明度的医方行为，以及医学术语通俗化、诊断结果说明、治疗方案说明、针对患者情况表达意见与关注的反应等体现治疗内容透明度的医方行为，发现医方较多表现内容透明度的沟通行为有助于患方理解治疗资源，但是，患者对医疗内容的需求频率不高，若有需求时，也集中在医方已经较多呈现的医学术语通俗化和对病情的看法等方面。③ 由此看来，提高医患互动中交换资源具体内容的透明度，有助于患方对医疗资源的理解，提升患方在交换过程中的自主性，丰富患方所需要的交换决策信息和促进医患关系的发展。如果医患会话中医生使用“有点问题”“有点高”等模糊限制语，即使目的是把尚不确定的情况说得不那么确定，以避免武断，也会降低患方对医方的信任感以及患者对治疗方案的准确理解。④ 因此，患方得以理解并运用医疗信息是体现医患交换资源透明度的关键。

通过追踪105名来自美国华盛顿州3个医疗机构的家庭全科医生为期一年的诊疗过程，接受邮件调查的患者至少拥有一份医疗过程的完整电子信息记录，发现3个医疗机构各有约60%至78%的患者在获知服药记录后提升了对该药物的信赖；26%至36%的患者拥有更为亲密的医患关系；59%至62%的患者认为他们应该对医生的治疗记录增加其自身的理解和看法，但是85%至96%的医生并不同意这种做法。⑤ 随着追踪研究接近尾声，接近80%的患者阅读过自己的治

① BRODY H. Transparency：informed consent in primary care［J］.Hastings Center Report，1989，19（5）：5-9.

② SILVERMAN J，KURTZ S，DRAPER J. Skills for communicating with patients［M］2nd.Oxford：Radcliffe Publishing，2005：5-10.

③ ROBINS L，WITTEBORN S，MINER L，MAUKSCH L B，EDWARDS K，BROCK D M. Identifying transparency in physician communication［J］.Patient Education and Counseling，2011，83（1）：73-79. 2005：5-10.

④ 王丹旸，朱冬青．医患沟通障碍的心理解析：信息交换视角［J］．心理科学进展，2015，23（12）：2129-2141.

⑤ DELBANCO T L，WALKER J，BELL S K，DARER J D，ELMORE J G，FARAG N，et al. Inviting patients to read their doctors' notes：a quasi-experimental study and a look ahead［J］.Annals of Internal Medicine，2012，157（7）：461-470.

疗记录，其中，参与问卷调查的大部分患者表示，对自己的治疗计划有了更好的认识和理解，99%的患者期望医生继续公开医疗记录，医生对此普遍表示赞同。可见，医生仅仅通过公开记录就能促进诊疗过程的开展，既符合患者期望了解自身治疗记录的要求，又能令患者从记录中获取一些有益于自身的客观医疗信息，患者也普遍希望治疗记录继续公开，可见，对患方来说，信息可以被知晓就已经具有了促进医患资源交换的作用。与此同时，患方还可以通过护士、医师助理、治疗负责人、社会工作者、药剂师、康复专家等多种医方相关主体获取所需的治疗记录信息。①

其实，医疗记录向患者公开已经伴随着电子信息发展以及医疗机构的电子化设备更新而逐渐得以实现。患者可以凭借密码等安全途径获得个人的生理检验、放射检查、病理状态等结果的电子邮件。对医方来讲，从最初完全自主选择向患方展示医疗记录的内容或种类而获得最大的安全感，转变为公开医疗记录后通过患方和同事的信息反馈而学会与患方共商治疗方案，其实也并未限制医方的治疗过程。患方从获知的医疗记录中产生疑惑乃至发现问题，若在后续治疗中得以被纠正，也能促使患方产生安全感，进而增强患方对医方的信任。只是，当前的健康信息系统并不能根据医患双方对共享信息的偏好而设置多种信息组合形式，难以达到医患资源交换的理想状态。②

医方公开医疗记录是直接体现交换资源透明度的可行性方式，需要注意的是，患者可以充分理解医疗记录的含义才是衡量交换资源透明度的指标。有研究从信息交换视角梳理医患沟通状态的衡量指标，指出患者对医学检查、治疗过程、药物说明等医嘱的理解程度，以及医患双方对疾病的风险认知差异，都是衡量医患沟通状况的认知指标。医患间交换信息的数量影响患者对治疗方案的理解。信息类型若以数据形式呈现，易引发患者的理解困难与被误导，与此同时，患者对医嘱的理解程度较低，这些均表明医患沟通存在障碍，必将影响良好医患关系的建立及医疗服务质量的提升。③

但是，提高交换资源的透明度也具有一定的消极作用，比如，涉及患方隐私性的医疗信息，尤其是电子记录形式的信息向患方公开的情况下，亦存在被

---

① WALKER J, DARER J D, ELMORE J G, DELBANCO T L. The road toward fully transparent medical records[J].The New England Journal of Medicine, 2014, 370(1): 6-8.

② WALKER J, DARER J D, ELMORE J G, DELBANCO T L. The road toward fully transparent medical records[J].The New England Journal of Medicine, 2014, 370(1): 6-8.

③ 王丹旸，朱冬青．医患沟通障碍的心理解析：信息交换视角［J］．心理科学进展，2015，23（12）：2129-2141.

他人获知的可能性；还有一些患者所需的医疗资源在医方提供的过程中确实存在一些关键信息模糊与敷衍的情况，令部分患方判定资源交换存在极大的风险，质疑医方的资源情况而无法产生信任；对一些患方来说，无论是医方所具有的普适性医疗资源还是能向自身提供的针对性医疗资源，在其获知与理解之后则直接引发困惑、担忧或者对抗等反应，前述的追踪研究中，即有1%到8%的患方属于这种情况。① 对此，可以借鉴学者研究政府透明度问题时的理论和论证过程。对透明度持悲观主义的人普遍认为，政府丑闻甚至逆合法性（delegitimization）等不利于政府形象的事实性信息也会伴随透明度的实现而曝光。然而，有学者从信息加工视角发现信息接收者，即公众，自身特点影响透明度与信任关系的情况，比如，公众的先验知识与信任倾向②、公开信息的性质③等因素的不同状态导致公众对公开信息的不同信任情况。

可见，社会交换理论认为自利性的主体以资源利于自己为前提判断交换风险，并受制于曾经的互动行为过程与结果，对当前交换行为与反应做出判断，忽略现有资源交换的价值权衡。也就是说，医患双方进行资源交换时，交换主体必然受心理因素影响而难以客观理性地分析与理解信息内容。

二、交换资源的协商过程与信任

基于当前医疗制度的规范和模式，医患双方进行资源交换之前缺乏直观明确的协商过程，却普遍遵循协商交换模式完成互动。协商交换通过双方共同制定交换策略，来降低交换过程中不确定性因素和风险的出现。不确定性和风险的数量越少，交换主体间产生信任的机会越少，即不确定性和风险是交换主体证明自身值得信赖的前提。由于当前的医疗体制取代了医患间的部分协商过程，加之医疗服务或医学知识资源的特殊性，降低了医患双方进行协商的可行性。毕竟大多数患方缺乏专业的医学知识，只能凭借经验或感觉判断健康与否以明确自身的利益，无法客观理性地辨别医方资源的价值，只能依赖医疗体制所提

---

① DELBANCO T L, WALKER J, BELL S K, DARER J D, ELMORE J G, FARAG N, et al. Inviting patients to read their doctors' notes: a quasi-experimental study and a look ahead[J]. Annals of Internal Medicine, 2012, 157(7): 461-470.

② GRIMMELIKHUIJSEN S G, MEIJER A J. The effects of transparency on the perceived trustworthiness of a government organization: evidence from an online experiment[J]. Journal of Public Administration Theory and Research, 2014, 24(1): 137-157.

③ LICHT J D. Policy area as a potential moderator of transparency effects: an experiment[J]. Public Administration Review, 2014, 74(3): 361-371.

供的医疗机构、医务工作者等医方信息进行判断。这样的自主选择取代患方与医方之间共同协商的部分环节，难以真正了解与避免资源交换过程中的不确定性和风险，即使医患双方达成治疗协议，对医患双方行为的约束力也具有较大的局限性。这样的协商并未真正排除资源交换中的风险和不确定性，以致交换过程中如果出现意外而有损主体利益，主体即使质疑自身所采取的协商策略不恰当，也可能忽略协商过程存在缺陷，转而对策略内容所涉及的主体表现产生认识变化，比如，医生未严格履行责任、能力不足、患者未必具备基本的医学常识等。对此，医患双方尽管增多了证明自身值得被信任的机会，但证明难度也随之增强。①

提高交换资源的透明度有助于医患之间协商过程的进行。以医方向患方提供治疗记录为例，当患方已经熟悉这些治疗和临床记录的内容时，有些患方逐渐在意自身与医方共享的信息内容，有些患方需要对自身信息的使用过程具有更多的控制权。② 近一个多世纪以来，英国国家医疗服务体系（national health service，NHS）始终致力于推进以患者为中心的服务政策，有效地实现路径之一就是增加公众参与和商议医疗过程的合法责任，具体操作方式为“参与的连续性”，即通过医方向患方提供信息、医方从患方获取信息、医方引导患方共同商讨、医方邀请患方参与决策等四个环节来实现。③

显而易见，患方有针对性地提供自身信息是实现医患协商的重要条件。伴随着医患交换资源透明度的提升，医患之间有助于彼此理解并应用于治疗过程的信息也逐渐丰富，呈现出患方卷入医疗过程的现象。所谓卷入现象，即影响人们决策以及促使人们介入与自身生活相关活动的各类状态。④ 国际医学决策学会曾于2005 年第27 届年会，集中讨论医学研究中病人决定的优先权等议题。研究者在访谈英国、法国、奥地利等 11 个欧洲国家 70 岁以上老人关于初级医疗保健的过程后，通过内容分析发现，这些老人期望建立具有信任、支持、交流、以个人态度为中心且自身利益被关注的医患关系，还希望获取所需要的医疗信

① 程婕婷．医患互动中的资源交换风险与信任［J］．中国社会心理学评论，2017（2）：93-105，199.

② WALKER J, DARER J D, ELMORE J G, DELBANCO T L. The road toward fully transparent medical records[J].The New England Journal of Medicine, 2014, 370(1): 6-8.

③ BOUDIONI M, MCLAREN S. Challenges and facilitators for patient and public involvement in england; focus groups with senior nurse[J].Open Journal of Nursing, 2013, 3: 472-480.

④ MULGAN G. People and participation: how to put citizens at the heart of decision-making [M]. London: Involve, 2005.

息，对他们来说，这些卷入医疗过程的方式比参与治疗决策更为重要。① 一项使用半结构访谈调查 75 岁以上身体衰弱且近一年内多于 3 次住院经历老人的研究发现，老年人期望通过获取医疗信息参与治疗过程，以及被医方详细认真地告知相关内容，并不在意利用这些内容参与医疗方案的决策乃至决策结果。②

可见，以老年患方为例，获取医疗信息作为一种实现医方交换资源透明度的具体方式，是患方卷入医疗过程的重要途径。这些信息尽管只是患方的检查数据、医疗过程的进展情况等内容，却也是展现医方的医疗服务和医学知识的表征形式之一，恰好奠定患方与医方之间的信息基础，以避免资源交换协商过程中的不确定性和风险。患方通过获取关于自身医疗信息而形成卷入状态，实则是提升对医方服务和医疗知识的认识，调整与医方互动过程中自己的判断，推动自己进行交换资源的协商策略选择。

在社会交换理论视角下，医患双方以不断进行自身所具有且对方所需要的资源展示为基础，完成交换决策以达到最终目的，所以，医患双方的决策推动资源交换的进程。医方和患方为了实现共享彼此的知识、偏好和观念，可以通过共享决策过程（shared decision making，SDM）成为合作伙伴，有利于提升患方的治疗效果和医方的医疗服务。③ 有研究综合分析使用“患者参与医疗决策的观测工具（observing patient involvement in decision making instrument，OPTION）”收集数据的研究成果，发现医方持续推进患方卷入医疗过程的情况较少，甚至更少根据患者偏好进行治疗策略的调整。④ 这样的状态必然阻碍患方实践共享决策，因为医方可能无法做出“关注患方某疾病可通过医患共同决策制定治疗方案”“阐明治疗当前疾病的多种途径”“核实患方明白所获医疗信息程度的情况”等行为（注：这些行为来自 OPTION 的行为评定列表），令患者难以

① BASTIAENS H, VAN ROYEN P, PAVLIC D R, RAPOSO V, BAKER R. Older people's preferences for involvement in their own care: a qualitative study in primary health care in 11 european countries[J]. Patient Education and Counseling, 2007, 68(1): 33-42.

② EKDAHL A, ANDERSSON L, FRIEDRICHSEN M. "They do what they think is the best for me." frail elderly patients' preferences for participation in their care during hospitalization[J]. Patient Education and Counseling, 2010, 80(2): 233-240.

③ STREET R L, ELWYN G, EPSTEIN R M. Patient preferences and healthcare outcomes: an ecological perspective[J]. Expert Review of Pharmacoeconomics & Outcomes Research, 2012, 12(2): 167-180.

④ COUET N, DESROCHES S, ROBITAILLE H, VAILLANCOURT H, LEBLANC A, TURCOTTE S, et al. Assessments of the extent to which health-care providers involve patients in decision making: a systematic review of studies using the OPTION instrument[J]. Health Expectations, 2015, 18(4): 542-561.

获取所需资源的信息，甚至无法确定可以获取信息的机会，更不易明确对已掌握信息的理解程度。

医患双方如果无法有效掌握交换资源的信息，将直接影响交换的决策过程，导致患者难以卷入医疗过程。对此，医患共享决策成为目前促进患者卷入医疗过程以影响医疗服务效果的可行性方法之一。患方的意愿和对医疗信息的反馈意见可能影响医疗方案的调整，由此形成医患双方针对交换资源展开协商的现象。比如，血液透析患者对预后结果和获捐移植资格的预期比医生持更为积极的态度，并且影响自身对医疗方案的偏好。医生若关注患者对医疗决策的卷入过程，将有助于双方针对预后结果建立有效的沟通。① 患者参与医疗决策的程度影响医生制订医疗检查的方案，产生治疗资源消耗的差异，即愿意参与医疗决策过程的住院患者在住院天数和医疗费用上略高于其他患者。② 同时，以美国的初级医疗层面为例，患者参与医疗决策过程的程度越来越受到重视，但是，患者在基本的常规检查、药物使用和治疗程序等方面的参与难度较高，医方的父权式医疗决策现象依然明显。③

医患双方建立并保持共享医疗决策的互动关系是以患者为中心的治疗理念（patient-centered care，PCC）所坚持实现的核心目标。除了医生和患者，护士等各种医务工作者和患者家属均是医患关系的主体。有研究者调查了父母、配偶、子女等重症监护患者家属对医生和护士的信任情况，发现家属间的意见一致性越高，信任医方和参与医疗决策的程度越高。其中，测量信任情况所使用的维克森林医师信任量表（wake forest physician trust scale，WFPTS）所包含的题目也是用于了解患方针对医方所能提供交换资源情况的一种预期判断和心理状态，比如，“完全信任医生告知我关于医治家人的所有不同治疗方案”“完全信任护士告知我关于他们做什么事情和为什么这样做的说法”④。可见，针对交换资源

---

① WACHTERMAN M, MARCANTONIO E R, DAVIS R B, COHEN R, WAIKAR S S, PHILLIPS R S. MCCARTHY E P. Relationship between the prognostic expectations of seriously ill patients undergoing hemodialysis and their nephrologists[J]. JAMA Internal Medicine, 2013, 173(13): 1206-1214.

② TAK H J, RUHNKE G W, MELTZER D O. Association of patient preferences for participation in decision making with length of stay and costs among hospitalized patients[J]. JAMA Internal Medicine, 2013, 173(13): 1195-1205.

③ FOWLER F J, GERSTEIN B S, BARRY M J. How patient centered are medical decisions?: results of a national survey[J]. JAMA Internal Medicine, 2013, 173(13): 1215-1221.

④ EPSTEIN E G, WOLFE K. A preliminary evaluation of trust and shared decision making among intensive care patients' family members[J]. Applied Nursing Research, 2016, 32: 286-288.

的具体情况，医患间的协商过程既是医患互动状态和信任程度的具体表现，又是促进医患关系建立和信任提升的切入点。

但是，受制于当前医学发展的局限性，医疗服务和医学知识等资源本身具有不确定性，许多疾病普遍缺乏标准或最优治疗方案。医方即使根据患方的决策偏好而提供其所需信息，患方也能有效理解并运用这些信息，但是，各种有效的医疗方案均具有风险和益处时，患方依然难以决策。此时，医患之间同样面临交换资源的不确定性，尤其是所选方案未能带来预期治疗效果之后，患方对医方资源的认可程度可能受到影响，质疑医方未提供合理有效的治疗服务。患方做出决策前已经知道治疗方案存在风险，却仍无法客观评价医疗资源，将直接影响医方对患方的信任。一项运用 OPTION 测量女性患者参与乳腺恶性疾病治疗方案的卷入情况的研究发现，患者卷入医疗过程有助于其接受医学知识的不确定性，但医患双方沟通这些不确定性的内容，反而降低了患方的决策满意度。① 不过，这样的沟通确实有助于提升医患间的信任感。②

可见，医方所提供资源的不确定性特点始终是医患交换过程的风险之一，即使增强患方对资源信息的掌握和理解程度，实现共享医患决策等卷入性的协商过程，也未必能排除医患双方认为自己被对方利用的可能性，尤其是医方难以完全利用这样的风险证明自己值得被信任。有研究就发现患者性别、住院医师的级别、医生每周工作时长等因素导致患方对不确定性具有不同的焦虑反应，进而影响医患共享决策的效用。③ 所以，从社会交换理论视角出发，分析医患之间的资源交换风险与信任关系时，患方参与医疗决策的意愿和实施作为协商过程有助于风险的排除，但应注重不同患方对风险不确定性的反应，以分析医患共享决策对医患资源交换协商过程的影响。

三、交换资源的持续性与信任

对于任何理性思维或者明文规定的制度，中国社会所特有的人情交往普遍

① POLITI M C, CLARK M A, OMBAO H, DIZON D S, ELWYN G. Communicating uncertainty can lead to less decision satisfaction: a necessary cost of involving patients in shared decision making? [J]. Health Expectations, 2011, 14(1): 84-91.

② SCHAPIRA M M, NATTINGER A B, MCHORNEY C A. Frequency or probability? a qualitative study of risk communication formats used in health care[J]. Medical Decision Making, 2001, 21(6): 459-467.

③ POLITI M C, LEGARE F. Physicians' reactions to uncertainty in the context of shared decision making[J]. Patient Education and Counseling, 2010, 80(2): 55-157.

存在特事特办的情形，强调具体问题具体思考的个别性。人情同样使普遍性的医患交换形式附带特殊的资源交换，即患方利用关系资源换取医疗工作者的医疗服务和医学知识。基于人情的交换过程，患方可直接用关系资源换取，也可通过至少一人的第三方关系资源进行间接交换。从交换客体的互换时间角度划分交换形式，利用关系资源的交换属于互惠交换，其特点就是利益的单向流动，交换过程不是一方对另一方施加恩惠，就是在回报曾经的恩惠。对交换主体来说，利用关系资源与医疗资源完成交换，只是一种阶段性的目标，最终目标是实现某种关系的建立或持续。在现有的医疗体制中，大多数基于关系资源的医患互动交换形式是患方、医疗机构和医务工作者之间交换过程中非必要性的补充，亦是交换主体维持长期关系的一种途径。①

"中国人的行为具有相当高的关系取向（Relationship-Oriented），有无关系或关系好坏成为信任能否建立的关键。"② 人情或关系作为资源的交换过程以涉及情感成分为主要特征，有助于推动医患互动状态从初期阶段的计算型信任快速发展为了解型信任，呈现"医方强化了其采取恰当医疗措施的行为，而患方强化了其遵医嘱行为"③ 的现象。有研究者曾将信任划分为基于认知的信任（Cognition-Based Trust）和基于情感的信任（Affect-Based Trust）两种类型④，前者针对能力、责任、可靠性、依赖性等行为表现进行认知判断；后者以情感为纽带使个体间真正关心或担忧彼此的福祉，凸显共情、联结与和睦等共享性的人际特征。⑤ 当面对高风险的交换决策时，决策者若存在情绪方面的困扰，对专业人士意见的信任程度则低于那些善意建议者的信任，更愿意采纳后者的建议，反之，若情绪困扰较低，则更信任前者并采纳其意见。⑥

其实，医患双方进行资源交换时，决策过程经常掺杂强烈的情感，原因在

① 程婕婷．医患互动中的资源交换风险与信任［J］．中国社会心理学评论，2017（2）：93-105，199.

② 汪新建，王丛．医患信任关系的特征、现状与研究展望［J］．南京师大学报（社会科学版），2016（2）：102-109.

③ 汪新建，王丛，吕小康．人际医患信任的概念内涵、正向演变与影响因素［J］．心理科学，2016，39（5）：1093-1097.

④ MCALLISTER D J.Affect- and cognition-based trust as foundations for interpersonal cooperation in organizations[J].Academy of Management Journal,1995,38(1):24-59.

⑤ SCHAUBROECK J,LAM S S,PENG A C. Cognition-based and affect-based trust as mediators of leader behavior influences on team performance[J].Journal of Applied Psychology,2011,96(4):863-871.

⑥ WHITE T B. Consumer trust and advice acceptance:the moderating roles of benevolence,expertise,and negative emotions[J].Journal of Consumer Psychology,2005,15(2):141-148.

于生命的特殊性，有时候，疾病的治疗时机仅有一次，且错失之后可能难以挽回，那么患方便极易处于焦虑担忧的消极情绪之中。医方若忽视情感因素对患方需求的影响，仅出于专业视角提供意见，患方由此获取医疗资源信息，参与治疗过程的制定与决策时，依然可能陷入决策困扰且不信任医方的状态。如果有人情或关系资源辅助医患互动过程，任何一方处于付出或回报的状态之一，即使存在付出与回报的利益价值不平等现象，也缺乏有效信息来推断对方意图与衡量利益得失，但这反而为双方提供了证明自身值得被信任的机会。加之人情或关系资源必然包含人与人之间的情感因素，令医方的交换资源兼具医疗服务的专业性和联结患方的情感性，有利于患方信任并接纳医方所提供的资源信息而参与医疗决策。与此同时，医方可借助人情或关系资源了解患方对医疗资源的主观认知，丰富患方向医方证明其自身值得信任的机会。而且，以情感为基础的信任呈现时间长、保持稳定、较少违背等特点。①

建立持久或维持稳定的互动结构与关系网络是人们进行人情或关系资源交换的目的。在医患协商交换过程中，信任的形成具有一定的功能性，即患方对包括医生业务能力、针对性治疗方案、专业意见等医方资源质量产生积极预期。与此不同的是，在人情、关系资源的互惠交换过程中，交换主体未必同时完成资源付出和回报获得，信任的产生用于促进下一次互惠交换的进行，这样持续性的互动有助于情感成分的卷入与信任作用的改变。医患之间发展持续性关系，对医患双方的利益、信任发展乃至医疗服务体系都有重要作用。② 对此，有研究在患者与同一全科医师的持续性积极互动过程中发现，最初，患者被动使用功能性的计算型信任，以保证资源交换的顺利进行；随后，患者逐渐对医师产生安全性信任，认为医师的行为符合其自身需求，患者增强与医师的合作行为的同时，相信医生会基于患者切身利益提供医疗资源，的确降低了患方面临风险和不确定性的程度。③

所以，与人情和关系为交换客体的互惠交换相似，持续性的医患协商交换

---

① HOLWERDA N, SANDERMAN R, POOL G, HINNEN C, LANGENDIJK J A, BEMELMAN W A, HAGEDOORNA M, SPRANGERS M A G. Do patients trust their physician? the role of attachment style in the patient-physician relationship within one year after a cancer diagnosis[J]. ActaOncologica, 2013, 52(1): 110-117.

② WILLIAMS J. Potential benefits of relationship continuity in patient care[J]. British Journal of Nursing, 2014, 23(5): 22-25.

③ TARRANT C, DIXONWOODS M, COLMAN A M, STOKES T. Continuity and trust in primary care: a qualitative study informed by game theory[J]. Annals of Family Medicine, 2010, 8(5): 440-446.

同样能增加交换主体展现自己值得信任的机会，使得医患双方彼此了解，逐渐发展出了解型信任。只是，一些医患之间仅通过单次资源交换便完成互动过程，缺乏人情或关系资源的情感成分和持续性交换关系的建立，尤其是“短暂的互动时间很容易使患者对医生和医院产生负面的刻板印象”①。其实，患方也希望与更为熟悉的医方完成医疗互动。例如，有研究通过调查患者关于电话医疗的需求发现，与尽可能快速获得任何护士的咨询机会和治疗建议相比，患者更愿意同自己熟知的全科医师团队成员或曾经接触过的护士进行沟通。②

另外，有研究者通过案例分析发现，针对医学资源本身的不确定性等风险，医方不能仅局限于提供应对风险的医学资源，还需要帮助患方解决不确定性对其决策乃至生命的后续影响，并且增强患者积极展望治疗效果的良好情绪状态。③ 可见，医患双方形成持续性的互动并不局限于资源交换的频次，还可以通过医疗资源的持续性作用来实现。当患方所获取的医疗服务存在无法解决当前问题的不确定性时，医方若针对未来的各种可能性预先提供后续医疗资源，便可呈现持续性的资源交换现象，恰好利用这些不确定性和风险以证明自己值得被信任。

社会交换理论从资源交换视角阐述风险与信任的关系，强调风险存在于任何交换过程之中，交换主体为了获得所需资源和维护自身利益，会采取多种策略避免风险的出现，以保证交换过程顺利进行。当某些风险仍然无法排除时，必须向对方证明自己值得信赖，只有这样，对方才可能不受风险干扰，决定提供资源完成交换过程。④ 根据社会交换理论，医患互动中的交换资源既能满足交换主体的需要，又是主体展示自身值得被信任的途径。

由于当前医疗体制令医患双方难以针对性地向对方展示自己所具备的可信任条件，提升交换资源的透明度便成为显而易见的促进措施。借鉴公众服务部门通过发布信息提升自身透明度以获取公众信任的方式，医疗机构作为医方的组成部分之一，亦可以向患方提供医疗服务和医学知识等信息，使患方得以判

---

① 吕小康，朱振达．医患社会心态建设的社会心理学视角［J］．南京师大学报（社会科学版），2016（2）：110-116.

② LOCATELLI S M, HILL J N, TALBOT M E, SCHECTMAN G, LAVELA S L. Relational continuity or rapid accessibility in primary care?: a mixed-methods study of veteran preferences [J].Quality Management in Health Care,2014,23(2):76-85.

③ DHAWALE T,STEUTEN L M,DEEG H J. Uncertainty of physicians and patients in medical decision making[J].Biology of Blood and Marrow Transplantation,2017,23:865-869.

④ 程婕婷．医患互动中的资源交换风险与信任［J］．中国社会心理学评论，2017（2）：93-105，199.

断医方资源的质量，证明这些资源符合患方的需要，并且不存在损害其交换利益的风险。当医患之间进行具体的资源交换时，通过治疗记录的公开、治疗方案和诊断结果的说明、医学术语的通俗化表述等多种方式，医方可以实现交换资源的透明度，增强患方对所需资源的认识和理解，有利于患方由此判断资源交换过程的风险。但是，与交换资源有关的公开信息性质、各类交换对象对交换资源需求和认知差异，均可能影响交换资源透明度的作用。

随着交换资源透明度的变化，医患双方通过协商交换进行互动，有助于交换风险的排除。以患方为中心的医疗服务政策，医方参考患方的意愿、偏好、对医疗信息的反馈意见来调整医疗方案，患方获取医方各类医疗行为意义和治疗结果信息等。共同商讨与选择医疗方案成为患方卷入医疗过程的主要现象，双方由此调整自己的判断以应对协商策略选择，有助于资源交换过程的风险排除与信任建立。

利用人情或关系资源协助医患资源的协商交换过程，交换主体之间具有一定的情感成分，有利于了解型信任的形成，进而强化医方恰当选择医疗措施和患方遵从医嘱的行为。加之人情或关系资源属于互惠交换，交换主体一般无法通过单次交换计算利益和回报，持续性的资源互动必然需要交换主体相信彼此不会损害对方的利益。医患之间的协商互动普遍缺乏情感成分且停留于单次资源交换过程，医方若针对交换结果不确定性所引发的后果，预先提供一定的医疗资源，同样可以产生持续性的资源交换效果，也由此证明自己值得信任。

第三章

角色理论视角下的医患信任

第一节　角色认知与人际互动对医患信任的影响

信任是人际交往中的一个重要主题，也是一种重要的社会资本。良好的人际信任能够促进各种人际关系的良好互动，缺乏人际信任则会破坏交往关系，甚至给交往双方造成损失和伤害。① 当前中国社会医患关系问题凸显，究其原因有医疗技术发展的有限性、法律法规建设的有待完善、政府监管力度的不充分性以及双方沟通交流的不对等性等因素，也与医患之间的信任、规范和参与网络的缺失密切相关。有学者认为医患社会资本存量的不足是医患信任问题产生的重要根源。②

一、医患信任：社会资本的个体—关系维度

（一）信任：社会资本中的人际关系模式

社会资本概念从诞生之日起就与“信任”一词密切联系。回顾社会资本的经典定义，“权威关系、信任关系以及规范，都是社会资本的特定形式”③，“社会资本，则是在社会或其下特定的群体之中，成员之间的信任普及程度”④，不

---

① 王沛，梁雅君，李宇，等．特质认知和关系认知对人际信任的影响［J］．心理科学进展，2016，24（5）：815-823.

② 胡洪彬．社会资本：化解医患冲突的重要资源［J］．海南大学学报（人文社会科学版），2012，30（6）：99-103.

③ 科尔曼，詹姆斯·S. 社会理论的基础［M］．邓方，译．北京：社会科学文献出版社，1992：33，35.

④ 福山，弗朗西斯．信任——社会美德与创造经济繁荣［M］．李宛蓉，译．呼和浩特：远方出版社，1998：35-36.

难发现，信任被视为社会资本的一种形式，与网络、规范一起构成了社会资本的主要内涵，而信任关系的建立在某种程度上也成为社会资本产生的重要条件和表现形式。在信任的研究中，社会资本理论提供了一个新的视角，而信任也在社会资本的理论框架中扮演重要的角色。在社会资本的概念和已有研究中，研究者往往从多个不同层次和不同维度进行讨论。在福山的研究中强调个体层次，“所谓信任，是在一个社团之中，成员对彼此常态、诚实、合作行为的期待，基础是社团成员共同拥有的规范，以及个体隶属于那个社团的角色”①。在林南的模型中则强调群体层次，“信任则是一种集体性的财产，是行动者可动员的资源之一”②。因此，在运用社会资本理论探讨信任或其他问题时，需要从社会资本的不同层次和维度出发进行分析。有研究者从个体层次—结构维度、个体层次—关系维度、群体层次—结构维度、群体层次—关系维度对信任与社会资本的关系进行阐释。其中，个体层次—关系维度的社会资本存在于人际信任（尤其是两两信任）中，并通过义务与期望的交换关系带来自愿性合作。③

（二）医患信任：角色认知与人际互动

医患关系是社会关系中的重要组成部分，从微观层面而言，医患关系就是医务人员与患者之间面对面的互动关系。④ 从个体层次—关系维度来看，医患信任关系中医生被赋予高角色期待，⑤ 医患求治互动过程是一个双方以角色交换为核心的过程：病人对医生角色的认可，及病人角色的及时调整以保障治疗有效进行。已有一些实证研究调查了理想医生角色与角色行为的内涵，如有研究指出，医生角色主要有两方面的内容，知识技能和人际交往的关心真诚⑥；有研究者提出的患者对初级卫生保健医生信任量表（patients'trust in their primary care

---

① 弗朗西斯·福山．信任——社会美德与创造经济繁荣［M］．李宛蓉，译．呼和浩特：远方出版社，1998：34.

② 后梦婷．信任与社会资本关系的多维解读［J］．重庆社会科学，2012（6）：21-26.

③ 后梦婷．信任与社会资本关系的多维解读［J］．重庆社会科学，2012（6）：21-26.

④ 冯玉波，冷明祥．试论符号互动论视角下的医患关系［J］．南京医科大学学报（社会科学版），2014，14（2）：125-129.

⑤ 汪新建，王丛，吕小康．人际医患信任的概念内涵、正向演变与影响因素［J］．心理科学，2016，39（5）：1093-1097.

⑥ CORNELIS C F, VAN OPPEN P, VAN MARWIJK H, DE BEURS E, VAN DYCK R. A patient-doctor relationship questionnaire(PDRQ-9) in primary care: development and psychometric evaluation[J]. General Hospital Psychiatry, 2003, 26(26): 115-20.

providers)，包括忠实性、能力、诚实性和整体信任四个维度①；国内有研究者对该量表进行了中文修订，形成了仁爱和技术能力两个维度②；还有研究以艾滋病患者为研究对象，对医疗服务关系信任量表（healthcare relationship trust scale）进行修订，形成了包含人际沟通、专业合作及经济因素三个维度的中文版量表。③ 综合这些研究结果不难发现，在理想医生角色的因素中，除了专业技术能力的期望，最主要的因素就是人际交往。

比较近的时期内，还出现患者角色期望的研究。研究者认为，患者的内隐期望是建立在对医生角色、职业责任、医疗服务标准的认知之上，一旦感受到医生行为有所背离，就可能产生负性情绪。④ 有研究探讨了患者的个性特征在医患信任关系中的特点，如控制他人感强，更自信的患者更倾向于与医生信息沟通和做出决定。⑤ 还有研究发现，患方拥有的社会资本越高，越倾向于相信医生。⑥ 医生和患者都很重视沟通能力在角色期待中的作用，有研究发现患者如若参与了解医疗的全部或大部分活动，就可以降低对医疗行为的风险感知，增强医患信任度。⑦ 从社会资本的个体层次—关系维度可见，医患信任的内容是双方的角色认知以及在此基础上的人际互动。

二、角色认知对医患信任的影响

角色认知是个体通过各种方式来认识自己某种角色的权利、义务和行为模式的过程，包括确定自己到底承担着哪些角色，以及在某一条件下适宜的行为方式。但理想角色和现实角色总是有差别的，体现在医患关系中，医患双方的

① HALL M A, ZHENG B, DUGAN E, CAMACHO F, KIDD K E, MISHRA A, BALKRISHNAN R. Measuring patients' trust in their primary care providers[J].Medical Care Research and Review, 2002, 59(3):293-318.

② 董恩宏，鲍勇．维克森林医师信任量表中文修订版的信效度［J］．中国心理卫生杂志，2012，26（3）：171-175.

③ 张艳．艾滋病患者医患信任量表的编译及应用研究［D］．长沙：中南大学，2012：43.

④ 李德玲，卢景国．从患者视角看预设性信任/不信任及其根源［J］．中国医学伦理学，2011，24（2）：201-203.

⑤ BRAMAN A C, GOMEZ R G. Patient personality predicts preference for relationships with doctors[J].Personality and Individual Differences, 2004, 37:815-826.

⑥ 张奎力．赤脚医生与社区医患关系：以社会资本理论为分析范式［J］．社会主义研究，2014（6）：119-127.

⑦ KENNY D A, VELDHUIJZEN W, VAN DER WEIJDEN T, LEBLANC A, LOCKYER J, LÉGARÉ F, CAMPBELL C. Interpersonal perception in the context of doctor-patient relationships: a dyadic analysis of doctor-patient communication[J].Social Science & Medicine, 2010, 70:763-768.

角色认知、行为方式和对对方的角色期望是不对等的，进而出现角色认知偏差。角色认知偏差易导致认知双方在归因的认识性与动机性上出现偏差，进而影响认知双方的相互关系。① 有研究指出，医患信任并非简单的患方对医务工作者的信任，而是大众持有的一种期待，包含社会医疗秩序性、对医生或患者承担的义务遵守及对角色技术能力的期待。② 学者汪新建认为，“公众的认知水平和心理预期影响医方形象的再塑造”③。特质认知和关系认知是角色认知中影响人际信任的两个重要因素。④

（一）特质认知对医患信任的影响

在现实人际交往中，特质认知是影响人际信任的一个重要因素，信任发出一方往往根据对方是否存在可信赖特质的认知判断，来决定是否信任对方。⑤ 关于特质认知如何影响人际信任的研究中，迈尔（Mayer）等（1995）⑥ 提出的信任整合模型具有较大影响。该模型认为，信任方对对方最具代表性的三个特质因素的认知，即能力（ability）、善意（benevolence）和诚信（integrity）影响人际信任水平。⑦ 该研究结果被广泛接受和证实，之后有研究进一步证明，能力特质对人际信任的影响作用最为显著。⑧

在医患关系中，已有一些特质认知影响医患信任的实证研究，如有研究者通过两个研究形成了一个包含11条项目的患者对医生角色特质的信任量表

① 顾莉莉，叶旭春，崔静，等. 医生角色认知研究现状的分析与思考［J］. 解放军护理杂志，2015，32（7）：30-32.

② MECHANIC D，SCHLESINGER M. The impact of managed care on patients' trust in medical care and their physicians［J］. Journal of the American Medical Association，1996，275（21）：1693-1697.

③ 汪新建，王骥. 媒体中的医方形象及其对医患信任的影响［J］. 南京师大学报（社会科学版），2017（2）：99-104.

④ 王沛，梁雅君，李宇，等. 特质认知和关系认知对人际信任的影响［J］. 心理科学进展，2016，24（5）：815-823.

⑤ LEWICKI R J，TOMLINSON E C，GILLESPIE N. Models of interpersonal trust development：theoretical approaches，empirical evidence，and future directions［J］. Journal of Management，2006，32（6）：991-1022.

⑥ MAYER R C，DAVIS J H，SCHOORMAN F D. An integrative model of organizational trust［J］. Academy of Management Review，1995，20：709-734.

⑦ POON J M. Effects of benevolence，integrity，and ability on trust-in-supervisor［J］. Employee Relations，2013，35（4）：396-407.

⑧ COLQUITT J A，SCOTT B A，LE PINE J A. Trust，trustworthiness，and trust propensity：a meta-analytic test of their unique relationships with risk taking and job performance［J］. Journal of Applied Psychology，2007，92（4）：909-927.

(trust in physician scale, TPS), 包括可靠性（医生所提供信息的可靠性）、信心（对医生的知识和能力的信心）、信息（保守秘密）三个维度。① 有研究者总结了大量医患研究后发现，大多数有关患方对医生角色期望的因素研究都包含了以下五个因素：尽责与仁爱（fidelity）、能力（competence）、诚实（honest）、保护患者隐私（confidentiality）、总体信任（global trust）。② 综合上述研究，医生角色的能力特质、责任特质（包括尽责与仁爱、忠于职守、可靠性）在医患信任中的影响作用最为显著。新近的一些研究进一步证实了能力特质的重要性，如有研究发现，患者对医生技术能力的信任比对医生仁爱程度的信任更能影响其后续就医行为。③ 还有研究从医生的正直、善意、能力三方面进行分析，结果发现，医生能力不足与当前社会医患信任缺失有密切关系，而医生的善意与正直则是通过其诊疗行为体现的。④ 作为一种产生于社会互动过程的信任关系，医患关系必然是"双向的"⑤。此外，有研究探讨了患者的个性特征在医患信任关系中的内容，如控制他人感强，更自信的患者更倾向于与医生信息沟通和做出决定。⑥ 有研究运用深度访谈法发现，报复行为、内疚感和孝心是影响患者医疗行为的因素。⑦ 目前关于患者角色特质认知对医患信任的影响研究较少，未来可以更深入地研究。

(二) 关系认知对医患信任的影响

人际信任是在人际交往中建立起来的，关系认知是影响人际信任的一个关

① ANDERSON L A, DEDRICK R F. Development of the trust in physician scale: a measure to assess interpersonal trust in patient-physician relationships [J]. Psychological Reports, 1990, 3: 1091-1100.

② HALL M A, DUGAN E, ZHENG B, MISHRA A K. Trust in physicians and medical institutions: what is it, can it be measured, and does it matter? [J]. Milbank Quarterly, 2001, 79(4): 613-639.

③ 谢琴红，赖佳，何静，等．患者后续行为意向及其与信任度的关系［J］．医学与哲学，2015，36（5）：91-93.

④ 马志强，孙颖，朱永跃．基于信任修复归因模型的医患信任修复研究［J］．医学与哲学（人文社会医学版），2012，33（11）：42-44，47.

⑤ 吕小康，朱振达．医患社会心态建设的社会心理学视角［J］．南京师大学报（社会科学版），2016（2）：110-116.

⑥ BRAMAN A C, GOMEZ R G. Patient personality predicts preference for relationships with doctors [J]. Personality and Individual Differences, 2004, 37: 815-826.

⑦ CHIU Y C. What drives patients to sue doctors? the role of cultural factors in the pursuit of malpractice claims in taiwan [J]. Social Science & Medicine, 2010, 71: 72-707.

键因素。[①] 尤其在强调人际关系因素重要性的中国社会，对关系差异的认知判断影响着人际交往中信任的建立，甚至会先于个体的特质因素被认知。[②③]

学者汪新建认为，我国医患间的“关系信任取向”明显。[④] 有研究通过问卷调查发现，患者选择医院和医生的方式表现为关系取向，86.6%的医生接受并希望“关系就医”[⑤]。费孝通先生提出中国人的社会关系是一种以“己”为中心，以血缘为纽带的“差序格局”。一些研究证明，中国人的人际信任同样呈现亲疏有别的差序化，依据关系的亲疏信任水平依次为：家人—熟人—陌生人。[⑥] 运用访谈法研究乡村医患关系发现[⑦]，“差序格局”使乡村医生与村民之间“血浓于水”的情感纽带更加牢固，使乡村医生在得到村民信任的同时，也能得到村干部的认可并继续留任。

不仅关系横向上的亲疏程度影响人际信任，关系纵向上的阶层高低的认知也会影响人际信任。阶层关系作为一个重要的关系模式，更深刻地影响着中国人的人际交往。[⑧] 例如，有研究发现，患方拥有的社会资本越高越倾向于相信医生。[⑨] 群体认同理论认为，个体根据群体认同确定其社会角色以及与其他个体与群体的互动模式[⑩]，在群体认同较高的情景下会出现对群体角色期望模式的认知较一致的结果。因此，医患个体会根据自己的阶层与对方阶层的相同或相异的认知来确定关系互动模式。学者汪新建等研究发现，医务工作者的群体受害者

---

① TROPE Y, LIBERMAN N, WAKSLAK C. Construal levels and psychological distance: effects on representation, prediction, evaluation, and behavior[J]. Journal of Consumer Psychology, 2007, 17(2): 83-95.

② 吴继霞，黄希庭．诚信结构初探［J］．心理学报，2012，44（3）：354-368.

③ HAN G, CHOI S. Trust working in interpersonal relationships: a comparative cultural perspective with a focus on east asian culture[J]. Comparative Sociology, 2011, 10(3): 380-412.

④ 汪新建，王丛．医患信任关系的特征、现状与研究展望［J］．南京师大学报（社会科学版），2016（2）：102-109.

⑤ 屈英和．“关系就医”取向下医患互动的错位与重构［J］．社会科学战线，2010（2）：242-245.

⑥ NIU J, XIN Z. Trust discrimination tendency of trust circles in economic risk domain and cultural difference between canada and china [J]. Journal of Social, Evolutionary, and Cultural Psychology, 2012, 6(2): 233-252.

⑦ 董屹，吕兆丰，王晓燕，等．村落人际关系与“差序格局”中的医患信任：基于北京市H区的实地研究［J］．西安：中国医学伦理学，2014，27（1）：141-143.

⑧ 刘嘉庆，区永东，吕晓薇，等．华人人际关系的概念化：针对中国香港地区大学生的实证研究［J］．心理学报，2005（1）：122-135.

⑨ 张奎力．赤脚医生与社区医患关系：以社会资本理论为分析范式［J］．社会主义研究，2014（6）：119-127.

⑩ 张莹瑞，佐斌．社会认同理论及其发展［J］．心理科学进展，2006（3）：475-480.

身份感知对其集体内疚感具有显著影响。① 还有研究基于社会阶层分化视角进行分析②，认为医患信息行为对医患关系产生影响，患者作为医疗信息掌握的弱势群体，对从医方获得信息的依赖将长期存在。未来的研究有必要拓展阶层关系认知对医患人际信任影响的研究，考察和比较亲疏关系认知和阶层关系认知对医患信任的不同影响。

三、作为社会资本的医患信任：角色认知与互动方式的一致

医患关系的发展不仅取决于医患双方对疾病的认知，还取决于医患双方对患者角色和医生角色的相互认知。有研究选取公众、患者、医生与护士等不同群体，对医患角色认知进行问卷调查③，结果发现，各群体对医患的期望角色和现实角色认知之间存在显著差异，各群体对医患角色的认知期望高，而沟通不足对医患现实角色认知的刻板印象形成有一定的影响，缺乏群际沟通容易使刻板印象被泛化与扩大。在此基础上，研究者提出要获得关于医患角色的真实印象，有效互动沟通是关键。但以往研究说明，当人们缺乏与某一群体的互动经验时，会凭借与其少数成员交往所获得的经验来建构对该群体的刻板印象。④ 刻板印象是通过沟通来实现其形成、维持及改变的，而群体内沟通常常会加强对目标群体的刻板印象，使刻板印象更极端化，对外群体更容易产生敌意。⑤ 由此，医患之间基于角色认知上的换位思考和互动沟通有助于信任关系的建立。

衡量医患沟通效果的指标主要有患者满意度⑥、患者对医生的信任感和对医

---

① 汪新建，柴民权，赵文珺．群体受害者身份感知对医务工作者集体内疚感的作用［J］．西北师大学报（社会科学版），2016，53（1）：125-132.

② 罗集，高杰．社会阶层分化视角下医患信息行为对医患关系的影响［J］．医学与哲学（人文社会医学版），2013，34（6）：45-47.

③ 瞿晓萍，叶旭春．不同群体对医生、护士、患者角色认知的刻板印象［J］．解放军护理杂志，2012，29（13）：1-4，12.

④ HILLON J L, VON HIPPEL W. Stereotypes[J].Annual review psychology, 1996, 47:237-271.

⑤ 翟成蹊，李岩梅，李纾．沟通与刻板印象的维持、变化和抑制［J］．心理科学进展，2010，18（3）：487-495.

⑥ CHERRY M G, FLETCHER I, O'SULLIVAN H. The Influence of Medical Students' and Doctors' Attachment Style and Emotional Intelligence on Their patient-provider Communication [J]. Patient Education and Counseling, 2013, 93:177-187.

生的尊敬程度①、患者的情绪体验②、患者对医嘱的理解程度③、医患对疾病风险认知的差异④、患者治疗后健康恢复情况⑤等。其中，患者情绪、认知与行为由对医生角色期望与医生现实行为之间结果的一致性来考察。作为一种社会意识，有效沟通的前提在于理解，而理解的根基则是信任，唯有医患之间建立起足够的信任，医患关系的和谐化才具备心理上的可能性。⑥ 因此，从社会资本理论的个体层次—关系维度，医患信任中双方的角色认知与关系形式的一致增加社会资本的存量，而信任社会资本的积累有助于促进医患双方的沟通和理解，由此促进医患关系和谐化。

（本节内容曾发表于《中国社会心理学评论》2018年第十三辑，收录本辑时稍做调整）

第二节　医患角色认同的冲突与医患信任的困境

当前医患信任缺失已经成为我国医患关系中最棘手的问题。首先，医生与患者间存在双向不信任。有研究发现，医患对彼此关系的评价和信任度均在不

---

① YAKELEY J, SHOENBERG P, MORRIS R, STURGEON D, MAJID S. Psychodynamic approaches to teaching medical students about the doctor-patient relationship: randomised controlled trial[J].The Psychiatrist,2011,35:308-313.

② SLATORE C G, CECERE L M, REINKE L F, GANZIAI L, UDRIS E M, MOSS B R, AU D H. Patient-clinician communication: associations with important health outcomes among veterans with COPD[J].Chest,2010,138:628-634.

③ HEISLER M,BOUKNIGHT R R,HAYWARD R A,SMITH D M,KERR E A. The relative importance of physician communication,participatory decision making,and patient understanding in diabetes self-management[J].Journal of General Internal Medicine,2015,17:392-399.

④ DEVEUGELE M,DERESE A,DE MAESENEER J. Is gp-patient communication related to their perceptions of illness severity,coping and social support? [J].Social Science and Medicine,2002,55:1245-1253.

⑤ GOLDZWEIG G, ABRAMOVITCH A, BRENNER B, PERRY S, PERETZ T, BAIDER L. Expectations and level of satisfaction of patients and their physicians: concordance and discrepancies[J].Psychosomatics,2015,56:521-529.

⑥ 胡洪彬．社会资本：化解医患冲突的重要资源［J］．海南大学学报（人文社会科学版），2012，30（6）：99-103.

断降低①，患者对医生的信任水平影响着医生对患者的信任。② 其次，存在人际与制度层面的双重不信任。医患间的不信任不仅表现为患者同医生个体之间的人际信任障碍，也表现为患者同医疗机构、医疗体系之间的制度性不信任。在“熟人社会”转向“陌生人社会”的过程中，人际信任加速失效，而相应的制度信任尚未完全建立起来。③ 最后，正式制度之外的“关系信任”在一定范围内存在。就医时患者倾向通过熟人关系将医生纳入私人网络中，以期获得理想的诊疗效果。④ 以“关系”为基础建立信任虽然可以在局部范围内取得“熟人”间信任的人际效果，但在社会整体层面上容易导致大多数不具备“关系”资源的患者对于医疗环境的不满情绪和逆反心态⑤，反而会使整体医患信任恶化。

在由传统向现代社会转型过程中，信任衰退成为较普遍的社会问题。因为关联人们身体健康、经济投入、生活幸福等基本需要和利益，医患关系领域的信任状况成为全社会关注的热点问题之一。医患信任是一个复杂的社会问题，涉及医方、患方、医疗政策、社会文化等诸多内容。从理性的角度来看，患者在医学知识和医疗资源有限的情况下，是以求助者的身份面对医生的。求助行为本身代表了患者对医生的职业信任，是患者可能找到的最好选择。患者对医生的这种选择可以称为“自愿性信任”。自愿性信任本质上具有理性认知的成分，但因为存在健康托付等因素，更容易转化为情感上的依赖。在患者心理方面，这种自愿性信任浓缩了对医生所连带的医疗资源的高度尊重和期望，是患者能够展示和提供给医生及医疗资源的重要精神内容。因而，如果出现不对等的、不平衡的心理落差，患者极易出现情绪逆转。

角色是连接个体行动与社会结构的关键概念⑥，社会通过影响自我来影响人们的社会行动，其中的核心机制就是“扮演一定的角色”⑦。对行为的预测需要对行动者在社会中所扮演的角色及其对角色的认知加以分析。角色认同是感知、

---

① 汪新建，王丛，吕小康．人际医患信任的概念内涵、正向演变与影响因素［J］．心理科学，2016，39（5）：1093-1097.

② 谢铮，邱泽奇，张拓红．患者因素如何影响医方对医患关系的看法［J］．北京大学学报（医学版），2009，41（2）：141-143.

③ 刘小龙，勾瑞波．从个体信任到制度信任：医患信任的制度审视与重构［J］．山西师大学报（社会科学版），2017，44（2）：9-15.

④ 黄晓晔．“关系信任”和医患信任关系的重建［J］．中国医学伦理学，2013，26（3）：300-302.

⑤ 杨宜音．逆反社会心态解析［J］．人民论坛，2013（7）：62.

⑥ 特纳，乔纳森·H．社会学理论的结构［M］．北京：华夏出版社，2006：361.

⑦ 周晓虹．认同理论：社会学与心理学的分析路径［J］．社会科学，2008（4）：46-53，187.

理解社会角色并将其内化的过程，即行动者的社会行为与其对角色的认知相一致，角色认同本身就暗含了行动取向。每个人都在社会交往的情景中扮演不同的角色，医生、病人都是典型的社会角色。帕森斯（Tallcott Parsons）曾提出“病人角色”的概念，描述个体在感受到自己患病时所采取的常规行为。患病不仅是一种生理体验，还会成为一种社会角色，病人所涉及的行为建立在制度期待的基础之上，并且被与此期待相适应的社会规范所强化。作为一种概念化的分析工具，病人角色实际上是一种理想类型，通过与现实病人所践行的角色相比较，它可以解释具体情境中的行为。我国仍然处于社会转型的时期，在加速的现代化进程中包括医生、患者在内的许多社会角色都不具有稳定性，整个社会尚未对某一角色形成较为一致的社会期望和标准。行动者缺乏对角色的认识基础以及统一的价值观念的引导，其结果就是会导致行动者社会行动的失范。剖析作为行动者本身的患者和医生所体验的角色冲突的具体类型，能够加深对医患角色的认识以及对医患角色认同冲突的理解，有利于建立和谐、健康的医患关系。

一、社会转型与医患角色的转变

（一）传统医患关系与医患角色的特征

传统医患关系与医患角色的特征与传统社会交往模式、医学技术水平以及传统医学文化息息相关。首先，在传统中国社会，医患信任的模式以人际关系为核心，这种医患信任模式建立在文化传统、宗族和社区伦理秩序以及熟人关系法则之上。① 传统中国社会是一种熟人社会，人们的交往范围相对狭窄，相互之间通过熟悉来获得信任感，个体的行为和社会关系更多地受到相互交往实践而产生的伦理道德规范的制约。在这一社会交往规则下，医者与患者之间往往是熟人关系，相应的医生与患者的角色就具有多重含义，他们不仅仅是单纯的医者与患者，还可能是亲属或朋友，由此互相之间容易产生信任感。其次，在传统中国社会，西方现代医学并未普及，那时医疗技术较为落后而医生的专业性也不强，医生与患者之间并未形成如今在医患双方间存在的知识壁垒，医生虽然受人敬重却往往缺乏权威。在这种医患关系中，医生对病人并没有强制的约束力和支配力，患者群体虽然自身缺乏医学知识，但在医疗实践中仍拥有参与、决策的权力，医疗变成了医患双方在不断相互试探、评判、抵牾斗争中实

① 程国斌．中国传统社会中的医患信任模式［J］．东南大学学报（哲学社会科学版），2017，19（1）：33-39，143.

现合作的复杂过程。[①] 最后，中国传统的医患关系还受到传统文化的影响，总体上医学文化是儒家文化的一部分，而儒、道、佛等哲学体系中的仁爱、行善等理念都在医疗实践中有所体现。医者与患者之间的交往不仅仅着眼于疾病本身，还体现为对人的关怀和对生命的敬畏。人们心目中理想的医生形象不仅要技艺精湛，更重要的是要医德高尚。当前乡村社会中的医患关系仍具有传统社会医患关系的特质，房莉杰等人通过对我国中部地区两个村村民与村医、乡镇卫生院医生之间医患信任状况的调查发现[②]，村民对村医和乡镇卫生院医生遵循的是不同的评价体系，对村医更多是人品的要求，而面对现代性的外部社会，村民会采取专业化、制度化的评价标准。在城市中，长期存在的单位制仍然使得医患信任具有传统社会的伦理特质[③]，它造就了一种新的以业缘关系为基础的熟人社会，在单位体制内，医患关系与医患角色仍具有熟人社会的特征。

（二）现代医患关系与医患角色的特征

随着社会交往方式的转变、医学技术的发展以及医疗市场化改革，医患关系以及医患角色发生了变化。转型社会最突出的特征就是由传统的熟人社会转向陌生人社会。社会转型促使人际信任向制度信任转变，社会中大量不确定性导致社会信任存量过快下降，加速的现代化进程加剧了这一后果。信任缺失是中国社会的一个基本现状，医患信任在某种程度上就是社会整体信任状况在医疗领域的反映。随着交往范围的扩大，医生与患者之间不仅是生活中的陌生人，还是道德上的异乡人。[④] 他们生活、成长于不同的环境，来自不同的道德共同体，具有不同的价值观念与评判体系，这就注定了与熟人社会中的医患关系相比，现今医生与患者在医患关系中的角色更加单一，他们仅仅是因疾病而联系起来的医生和患者。

医疗技术的发展在医患关系与医患角色转型中起到了决定性的作用。在医学的发展进程中，随着医疗技术的革新以及治疗理念和方法的改进，普通人对疾病与医疗逐渐丧失了控制力。现代医学教育体系的建立构筑了医学知识的堡

---

① 张孙彪，林楠，陈玉鹏．中国古代医患关系中的信任问题——以“就医方”为考察对象［J］．医学与哲学（人文社会医学版），2010，31（6）：38-39，44.

② 房莉杰，梁小云，金承刚．乡村社会转型时期的医患信任：以我国中部地区两村为例［J］．社会学研究，2013，28（2）：55-77，243.

③ 任学丽．单位制度变迁视阈下社会转型对医患信任的影响［J］．医学与社会，2014，27（1）：36-39.

④ 梁立智，王晓燕，鲁杨，等．医患关系调查中医患信任问题的伦理探究［J］．中国医学伦理学，2008（5）：37-38，46.

垒，接受系统医学教育的医生掌握专业医学知识，普通患者则没有系统掌握医学知识的可能性，医生与患者在医学知识上的鸿沟日益加深。现代医疗机构的建立更为医学职业的专业化和权威性提供了制度保障，医学职业逐渐成为一个受人尊敬的科学领域。人类选择相信社会体系的专业权威性，以此消减互动过程的不确定性和不安全感①，医学专家系统的权威得以树立。因此，在现代医患关系中，医患双方的权力和地位是不平等的，其中医生扮演主导角色，而患者处于服从地位。此外，建立在生物科学技术之上的现代医学朝向更加理性化的方向发展，医学教育强调以医疗技术为核心，医生更关注于“疾病”本身而忽略了情感关怀，背离了人作为一个整体需要整体关怀的中心。② 在医患关系中，医生更强调其专业化的角色，患者则只是罹患疾病的“客体物”。

医疗市场化更加剧了医患角色认同的冲突。与市场经济中的其他领域不同，医疗市场有其特殊性，不确定性是医疗服务市场的重要特征之一。在医疗实践中，无论是医生还是患者都要承担因治疗失败而带来的风险。现代社会公众权利意识、个体意识突显，时代进入个性化、个体化阶段。平等、正义、公平成为个体首要追求的价值观。社会事务的“知情权”成为社会活动实现机会平等、程序公平和结果正义的基本条件之一。在消费主义文化的引导下，患者似乎在医患关系中占据了更高的位置，他们希望获得更多信息，平等地参与医疗活动，从而成为自己患病的身体和市场交易的主导者之一，但是作为病人，他们又必须服从医生的指令和安排，去迎合医生喜欢的“听话”的病人角色。

二、医患角色认同的冲突类型

社会交往方式的转变、医学技术的发展以及医疗市场化改革，使得现代与传统医患关系及医患角色之间差异显著。在医疗关系和医患角色转变的过程中，无论是患者还是医生，都感受到来自外界对自身角色的多重期待与要求：现代医患关系一方面受到还未消退的传统医疗价值观念的影响，另一方面在医疗市场化以后又受到消费主义文化的波及。总体来看，目前社会中医患双方尚未形成新的稳定的角色认同。行动者对制度构建出的新型医患关系在一定程度上还存在内心的抗拒和无所适从，在具体的医疗实践中患者与医生会产生角色不清

① 李仪，冯磊．论我国医患信任结构的异化及其重建路径［J］．医学与哲学（人文社会医学版），2016，37（8）：54-56，87.

② 阿瑟·克莱曼．疾痛的故事：苦难、治愈与人的境况［M］．上海译文出版社，2010：31-35.

甚至角色冲突的情形，患者所感知到的角色认同的冲突与对医生角色的认知偏差更为强烈。医患角色认同的冲突与认知偏差体现在社会交往领域、医学文化领域、医疗活动领域和市场关系领域等多个维度。

（一）社会交往领域："熟人"—"陌生人"的冲突

从本质上来看，医患关系也是一种社会交往关系，在从传统的"乡土中国"向现代化社会转变的过程中，社会交往方式最显著的变化就是从以熟人交往为主转向以陌生人交往为主，相应的，医患交往也从普遍存在的熟人关系转向陌生人关系。尽管我们身处陌生人社会，但患者仍然偏好与医生建立关系信任。当下医生与患者在诊疗关系之外，基本不存在建立在亲缘、血源、地缘关系之上的其他联系，医院与患者的行为只受到法律制度和职业道德的制约而不再受到地方秩序和地域伦理道德的约束。然而，患者普遍感到制度并不能够带来安全感和保障，在传统医患关系的影响下，一方面患者希望医生遵守职业道德和规章制度，另一方面却又渴望与医生建立熟人关系以获得优待。这一矛盾的心理表明：在医患关系中，尽管患者意识到自己与医生之间是陌生人，但患者认为作为医生的熟人才能够获得更好的"照顾"。作为有治疗需求的一方，患者自然扮演主动寻求建立熟人关系的医方，而医生并没有主动与患者建立医疗关系之外的私人关系的需求，即便在这一过程中，医生能够获得好处，接受患者的请求，但在实践中医生的给予与患者的期望之间往往存在着差距。医患双方对关系就医下的"照顾"存在不同的理解，患者更关注就医时的情感体验，而医生则更侧重提供专业的诊疗。① 患者会将作为熟人的医生拟化为亲属或朋友的角色，从而需要从医生那里获得情感上的需求，但对医生来说，从患者处获得的额外收益仍只是作为对其更专业诊疗的交换。

（二）医学文化领域：医德与医术的冲突

在医患交往中，医学文化也是一种制约行动者社会行动的规范和制度，伴随着文化变迁，医患双方对医患交往中的角色认同也随之发生改变。在传统医学文化中，医患关系以信义为基础，强调以患者为本，医者需以德为先，医者的品德是建立医患信任关系的基础。② 传统医学文化中更强调医生是一个"道德家"的角色，而在现代医学文化中，"竭尽全力除人类之病痛"是医生的己

① 屈英和，钟绍峰．"关系就医"取向下医患互动错位分析［J］．医学与哲学（人文社会医学版），2012，33（11）：34-36.

② 张艳婉，张元珍，喻明霞，等．医患信任的伦理困境及解决策略［J］．现代生物医学进展，2017，17（13）：2569-2573.

任，这里更强调医生作为除病祛痛的“专家”角色。但在现代医患交往中，对患者来说，由于知识壁垒的存在，医生的专业技能并不容易判断，特别是在能够得到合理诊疗结果的情境下，受到传统文化的影响，患者更看重的是医生的个人品德，评判的标准就是患者在诊疗过程中所体验到的人文关怀。此外，媒体对医生角色的渲染又加深了患者和公众对医生的角色期望的偏差，公众在媒体中所感知到的医生形象无论是正面还是负面，都侧重于对其品德的判断，也表明了整个社会对医生的首要期望还是医者仁心。患者要求医生首先是道德家，其次才是专家的角色。然而对医生来说，在接受现代医学教育的前提下，医方的角色意识形成以专业技术为主导，医生更倾向于将自身角色定义为“专家”。在医疗实践中，是否符合专业的标准，是不是疾病的演化趋势，是否关系到技术水平与设备性能等成为医生主要考虑的问题①，与患者建立良好的情感沟通相对退居到次要位置。尤其是在当前医疗资源紧张的前提下，医生客观上的确难以有更多的时间和精力付出情感上对患者细腻的关照。

（三）医疗活动领域：医患角色权力的冲突

权力不对称对医患关系来说显然是一个重要的问题，医生比患者具有更加专业和丰富的医学知识，具有更加强势的决策能力和权力。随着医疗技术的发展以及现代医学体系的建立，医患双方权力与地位此消彼长，从而引起了医患角色认同冲突。在传统医患关系中，由于医学技术的落后，在医疗实践中医者往往需要患者以及患者家属的大力配合，患者在这一过程中有着很强的参与性和自主性，“病家试医、择医”等现象表明患方在医患关系中具有担当主导者角色的可能性。而现代医学制度在全社会的建立和普及使得医生作为职业群体的权威角色得以建立，于是在医疗过程中患者的权力下降而医生的权力上升。对医生来说，作为专业医学知识的掌握者，医生理应是治疗过程的“主导者”，而患者不过是承载“疾病”的躯体，缺乏医学知识的患者参与医疗决策过程可能对医疗效果造成干扰。但是对患者来说，从传统的医疗实践中的参与者转变为被动的“病患”，患者权力在医疗领域中不断下降，他们并不希望被看作医学中的病患，而是希望作为“独立的社会人”被赋予更多参与医疗实践的权力。医患信任破裂甚至引发医患冲突的原因之一是——患者往往越过合法机构及程序对医疗活动的问责，而是出于自己的局限理解，出于简单维护自己权利的角度，对医生的行为进行偏狭问责，这不仅造成医患信任关系荡然无存，更使医生和

---

① 尚鹤睿. 心理学视角下的医患关系［J］. 医学与哲学（人文社会医学版），2008（4）：12-15，24.

患者之间充斥着怀疑、愤怒甚至仇恨。

（四）市场关系领域："消费者"—"病人"的冲突

医疗市场化以后，患者与医方均成为市场主体，患者被赋予消费者的身份，相应的，医疗机构也拥有了市场服务的提供者的身份，医患双方的角色认同会受到消费文化的影响。对患者来说，当他意识到自身是医疗服务的购买者，他就具有与医疗服务提供者讨价还价和谈判的可能，消费意识会使得患者试图维护自身的权利①，并且，以医疗服务为标的的交易风险具有特殊性，患者与医方的权利与义务并非全然对等，医疗失败的意外风险往往由患者来承担，这就使得患者更有意愿积极主动地参与医疗决策的过程。但对医生来说，在我国医疗体制下，医生并不是完全的市场主体，医生的收益不完全取决于其所提供的医疗服务，相应的医生的角色与普遍意义上的市场服务提供者之间有所不同，在医患互动中，医生并非必须回应患者参与医疗的需求。此外，医疗服务不仅具有交易风险的特殊性，还具有客体的特殊性，患者的身体健康被商品化了，想要获得良好的治疗，患者就不得不"服从"。在医疗领域与其他社会领域中所感知到的消费体验的落差，使得患者在主动的消费者与被动的病人角色之间难以平衡。

三、患者的偏差角色认同

医患信任水平的变化一方面是由于自上而下的政策举措，改变了卫生服务的组织方式，另一方面是由于更广泛的社会和文化过程产生了弱化权威、怀疑专家的现象，个体自主进行风险判断的倾向加强。医疗活动的复杂性、患者个体认知资源和能力的有限性，都使得患者不可能具备对活动后果有充分、完全和精确的预期能力，相应对后果的控制能力于患者而言更是非常微弱。医患关系和医患角色的转变使患者面临角色失范和角色认同的冲突，在医患互动中患者对于医患关系缺乏理性认识，在践行其自身角色时也往往缺乏可供参照的标准，其所导致的结果就是对患者来说，理想中的医患关系与现实中所体验的医患关系相去甚远。这种心理上的落差感令患者对其所置身的医患关系感到不满，加上医生与患者之间也难以产生情感上的共鸣，患者容易缺乏安全感和保障。对患者来说，对医患关系所产生的心理上的落差感会指向不平等的心理体验。在医患双方的互动中，患者主观上会将自身归于弱势的一方，即与社会其他人

---

① 余成普，朱志惠．国外医患互动中的病人地位研究述评——从病人角色理论到消费者权利保护主义［J］．中国医院管理，2008（1）：62-64.

相比在心理、生理、能力、机会和境遇等方面相对处于劣势地位的一类人。① 一方面是患者角色在现代医患权力结构中天然地处于弱势地位，另一方面是患者心理上的不平等感受使得患者难以建立对医方的信任。在医患交往实践中，一旦发生医患纠纷，患者会利用其自身的弱势地位抗争维权。

在医学领域以及社会生活领域中，患者的客观的弱势地位与主观感受使其难以与医方建立信任关系。仅从医学领域来看，与传统医疗实践中患者可以作为参与者主导医疗不同，现代医学已经变成一个高度专业化的领域，医疗机构和医生作为专业化知识和技术的掌握者往往处于支配地位，作为病患的个体发言权极其微弱。医疗方式的专业化、技术化取向往往针对疾病本身，在治疗过程中，患者感到自身并非一个完整的“人”。作为病患不得不接受医生的指导，但这种被动的地位又使得他们往往对医方充满疑虑却无法排解，尤其是在短时间内没有得到满意的治疗结果时，患者极易滋生不信任的情绪。将医患关系置于社会生活领域，可以更明显地发现患者角色在社会中的弱势地位以及患者本身主观的不平等感受。在医疗市场中，买卖的往往是患者的健康，这种“买卖”具有较高的风险性，风险的主要承担者便是患方，但是联系我国的社会现实又会发现，实际上大多数病患的风险承担能力很弱。对医生（或医院）来说，诊断治疗是职业，一旦不能归责于医生的风险发生，失败的治疗结果几乎全部由患者来承担，医生所要承担的仅限于由于自身可避免的失误所带来的职业风险。从患者的角度来看，治疗行为的风险远远不止接受医生对自己身体的操纵以及承担可能对身体健康产生的危害。疾病对患者来说，本身就是身体和心理上的双重折磨，一方面他要忍受身体上的痛苦，另一方面又很有可能因身体患病而对生活造成种种负面的影响从而产生负面的情绪。“因病致贫”在我国社会中是比较常见的情形，患病尤其是慢性病或某些危及生命的重大疾病往往需要大量投入，包括金钱、人力和情感，而由不可抗力导致的风险发生，没有取得预期的治疗效果，对患者个人和家属来说都是沉重的打击。这就可以解释为什么患者会对医方产生过高的期望，却很难对医方建立信任。因为在这场“交易”中他们承担了更高的风险，但也更脆弱，再加上在治疗中缺乏参与感，一旦患者在诊疗行为中产生质疑，医患间的不信任便会被急剧放大。对生活拮据者来说，患病很可能意味着他们将落入社会的深渊，成为社会中的弱势群体。当难以治愈或治愈的希望渺茫时，选择治疗极有可能出现“人财两空”的情形。

---

① 董海军．“作为武器的弱者身份”：农民维权抗争的底层政治［J］．社会，2008（4）：34-58，223.

医患冲突是医患不信任最激烈的表现形式。在医患冲突中，客观上医患双方在知识占用、资源能力和组织化程度等方面的差异，使得患者在客观上处于结构性弱势地位①，主观上患者感知到自身角色的弱势地位并积极利用“弱者的武器”。生活经验与直观感受告诉我们，患者似乎并非处于相当弱势的地位，相反他们看起来很强势，尤其是在媒体频繁报道的医闹事件中，我们会产生一种错觉：在医患关系中患者处于强势的一方，患方对医院的“胁迫”是导致医患关系紧张的主要原因。但实际上患者在医患冲突中所采取的种种非理智的抗争手段恰恰是其弱势地位所致，患者的弱势地位并非仅相对于医院，更重要的是它体现了“病患”在整个社会中维权抗争的艰难。患者在医疗冲突中所采用的抗争手段，反映了公众对于制度性的冲突解决方式的不信任。当患者需要维权时，理想的做法应该是采取制度内的合法手段，比如，采用诉讼的维权方式，但在实际操作中，个别维权者会认为“静坐”“拉横幅”等方式更直接有效。患方更倾向于采用弱者的武器来解决问题，如果院方没有回应或者双方不能达成一致，患者会选择问题化的策略使事态扩大，从而迫使院方妥协。② 这表明在制度化的冲突解决机制中患者处于弱势，法制的失效、依法维权行动受阻迫使患者转变维权方式，而地方政府维护社会稳定的需要又为患方非制度化的维权形式提供了政治机会。在以“医闹”方式维权成功的案例中，患者所获得的“人道主义补偿”会形成不良的示范效应，从而产生模仿者和追随者。患者更容易将不平等的情绪带入维权行动中，他们不仅意识到自身角色的弱势，更主动将其作为一种维权的筹码应用。但在医疗纠纷中，患者种种过激的做法往往会导致两败俱伤的结果，有损整个社会对于医患信任关系的信心。医院作为公共医疗机构，在面对冲突事件时理应采取制度化的解决机制，但也有不少医院或医生选择“私了”，反映了无论是患方还是医方，对于合法维权的机制都信心不足。事实上，中国社会普通民众都处于一种“非制度化”生存状态。联系我国的信访问题，就可以发现在我国公民更倾向于采取一种非正式的、类似于诉怨的手段去维权，就像社会中普遍存在的“凡事大闹大解决、小闹小解决、不闹不解决”。因此，当医患双方以及公众普遍怀着对正式的冲突解决机制的不信任时，在有风险的医疗活动中无论是从医生还是患者的角度来说，都很难建立信任感。

---

① 彭杰．患者维权的行动逻辑：一个初步的分析框架［J］．新视野，2015（5）：91-96.

② 聂洪辉．“医闹”事件中“弱者的武器”与“问题化”策略［J］．河南社会科学，2010，18（5）：127-130.

四、医患角色认同与医患信任建设

首先，医生职业的特点既有服务性，也有科学性，更有道德高尚性。医生的工作成就体现在攻克疾病给人类带来的困扰和痛苦，为患者健康谋福祉中。无患者，就无良医；无良医，患者也饱受煎熬。医患角色本质上是相互依赖、相互共生的。医患信任建设是一个循序渐进的过程，发展方向为相互合作。合作型医患关系为信任的产生提供基础，能够极大地缓解患者所面临的角色冲突。在合作型的医患关系中，医生与患者之间并非道义上的“陌生人”。作为合作者，医生能够发挥其专业特长，而患者也不再是被动的病患。从情感体验上来说，以合作为基础的医患关系带给患者的是作为拥有独立人格的客体，在社会交往中体会到的是尊重和平等。医患之间能够更加理性地交流而不掺杂对立情绪，信任就会自然而然地产生。

其次，医生以及医疗机构作为“职业专家”或“专家系统”，可以主动改善医患间的信息不对称，实现信息开放，努力扭转患者存在的偏差角色认同。医患间的信息不对称源于医生与患者间专业医学知识上的差异。这种差异可以随着公民科学素养的提高而相对缩小，但在现代医学中，天然的信息不对称不可能完全消失。医疗领域内在一定程度上还缺乏健全的信息开放机制，医方对于实现信息共享既没有畅通的渠道又缺乏动力，其结果容易导致医患双方间不理解、不信任。信任存在三个维度，即关系的、心理的和文化的，由于缺乏有效的信息沟通，当前医生与患者间呈现出关系陌生、心理疏离、文化隔阂的状态。“共享”不仅仅意味着诊疗信息的共享，还强调医疗方案、体验感受、价值信仰等在医患互动中的沟通与分享，其本质在于提高患者对自身主体地位的感知。在信息共享的基础上，应实现医疗决策的双向参与。在医疗实践中，医生由于掌握专业的医学知识和诊疗技术，理所当然地成了医疗决策的主体，但这并不意味着患者在医疗决策形成过程中没有参与的必要性。医疗决策要结合不同的情境，充分考虑患者的病情状况，患者的医学知识水平、参与意愿以及患者“独特的文化和个人信仰”①。提高病人在医疗决策中的参与感并非鼓励患者干预医疗过程，而是充分考虑患者身体疾痛与现实生活的状态与需求，使患者感到被当作平等的主体对待。

最后，现代医患领域中角色互动的模式主要有：主动—被动、指导—合作、

---

① 刘俊荣．基于责任伦理的医疗决策主体之审视［J］．医学与哲学（人文社会医学版），2017，38（10）：7-11.

双向参与模型，它们分别适用于不同的诊疗情境。当前我国普遍存在的医患间互动类似主动—被动模式，决策权力一般都掌握在医生的手中，患者处于被动的地位。在这种互动模式下患者极易产生不平等的心理体验，不利于实现患者对医生的信任。应当建立患者与医方间的合作关系，取代支配与被支配的互动模式。建立合作型医患关系最主要的目的在于，改变患者在医患互动结构中对自身角色和定位的认知，使患者能理性预期和尊重医生的医疗活动；改善患者的弱势角色认同，提升患者抵御风险的能力；病患的角色意味着在医疗活动中他们承担较高的风险，努力帮助患者规避风险，减少由风险带来的损失。大力开展多重制度建设，包括：医患之间风险和责任归属的确认机制、医患冲突的法律解决机制以及重大疾病医疗保障机制。制度建设是一个漫长的过程，也是建设合作型医患关系、重建医患信任最有效的保障。在现代化社会中，信任关系的建立要遵循制度信任的逻辑，健全的制度能够减少社会交往的不确定性。制度信任是建立人际信任的基础，在医患领域更是如此。

（本节内容曾发表于《中国社会心理学评论》2018 年第十四辑，收录本辑时稍做调整）

第四章

医患信任的测量路径与实证调查

第一节　医患社会心态测量的路径、维度与指标

之前的研究已经在社会心态概念基础上对医患社会心态进行了概念化，意指一定时期内社会中多数成员或较大比例的社会成员所普遍共享的关于医患关系的基本认知、情绪情感、态度立场和价值观念。从分析层次上讲，医患社会心态可划分为人际心态、群际心态和文化心态三大层面，每一层面均涉及认知、情绪与情感、意识等心理过程。① 在明确医患社会心态的概念内涵与分析层次后，进一步的工作就是对其内容结构做出进一步的理论构建，同时明确其相关测量指标，以完成从概念化到操作化的工作并进行相应的实证调查与数据分析。

一、医患社会心态的测量路径

医患社会心态作为一个相对抽象的概念，要对其进行操作化的测量，殊非易事。为此，首先要明确：究竟在什么层面上测量医患社会心态？从绝对意义上讲，任何一个测量工具不可能涵盖所测量对象的全部内容，而只能测量其最重要的代表性内容。前面已将医患社会心态分为人际、群际和文化三大层面，但要想通过一个工具同时测量这三大层面，可能是不太现实的。如此，宜根据医患社会心态的不同层面，分别建构不同的、多元化的测量工具，从而达到对医患社会心态全貌和规律的较全面认识和预测。例如，人际层面的医患社会心态主要发生在面对面的互动中，其波动性和突变性强，难以在互动过程中直接

① 吕小康，朱振达．医患社会心态建设的社会心理学视角［J］．南京师大学报（社会科学版），2016（2）：110-116.

用量表的方式加以测量，可能更适宜通过参与观察或影像分析，而不是通过传统的量表测量方式进行调查。

实际上，作为整体社会心态的一个侧面，医患社会心态的测量与普通的社会心态测量除了在测量的侧重点上存在区别外，其测量方式并无实质性区别。为此，可先参考国内外相关社会心态的测量方式，从而应用于医患场域的社会心态测量。目前社会心态的测量方式可谓多种多样，如王俊秀所言，“总的来看社会心态研究方法必须采用综合的研究策略，广泛采用各种研究方法。准确地说，就是在针对具体问题、局部研究中可以根据研究的具体情况灵活使用实验、问卷调查、访谈、资料分析等各种方法，而在宏观层面则采取整合的策略，借鉴社会学中指数研究方法，通过不同层级的代表性社会心态边缘元素来反映社会心态的核心要素，通过这些核心要素及其之间的关系来反映社会心态的整体状况”①。这种综合性的观点是值得借鉴的。鉴于此，这里拟提出多方法并举、分层级建构、全要素综合的医患社会心态整体测量路径。

首先，在人际医患社会心态层面，可考虑在真实医患场景下进行参与观察、访谈和影像分析。与各级医疗机构建立合作关系，根据医院等级、地域、城乡差异、医院类别等因素建立一些合作医院，尽可能令合作医院的种类涵盖医院总体的主要内部异质性特征。随后，分别针对每个合作医院，充分利用各医院的案宗记录以及医务处等相关部分的工作日志等内容，收集医患关系的真实情况，采用参与观察和半结构访谈等研究方法，了解合作医院的医患现状。参与观察拟选择完全的参与者身份为切入点，患者可以通过与院方合作而设定的实习医生等身份，直接观察医患互动情况，并结合问卷收集资料环节所设定的信任测量指标和影响因素等框架结构。访谈法是收集医院各科室和相关患者信任状态的最重要途径之一，尤其是结合不同科室的工作特征，收集不同科室的医患冲突、医患信任等主要参与者的直接感受与表现，发掘具有理论代表性的个案进行深入追踪调查，从个体视角出发整理群体的认知特征、群体间互动情形、群体与情境的互动过程，并形成具有高度可读性的研究报告。

其次，在群际和文化社会心态层面，参考国内外相关资料，建构一个具有信效度、符合中国本土国情的医患社会心态量表，采取线上调查和线下调查相结合的方式选择被试，进行传统社会心理学意义上的量表测量。线上调查可委托相关网络调查公司，在控制各省、市、自治区的样本规模、年龄构成、职业分布、性别比例等人口统计学变量的前提下，通过在线问卷的方式快速便捷地

① 王俊秀．社会心态的结构和指标体系［J］．社会科学战线，2013（2）：167-173.

选定网民进行回答。当然，这种取样方式很难保证样本的随机性，无法从概率意义上代表中国社会的绝大多数成员，尤其是平时上网较少的中老年群体，很难通过这种方式进行采样。而他们又是各种慢性病或重症疾病的高风险人群，求医经历丰富，对医患社会心态的塑造具有重要作用。为此，仍有必要在全国范围内选取有代表性的城市和乡村，通过多阶段抽样调查的方式选取被试，扩大样本的代表性，在考虑全国区域和城乡差别下，选取更多的被试进行量表测验，以获取更全面、真实和可推论至总体的数据源。

最后，随着大数据技术的发展，网络数据的获取与分析也已成为社会心态分析的必由之路。这方面基于不同渠道的网络数据源，采取计算机技术对医患问题相关信息进行定期、持续性的收集与整理，尤其是涉及医患信任问题的案例、事件、语词表述等信息为收集的重点内容。如可通过综合网络新闻，比如，百度新闻、凤凰新闻、医学类新闻网站（如华夏医学界）等各类具有代表性的医学专业网站或主流论坛（如丁香园、天涯等）和微博（如新浪微博、腾讯微博等）等不同渠道的资料，收集医患社会心态的相关素材，结合理论分析制定的关键词、指定网址等逻辑框架，对案例资料采用计算机的自然语言处理技术、情感分析技术等方法对网络数据进行大规模海量数据规律实证检验。网络数据分析可同时覆盖人际、群际和文化三大层面的医患社会心态，并可结合量表构建中的维度和指标对之进行综合分析，以比较量表结果与大数据结果的异同性，丰富调查的内容与维度。

应当说，这三种路径下的医患社会心态测量虽然在测量主题上高度集中，但关注点和实现方式各不相同，需要分别组成相关的研究团队并经由整体协调得到相应的测量结果。确定医患社会心态的测量路径后，接下来的重点就是分别推进各路径下的测量工作。这里暂将重点集中于医患社会心态问卷的构建与开发上。本书拟提出一个初步的概念框架，为日后发展出更成熟的、以问卷形式出现的医患社会心态测量体系做好理论上和操作上的铺垫。本书的后续论述均在群际与文化层面展开。

二、医患社会心态的内容维度

建构所谓的医患社会心态问卷，并不是要“毕其功于一役”，而是提供某些维度、某些水平、某些路径上的有效测量工具，从而与其他工具一道，为全面描述和预测医患社会心态做出自己的贡献。在自上而下、从理论到实证的问卷构建思路中，关键的一点就是分清所测量对象的内容维度，故这里事先对群际和文化医患社会心态的内容维度进行探讨。

医患社会心态是医患情境下的社会心态，是整体社会心态的一个侧面。为此，可先从社会心态的内容维度着手，得出更为具体的医患社会心态的内容维度。受现代心理学中对个体心理过程的知、情、意三分法的影响，多数研究者都认同将社会心态的构成元素做出类似的区分，只是把个体的知、情、意换成社会的知、情、意，并增加其他一些心理成分。例如，马广海在国内较早提出的测量社会心态的四个维度：社会情绪、社会认知、社会价值观和社会行为意向①，但并未进一步建立测量指标。之后有研究者也采用了相同的划分法。② 王俊秀则认为社会需要、社会认知、社会情绪、社会价值观和社会行为倾向构成了社会心态的核心要素和一级测量指标，在马广海的观点上增加了社会需要这一要素。③

如果说社会心态主要包含社会态度与社会价值观两大内容④，那么医患社会心态实质上是关于以医患关系为焦点主题的相关社会态度系统与价值观体系。如同态度包括情绪、认知、行为反应一样，社会心态同样包含这些相对而言较为“表层”的成分，同时还包括更深层的、不易变化的社会价值观。因此，这里更倾向于使用马广海对社会心态构成要素划分的观点，从而确定医患社会心态的四个核心要素，即关于医患关系方面的社会情绪、社会认知、社会价值观和社会行为倾向。至于社会需要，这里暂不将其列为医患社会心态的构成成分，而更倾向于将其作为医患社会心态的引发背景来加以分析。

这里又涉及对“医患关系”的界定。一般来说，医患关系是指医方与患方之间结成的以医疗服务关系为核心，包括其他派生性关系的社会关系。医患关系的核心是医务工作者与患者之间的医疗服务关系，但也可泛指医疗机构、医务工作者群体、医学教育工作者群体及医疗机构管理部门这四大群体与组织，与其他社会成员、社会群体和社会组织之间的社会关系。医患关系的建立基础是医者的治疗技能，医患的求治互动过程是一个以信任为核心的过程：病人希望自己的痛苦得以治愈或缓解，而医生希望病人配合自己的诊断和治疗。当然，医患双方的期盼并不一定重合，这是造成医患关系紧张的一大根源，也是医患社会心态测量应当力图反映的一个侧面。

具体而言，医患社会心态中的社会情绪是一定时期内医患双方对自身和对

---

① 马广海．论社会心态：概念辨析及其操作化［J］．社会科学，2008（10）：66-73，189.

② 谭日辉，吴祖平．社会心态与民生建设研究［M］．北京：中国社会科学出版社，2015：9.

③ 王俊秀．社会心态理论：一种宏观社会心理学范式［M］．北京：社会科学文献出版社，2014：51.

④ 张胸宽．把握社会情绪特征，培育健康社会心态［M］//北京社会心理研究所．北京社会心态分析报告（2013—2014）．北京：社会科学文献出版社，2014：1-27：2.

方持有的主观情感体验，尤其是其中的社会性情感体验。心理学意义上的情绪通常有基本情绪和复合情绪的区别，前者指人和动物所共有的、先天的、无须后天学习而获得的，主要包括快乐、悲伤、愤怒、恐惧、厌恶和惊奇六种；后者指在基本情绪基础上，在具体社会情境经由个体的认知评价和社会的文化渗透而派生的社会性情绪，如爱与依恋、自豪、羞耻与内疚、焦虑与抑郁以及道德情绪等。① 显然，医患社会心态中的社会情绪注重的是社会层面的复合情绪而非简单生理唤醒层面的基本情绪，通常还混杂着道德体验，是一种道德社会情绪，如羞耻、自豪等，但这种社会情绪也包含基本的快乐（体现为满意）和愤怒（体现为怨气）等。实际上，心理学和社会学领域对情绪的类别划分一直存在争议，因此在确定医患相关的社会情绪类型时，还需结合既有研究做进一步的梳理，同时要注意这种社会情绪应当是源自社会关系而非个体特质、注重社会目的性而非个体目的性，以使医患社会情绪测量的重点能够突出其中的“社会性”一面，而非个体性情绪的一面。

医患社会心态中的社会认知是一定时期内医患群体对对方心理状态、行为动机和意向做出推测与判断的过程。例如，患者要判断医生给出的医学检查是否必须、医生的医嘱是否合理、医院的诊断是否值得信任、出现医疗纠纷时的责任归因等，而医生也要判断患者是否完全配合治疗、是否存在隐瞒身体状况、是否相信自己的医术医德等。

医患社会心态中的社会价值观是一定时期内医患双方对什么样的治疗行为或求医行为是值得的、应当的和有意义的标准。它具有价值目标和评价准则的双重作用，凝聚了社会中对“什么是正确的治疗”“什么是好大夫”“什么是好病人”的相对稳定的期望与标准，这与社会中的医学观念、健康观念等息息相关。它是社会中的多数成员借以评判医务工作人员或患者的言语行为是否恰当的观念基准，反映了社会对医方角色或患方角色的基本期待。

医患社会心态中的社会行为倾向是指基于前述社会情绪、社会认知和社会价值观而产生的行为倾向性，如就医时倾向选择中医还是西医、选择大医院还是小医院，出现医疗纠纷时选择调节还是直接诉讼等，其最终体现就是外在行为，但并不一定所有的行为倾向都会产生相应的行为，会受到当事人的经济能力、行动能力和周围重要他人的态度等因素的影响。

当然，医患社会心态的四种要素并不是截然分开的，而是作为一个整体出现，也存在一定的交叉与融合。但在理论建构和实际测量过程中仍然需要有所

---

① 傅小兰．情绪心理学［M］．上海：华东师范大学出版社，2016：71，75.

梳理和侧重，从而使医患社会心态呈现出相对清晰的测量维度。明确医患社会心态的四大内容维度后，可进一步构建相应的测量指标体系，这本质上是测量内容维度的进一步细化。王俊秀以系列研究建构了社会心态指标体系的概念框架，其五个一级指标为社会需要、社会认知、社会情绪、社会价值观和社会行动，每个一级指标下又包含若干二级指标，以及二级指标下的若干三级指标。①② 例如，社会情绪二级指标包括社会焦虑、社会冷漠、社会愤恨、社会痛苦、社会愉悦、社会浮躁和社会贪欲等；社会认知二级指标包括社会安全感、社会公正感、社会信任感、社会支持感、社会认同与归属感、社会幸福感、社会成就感和社会成员自我效能感等；社会行为倾向二级指标包括公共参与行为倾向、利他行为倾向、歧视与排斥行为倾向、矛盾化解策略、冲突应对策略、生活动力源等。不过，目前还没有关于社会心态的操作化的综合性指标体系，但针对其中一些构成维度或具体内容，如社会信任、社会安全感等已经有了一些初步的测量工具。

王俊秀的指标建构更多的是从其既有研究的积累出发，而未更多地考虑心理学领域关于社会情绪、社会认知的内在结构的探讨。而作为社会心态构成要素的情绪、认知、价值观、行为倾向等又存在相互渗透、相互交融的情况，很难做到完全独立。因此，如何确定社会心态的测量维度、测量内容并建立相应指标，不可避免地会带有一定的主观性，也与社会的当下热点有关。目前，在有关社会心态的一系列调查中涉及较多的问题包括社会信任感、社会安全感、社会公平感、社会认同感、居民健康观、就医观、金钱观等内容，③④⑤⑥⑦⑧ 其

---

① 王俊秀．社会心态的结构和指标体系［J］．社会科学战线，2013（2）：167-173.

② 王俊秀．社会心态理论：一种宏观社会心理学范式［M］．北京：社会科学文献出版社，2014：51.

③ 北京社会心理研究所．北京社会心态分析报告（2013—2014）［M］．北京：社会科学文献出版社，2014：3.

④ 北京社会心理研究所．北京社会心态分析报告（2014—2015）［M］．北京：社会科学文献出版社，2015：125-144.

⑤ 王俊秀．社会心态理论：一种宏观社会心理学范式［M］．北京：社会科学文献出版社，2014：49-51.

⑥ 王俊秀，杨宜音．中国社会心态研究报告（2012—2013）［M］．北京：社会科学文献出版社，2013：2-11.

⑦ 王俊秀，杨宜音．中国社会心态研究报告（2014）［M］．北京：社会科学文献出版社，2014：49，84，164-165，186

⑧ 王俊秀，杨宜音．中国社会心态研究报告（2015）［M］．北京：社会科学文献出版社，2015：19，74-76

中不少指标与医患问题存在一定交集，可以作为测量的内容借鉴。另外，医患关系是典型的互动关系，测量时需同时考虑患方对医方以及医方对患方的态度、情绪和认知。当然，这并不意味着必须分设两个量表（如医方量表或患方量表）进行测量，但在设立具体题项时无疑需考虑这两大群体的不同心态，可能在一些具体题项上需要有所区别。

三、医患社会心态的测量指标构想

结合现有医患关系、医患冲突、医疗纠纷的热点问题和既有研究，并借鉴心理学领域对情绪、认知、态度等概念的探讨，这里试提出如下的医患社会心态测量指标初步方案，以供学界同行批评指正，共同完善医患社会心态的测量方案。

第一，拟在医患社会情绪这一维度下分设怨恨、焦虑、冷漠、自豪—感激这四个二级测量指标。其中，怨恨和焦虑是两种典型的负性情绪，冷漠在西方情绪研究中较少提到，这里将之设为一个测量指标是考虑到中国社会“讲人情味”的本土现实。例如，如果一个外科大夫医术高超但态度粗劣，仍然可能引发患者的不满，认为该医生不通人情、性格冷漠。这可能代表了中国人对人际关系中的“人情冷暖”的敏感。自豪—感激是相对而言的，自豪主要是医方群体对自身的职业认同感和荣誉感，是把积极成果归因于个体或群体自身的特质或努力而产生的积极情绪体验；感激是患方群体对医方群体的治疗能力、服务态度、治疗结果等方面的认可而产生的积极情绪体验。自豪与感激之间存在高度的互通性，如果患方的感激之情多，医方的自豪感就强；如果患方的感激之情少而怨恨多，则医方的自豪感就下降。如果前三种情绪占据主导，则医患社会情绪就是偏向于消极的；如果自豪—感激情绪占据主导，则医患社会情绪是偏向于积极的。这里没有涉及快乐这一基本情绪维度，拟将之作为满意感的一部分而放入医患社会认知维度进行测量。当然，随着研究的深入进行，还可以提炼更多更丰富的情绪指标加以测量。

第二，拟在医患社会认知这一维度分设医患安全感、医患信任感、医疗公正感、医患满意度、医患宽容度、医患归因风格这六个二级测量指标。针对医患两个群体，每个指标的具体含义会有所不同。医患安全感包括针对医方的行医安全与针对患方的就医安全感两方面。近年来恶性伤医事件时有发生，极大地损害了医务工作人员的人身安全，并由此引发了医学共同体的集体性心理安全感匮乏，甚至形成所谓的医务工作者的“群体受害者身份感知”和集体内疚感，从而影响医患关系①，这些应当引起足够的重视；而患方的就医安全感主要指对整体医疗环境的安全感，包括对医药制品（如疫苗、药品）、医学技术（如核磁检查等）的安全感等。医患信任感可狭义地聚集于医患群体之间的信任程度，如总体而言患方是否信任医方的医德与医术，医方是否信任患方不存在故意刁难、隐瞒的情形等。医疗公正感是医患双方对医学资源分配与享受方面的公正性感知，包括对医疗体系、治疗待遇、医学权利方面的公正性感知，也应涉及基础医疗保健、基本医疗保障和医疗消费服务方面的公正性。医患满意度指医患群体对于对方的满意程度，如患方对医方的满意感包含对医疗机构硬件环境的满意感、对医疗服务（如服务态度、就诊流程设置等）的满意感，而医方对患方的满意感包括病人是否遵守医院相关管理规定、是否遵从医嘱等。医患宽容度是指医患双方对对方过错的宽容程度。例如，出现医疗事故、医患纠纷时，患方能在多大程度上宽恕对方；当患方对医方进行言语或身体攻击时，医方能在多大程度上宽容对方等。医患归因风格则旨在测量医患双方对疾病成因、治疗方式、医疗纠纷或医患冲突的不同归因策略与归因风格，以了解普通民众与医学共同体对类似问题的不同认知，从而可进一步探知其产生根源。

第三，拟在医患社会价值观这一维度下分设健康观、疾病观、医学观、公正观四个二级测量指标。联合国卫生组织对健康采用三维界定法，认为健康是身体上、精神上的完满状态，以及良好的社会适应能力。以此产生的“三维健康观”是目前较为主流的健康理念，即整体健康包括生理机能、精神情感和社会行为三方面的健康。以此可设立相应题项，测量我国民众对这三种健康的认同度。疾病观可以视为健康观的另一面，这里主要侧重对主要躯体疾病与心理疾病的“病耻感”（stigma of diseases）测量，以调查疾病的污名化现象。较为全面的医学观同样包含生理—心理—社会三方面的整体医学模式，同样可设置相应题项测量我国民众对不同医学模式的认同度。同时，我国社会还存在中西医学理念“共存但不共融”②，中西医从业者和相信者之间呈现相互竞争甚至相对攻讦状态的复杂现象，这使得“许多表面上的医学争议，其实并不是纯粹医学的争议，而是思维模式和文化心理的争议……在这种东西方医学理念搓揉震

① 汪新建，柴民权，赵文珺．群体受害者身份感知对医务工作者集体内疚感的作用［J］．西北师大学报（社会科学版），2016，53（1）：125-132.

② 吕小康，汪新建．因果判定与躯体化：精神病学标准化的医学社会学反思［J］．社会学研究，2013，28（3）：29-46，242.

荡的过程中，会出现许多具有民族文化特色的争议性医学现象”①。这其实正是医学观的不同导致的行为方面的差异，因此在这方面还需要特别注重中西医学观念差异的测量。此外，这方面还应当涉及对理想的医生角色和病人角色的文化期待的调查。

第四，拟在医患行为倾向这一维度下分设择医偏好、从业倾向、社会排斥、参与行为、冲突应付这五个二级测量指标。择医偏好重点在于调查被试对医学体系、医疗机构、医生特质等方面的选择倾向，如中医（药）或西医、专科医院或综合医院、服务态度优先还是医院（医生）名气优先等具体就医倾向性。从业倾向旨在测量民众对医务相关行业的认可度，包括普通民众或医者是否愿意进入（在医方则是继续从事）医学行业，或者是否愿意自己的子女进入医学行业。现有一些调查说明医务工作者的职业倦怠感较高、离职倾向较强、不愿意子女继续从事这一行业等对医学工作发展不利的行为倾向，这种心态应当在医患社会心态调查中得到体现。社会排斥是指社会对特定躯体或心理疾病的排斥行为，如是否愿意与艾滋病患者同处一个社区（学校等）、是否愿意与抑郁症患者做朋友等。参与行为则指对医学药学试验、医疗改革参与、医学知识普及参与方面的倾向性。冲突应付则是如果发生医患冲突或医疗纠纷，倾向于选择的冲突解决方式，这是预测医患冲突形式与强度的重要指标。

确定如上的医患社会心态测量指标体系（如图4-1所示）构想后，下一步的工作就是根据这一理论构想创设具体的测量题项，按照测量学的相关标准推进测量工作的标准化进程，在进行小范围调查的基础上修订问卷的维度与指标，从而为医患社会心态问卷的最终成型奠定基础。待问卷的结构维度最终确立后，还可以此为基础确立分析词库，利用大数据技术对网络医患社会心态进行针对性的检索与语义分析，并结合参与观察、半结构式访谈、影像分析等方法共同丰富医患社会心态的测量途径。

① 吕小康．象思维与躯体化：医学现象的文化心理学视角［J］．西北师大学报（社会科学版），2013，50（4）：100-105.

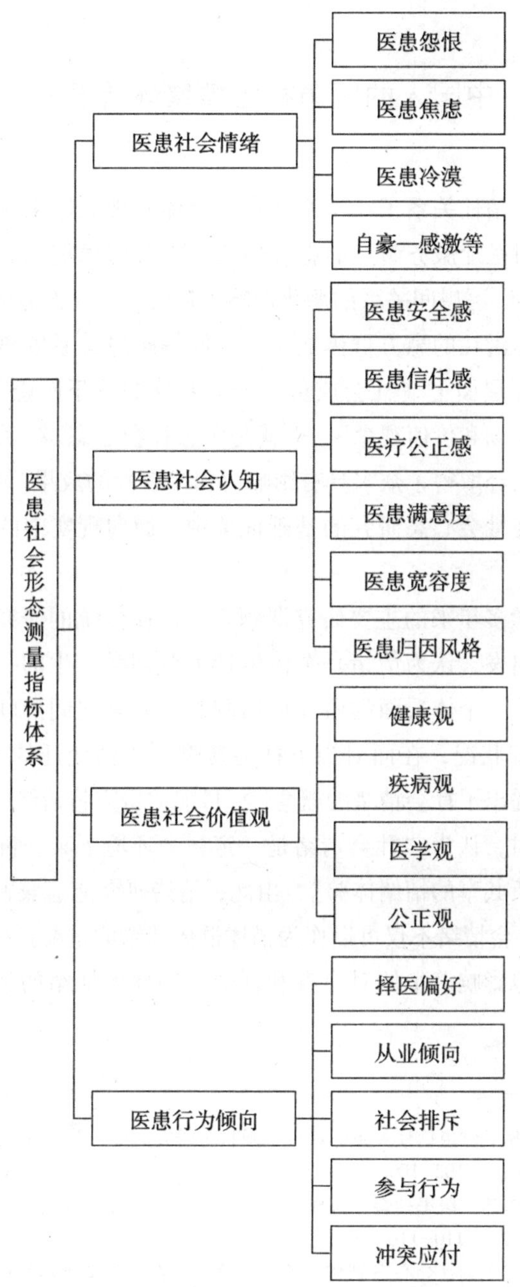

图 4-1 医患社会心态测量指标体系构想

[本节内容曾发表于《南京师大学报（社会科学版）》2017 年第 2 期，收录本辑时稍做调整]

第二节　中国人的医患社会情绪体验及其影响因素

目前我国医患信任关系正在持续恶化，具体表现在医患纠纷与暴力伤医事件的发生频次、对医疗服务满意的患者的比例以及医患彼此关系及信任度的评价等多个维度上。[①] 医患间关系的恶化影响了社会上绝大部分成员，可以说除医生以外的个体都是潜在的患方群体成员，这使得医患关系脱离的简单的人际交往层面，成为群际层面上“社会成员所普遍共享的关于医患关系的基本认知、情绪情感、态度立场和价值观念”，也就是医患社会心态。[②] 关于社会心态的研究，到目前为止已经取得了众多具有影响力和代表性的成果。[③④] 医患社会情绪的研究就是建立在社会心态研究的基础框架中，面向现实中的医患信任危机情况而进行的研究。

情绪是心理学多年来的主要研究课题之一，在传统的研究中，研究者们更多地从个体层面出发，认为情绪是个体生理上对刺激产生的一种反应，是大脑的高级功能。但是，个体层面的研究取向割裂了元素之间的联系，难以反映社会整体层面的心理状况，在面对当下社会转型，急剧变迁的现实时多有不足。因此，研究者们提出了社会情绪的概念。[⑤] 目前的研究将情绪置于社会心态的研究范式中进行探讨，认为“社会情绪是一定社会环境下某一群体或某些群体或整个社会多数人所共享的情绪体验”，由此，情绪研究能够兼顾个人和群体两个层面。[⑥] 此外，社会情绪不仅可以作为描述群体情绪的重要指标，还可以对社会行为进行调节，也影响着个体对自身和社会上的他人情绪的感知，影响其道德

---

① 汪新建，王丛．医患信任关系的特征、现状与研究展望［J］．南京师大学报（社会科学版），2016（2）：102-109.

② 吕小康，朱振达．医患社会心态建设的社会心理学视角［J］．南京师大学报（社会科学版），2016（2）：110-116.

③ 杨宜音．当代中国社会心态研究［M］．北京：社会科学文献出版社，2013：5.

④ 王俊秀．社会心态理论：一种宏观社会心理学范式［M］．北京：社会科学文献出版社，2014：48-51.

⑤ MACKIE D M, DEVOS T, SMITH E R. Intergroup emotions: explaining offensive action tendencies in an intergroup context[J]. Journal of personality and social psychology, 2000, 79(4):602-16.

⑥ 王俊秀．社会心态的结构和指标体系［J］．社会科学战线，2013（2）：167-173.

判断和行为决策。①

社会情绪的相关研究有很多，但是以医患群体为对象的社会情绪研究并不多见。我国民众的社会情绪总体上是积极健康的，但各种消极的、非理性的甚至极端的社会情绪也呈现增长趋势，医患关系等社会矛盾难以解决是社会负面情绪增长的原因之一。有研究通过大数据技术，借助微博用户社会情绪数据，构成网络大众社会情绪时间序列，并对社会情绪与社会风险感知和社会风险决策间的关系进行了研究，发现社会情绪在发生时间上存在领先性，负性社会情绪能够显著预测社会风险感知水平。② 有研究发现，社会情绪与股市收益存在显著的正相关关系，而社会情绪波动与股市收益负相关。③ 社会情绪较为低落时，股市收益对社会情绪波动的敏感度较高，极高涨的情绪与股市收益具有显著的正向关系，而极低落的情绪与股市收益无关。还有研究者提出，社会情绪的特点在于其产生于社会交互，并驱动特定的社会行为，引起特定的社会结果。④ 这表明社会情绪可以作为医患双方决策的线索，与一定社会现实相关，也有助于预测医患双方的行为倾向。医患社会情绪的研究对于了解医患社会心态、预测医患行为方式有重要意义，更为我们理解医患双方面临不同医疗结果会采取的不同行为策略提供了线索，有助于我们对症下药，为解决医患纠纷、缓解医患关系提供助力。

社会情绪的测量是社会情绪研究的重点和难点。吕小康和张慧娟⑤认为在测量医患社会心态时，需要将社会情绪作为主要维度之一进行建构，建构一个从人际、群际和文化三大层面入手，多方法并举、分层级建构、全要素综合的医患社会心态整体测量路径。在研究方法上，很多对于社会情绪的研究仍然依赖于传统情绪研究的实验范式，往往使用视觉图片诱发情绪体验，使用脑成像技术和事件相关电位技术进行测量，从大脑和神经功能的角度进行分析⑥，但是这

---

① 徐晓坤，王玲玲，钱星，等．社会情绪的神经基础［J］．心理科学进展，2005（4）：517-524.

② 董颖红．微博客社会情绪的测量及其与社会风险感知和风险决策的关系［D］．天津：南开大学，2014：183.

③ 王夫乐，王相悦．社会情绪是否会影响股市收益——来自新浪微博的证据［J］．山西财经大学学报，2017，39（2）：35-46.

④ 周晓林，于宏波．社会情绪与社会行为的脑机制［J］．苏州大学学报（教育科学版），2015，3（1）：37-47.

⑤ 吕小康，张慧娟．医患社会心态测量的路径、维度与指标［J］．南京师大学报（社会科学版），2017（2）：105-111.

⑥ 徐晓坤，王玲玲，钱星，等．社会情绪的神经基础［J］．心理科学进展，2005（4）：517-524.

种研究方法受到实验室和仪器设备的限制，难以广泛地应用。也有研究者基于微博平台，使用大数据和词汇匹配技术，测量五种基本社会情绪的每日频次作为社会情绪的测量手段。① 但是该方法有赖于相应的技术支持，并且抓取特定领域的相关社会情绪数据存在困难，获取的数据仍旧面临难以量化的困境。更多的研究者还是使用传统的问卷调查和量表建构的方式测量社会情绪。② 量表问卷的方法虽然也有其固有缺陷，但是对目前医患社会情绪的研究来讲，有不受实验仪器和数据收集技术的限制、便利快捷易于推广等优势，因此仍不能轻易抛弃，而应当充分利用。

本研究将医患社会情绪定义为“医患社会心态中的社会情绪是一定时期内医患双方对自身和对方持有的主观情感体验，尤其是其中的社会性情感体验”③，使用了情绪词选择与情绪强度 10 点打分的形式，对医方和患方的医患社会情绪类型及其强度进行了调查与分析。

一、对象与方法

（一）对象

本次医患社会情绪调查数据源自教育部哲学社会科学研究重大课题攻关项目“医患信任关系建设的社会心理机制研究”（15JZD030）的阶段性调查结果，调查由南开大学周恩来政府管理学院社会心理学系医患信任课题组负责编制工作并组织实施。此部分数据的调查时间为 2017 年 7 月到 2018 年 7 月，通过线上调研和线下调研同时进行的方式进行数据收集。后续调查工作仍在持续进行中。其中，线上数据主要通过长沙冉星信息科技有限公司开放的线上调研平台问卷星来面向全国范围进行收集。线下调研一方面通过北京傲邦阳光咨询有限公司，在中西部的四个城市（银川、武汉、昆明和成都）进行社区和医院现场调研；另一方面通过课题组成员组织调研人员，在天津、贵州、新疆、西藏、浙江、深圳、上海、山东、河南、辽宁、吉林、内蒙古等地开展线下调研，并将收集的数据通过问卷星平台进行录入。问卷回收以后，根据筛选题目和填答状况进行筛选，将基本完成所有题目的问卷视为有效问卷，获得有效问卷共 14527 份。

---

① 董颖红，陈浩，赖凯声，等．微博客基本社会情绪的测量及效度检验［J］．心理科学，2015，38（5）：1141-1146.

② 刘海宁，韩布新，李晓敏，等．社会情绪健康调查—初级版在中国儿童中的信、效度检验［J］．中国临床心理学杂志，2016，24（3）：450-453，437.

③ 吕小康，张慧娟．医患社会心态测量的路径、维度与指标［J］．南京师大学报（社会科学版），2017（2）：105-111.

调查范围涉及国内除台湾地区外所有全国各省、自治区、直辖市，覆盖 270 余个地级市，能够在一定程度上反映当下中国人医患社会情绪感知的基本情况。

调研对象主要面向医方和患方两个群体。其中医方群体指在医疗机构工作的所有相关人员，其操作化定义为近 6 个月内一直在具有《医疗机构执业许可证》的医疗机构工作（包括兼职和实习），符合我国《医疗机构从业人员行为规范》所定义的医疗机构从业人员，包括医师、护士、药学技术人员、医技人员、管理人员和其他相关人员等。患方群体指前往医疗机构求诊的患者及其亲属或代理人，其操作化定义为近 6 个月里，本人曾去医院门诊部或住院部看病、带自己的小孩或其他亲人去医院看病，或因为家人或朋友生病住院而入院陪护的成年（18 周岁以上）个体。同时通过筛选题目，排除适用于医方问卷的医务工作者和未完成学制的全日制大、中学生被调查者。

调查获得医方有效问卷 4522 份，患方有效问卷 10005 份。其中医方男性 1144 人，占 25.3%；女性 3378 人，占 74.7%。年龄范围 21～69 岁，平均年龄 33.23±7.88 岁。患方男性 4535 人，占 45.33%；女性 5459 人，占 54.56%；11 人未透露性别，占 0.11%。年龄范围 21～79 岁，平均年龄 37.46±10.78 岁。其他人口学信息情况见表 4-1。

表 4-1　样本基本信息（$N_{医}=4522$，$N_{患}=10005$）

项目		医方		患方	
		N	百分比/%	N	百分比/%
性别	男	1144	25.30	4535	45.33
	女	3378	74.70	5459	54.56
	缺失值	0	0.00	11	0.11
年龄（周岁）		33.23±7.88		37.46±10.78	
学历	小学毕业及以下	8	0.18	532	5.32
	初中毕业	22	0.49	972	9.72
	高中/中专毕业	189	4.18	1651	16.50
	大学专科/本科在读或毕业	3704	81.91	6091	60.88
	研究生在读或毕业	599	13.25	750	7.50
	缺失值	0	0.00	9	0.09

续表

项目		医方		患方	
		N	百分比/%	*N*	百分比/%
居住地	北上广深市区	23	0.51	1403	14.02
	天津、重庆等直辖市或其他省会城市市区	1147	25.36	2968	29.67
	普通地级市市区	2128	47.06	2281	22.80
	普通县级市市区	1049	23.20	1254	12.53
	乡镇	91	2.01	743	7.43
	农村	84	1.86	1344	13.43
	缺失值	0	0.00	12	0.12
孩子数量	没有孩子	1636	36.18	2695	26.94
	有 1 个孩子	2282	50.46	5169	51.66
	有 2 个孩子	592	13.09	1688	16.87
	有 3 个或 3 个以上孩子	12	0.27	446	4.46
	缺失值	0	0.00	7	0.07
婚姻状况	从未结婚	947	20.95	2059	20.58
	已婚	3155	69.77	7512	75.08
	离异	21	0.46	241	2.41
	丧偶	44	0.97	83	0.83
	再婚	355	7.85	66	0.66
	缺失值	0	0.00	44	0.44

（二）工具

本研究使用的测量工具是由南开大学社会心理学系医患信任课题组编制的“医患社会情绪问卷”。本问卷主要通过对 14 个情绪词的选择和程度判定来表现被调查者对“医患关系”的第一感受，要求被调查者从中选出感受最强烈的 3 个加以评定。感受程度的强烈采用 1～10 的 10 点计分制，数值越大，感受越强烈。14 个情绪词为：怨恨、感激、悲伤、乐观、冷漠、友善、焦虑、平静、愤怒、厌恶、嫉妒、恐惧、惊讶、快乐。其中，愤怒、恐惧、惊讶、快乐、嫉妒和悲伤这6种为基本情绪①，其余为社会情绪；感激、乐观、友善、快乐被视为正性情绪词，怨恨、悲伤、冷漠、焦虑、愤怒、厌恶、嫉妒为负性情绪词，平静和惊讶为中性情绪词。此外，还在被调查者完成情绪问卷之后收集了被调查者的基本人口学信息，包括性别、出生年份、文化程度、是否经历过医患纠纷及其主观社会阶层等内容。

数据分析使用R软件3.5.1版本，利用tidyverse和jmv等数据管理和分析包进行。

二、中国人对医患关系的情绪感知现状

（一）医患关系情绪感知现状

被调查者选择某一情绪词并对其打分则视为该情绪词被击中一次。计算被调查者击中每个情绪词的次数，并根据每个被击中词汇的得分汇总后计算每个情绪词的平均分数表示该情绪词的强度，得到的数据见表4-2。

表4-2 医方患方情绪词汇击中次数与强度

分组		患方				医方				总计		
项目		*N*	击中比/%	强度均值	强度标准差	*N*	击中比/%	强度均值	强度标准差	*N*	强度均值	强度标准差
积极情绪	友善	4586	16.81	6.88	1.97	1579	15.14	6.79	2.27	6165	6.86	2.05
	感激	3530	12.94	7.00	2.09	1114	10.68	6.46	2.39	4644	6.87	2.18
	乐观	3031	11.11	6.88	1.97	982	9.42	6.47	2.38	4013	6.78	2.08
	快乐	1078	3.95	6.76	2.21	470	4.51	6.71	2.57	1548	6.74	2.32
消极情绪	焦虑	3073	11.26	6.51	2.17	1604	15.38	6.44	2.40	4677	6.49	2.26
	冷漠	2082	7.63	6.13	2.23	665	6.38	5.57	2.35	2747	5.99	2.27
	悲伤	1261	4.62	6.12	2.24	572	5.48	6.01	2.40	1833	6.09	2.29
	恐惧	1222	4.48	6.18	2.32	683	6.55	6.19	2.58	1905	6.18	2.42
	愤怒	905	3.32	6.27	2.35	694	6.65	6.02	2.60	1599	6.16	2.46
	厌恶	799	2.93	6.12	2.34	327	3.14	5.96	2.56	1126	6.07	2.40
	怨恨	564	2.07	5.78	2.36	273	2.62	5.91	2.59	837	5.82	2.43
	嫉妒	185	0.68	6.54	1.84	15	0.14	4.87	2.95	200	6.41	1.98
中性情绪	平静	4182	15.32	6.69	2.11	1232	11,81	6.32	2.28	5414	6.60	2.16
	惊讶	791	2.90	6.00	2.20	220	2.11	5.48	2.52	1011	5.89	2.28

① LEVENSON R W, EKMAN P, FRIESEN W V. Voluntary facial action generates emotion-specific autonomic nervous system activity[J]. Psychophysiology, 1990, 27(4): 363-84.

根据以上统计结果可以看出，医患双方在积极情绪中击中次数最高的选项都是“友善”，在消极情绪中击中最高的都为“焦虑”。但在情绪强度上有所不同，医方在消极情绪中强度最强的选项是“焦虑”，患方则是“嫉妒”；在积极情绪中患方强度最强的选项是“感激”，医方强度最强的是“友善”。从中可以看出，医患双方在社会情绪的感受上有一定程度的相似性。

如果对积极情绪、消极情绪按照击中次数和强度进行排序的话，可以看出，医方积极情绪中击中次数高的前三个选项是“友善”“感激”和“乐观”，强度最高的前三个选项是“友善”“快乐”和“乐观”；消极情绪击中次数高的前三个选项是“焦虑”“愤怒”和“恐惧”，强度最高的则是“焦虑”“恐惧”和“愤怒”。患方积极情绪中击中次数高的前三个选项是“友善”“感激”和“乐观”，强度最高的前三个选项是“感激”“友善”和“乐观”；消极情绪击中次数高的前三个选项是“焦虑”“冷漠”和“悲伤”，强度最高的则是“嫉妒”“焦虑”和“愤怒”。从中可以发现，医患双方对于社会情绪感受的重点存在一定差异。

由于医患双方被调查者数量差异较大，为了对医患双方的结果进行比较，计算医患双方对 14 个情绪词的击中次数占各自群体总击中次数的比例以及各个情绪词得分差异，得到的结果如图 4-2、图 4-3、图 4-4 所示。

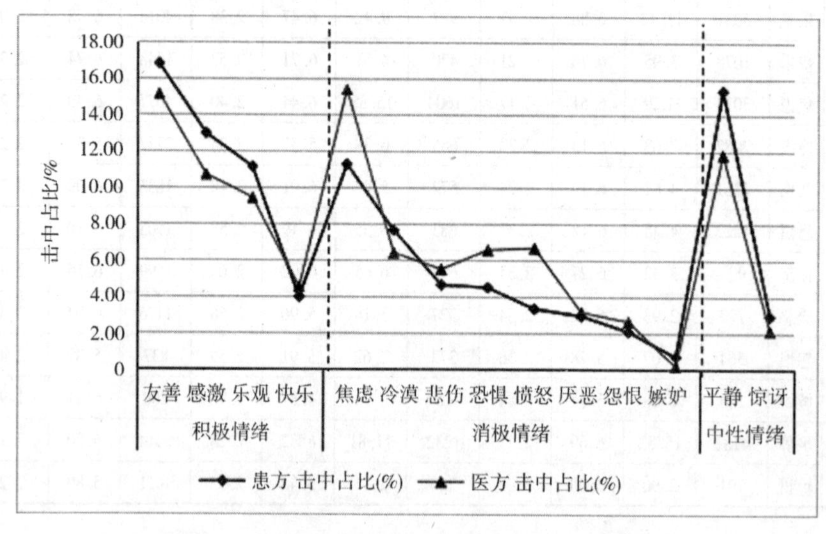

图 4-2　医方患方各个情绪词击中次数比例对比

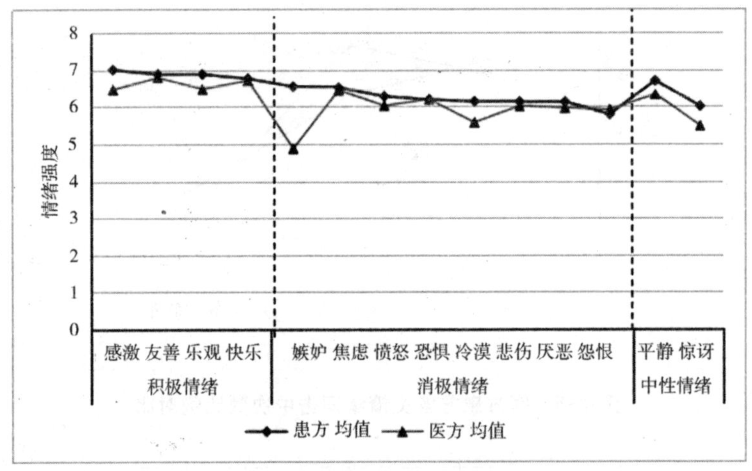

图 4-3 医方患方各个情绪词强度对比

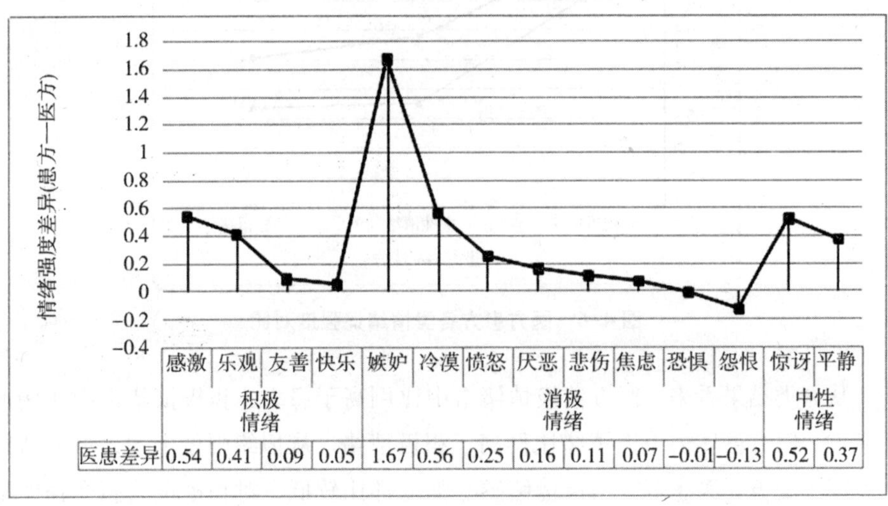

	感激	乐观	友善	快乐	嫉妒	冷漠	愤怒	厌恶	悲伤	焦虑	恐惧	怨恨	惊讶	平静
	积极情绪				消极情绪								中性情绪	
医患差异	0.54	0.41	0.09	0.05	1.67	0.56	0.25	0.16	0.11	0.07	-0.01	-0.13	0.52	0.37

图 4-4 医方患方各个情绪词强度差异（患方强度—医方强度）

根据以上结果可以发现，医患双方在“感激”“焦虑”和“愤怒”三个情绪上的击中次数存在明显差异，患方“感激”情绪的击中次数高于医方，“焦虑”和“愤怒”情绪击中次数低于医方。在感受强度上，医患双方差异主要表现在“感激”“嫉妒”和“冷漠”情绪上，患方在大部分情绪上的感受强度都高于医方。

此外，按照情绪词的积极、消极和中性的分类进行统计，对比医患双方在三类词语上的击中比例差异和得分差异，结果如图 4-5、图 4-6 所示。

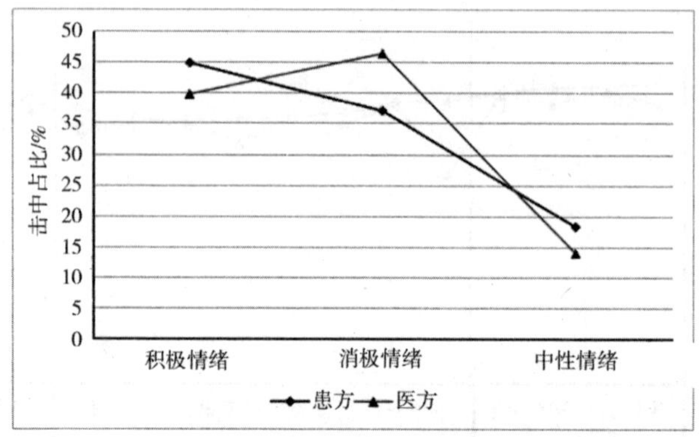

图 4-5　医方患方各类情绪词击中次数比例对比

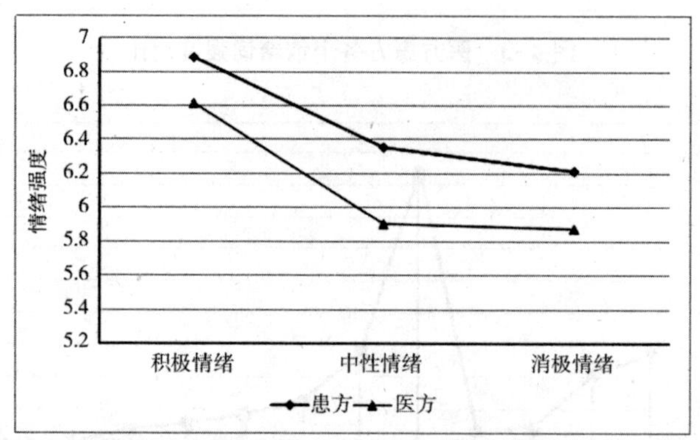

图 4-6　医方患方各类情绪词强度对比

从分类结果看来，医方消极情绪击中比例高于患方，积极情绪击中比例低于患方，医方群体内消极情绪比例高于积极情绪。从情绪强度上看，患方情绪强度高于医方，医患双方消极情绪感受强度都比较低，对积极情绪感受强度都比较高。

在描述统计结果中可以发现医患双方在社会情绪感知上存在一定差异，但仅依靠目前获得的数据难以判断医患双方社会情绪感知差异的具体内容和影响因素。因此，本研究对获得的数据进行了进一步的处理分析，以明晰医患社会情绪感知差异的具体表现及其影响因素。

（二）医患关系认知情况及其在医患群体间的差异

在收集被调查者基本信息的过程中，研究者还收集了被试以往医患关系的经历和对于医患关系的认知。关于以往医患关系经历的问题包括“过去 6 个月内，您在医院有没有看到过患者和医生、护士、护工或医院其他工作人员争吵的情况?”和“过去6个月内，您在医院有没有看到过患者殴打医生、护士、护工或医院其他工作人员的情况?”，即是否经历或目睹过医患之间“言语冲突”和“肢体冲突”的情况，统计结果如图4-7所示。关于对目前医患关系认知的题目包括“总的来说，您就诊时是否信任医务人员/患者及其家属”“总体来说，根据您过去6个月的经历，您对所接触到的医务工作人员的工作/患者及其家属的满意程度”和“总的来说，您觉得我国目前的医患关系如何?”。三个问题都采取了五点计分方法，1代表非常信任、非常满意或非常和谐，2代表信任、满意或和谐，3代表一般，4代表不信任、不满意或不和谐，5代表非常不信任、非常不满意或非常不和谐，统计结果如图4-8所示。

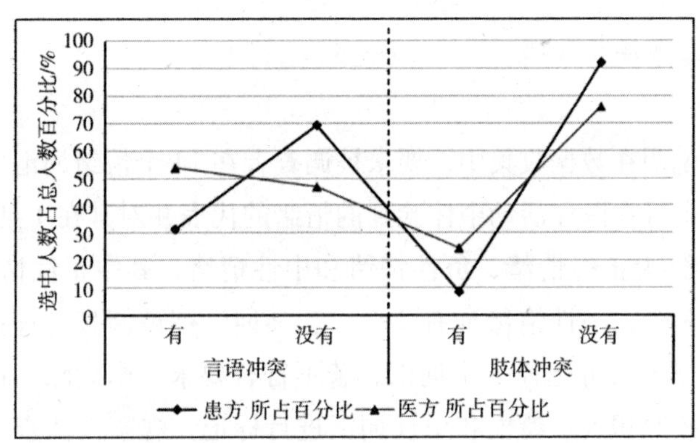

图4-7 医方患方言语冲突和肢体冲突经历

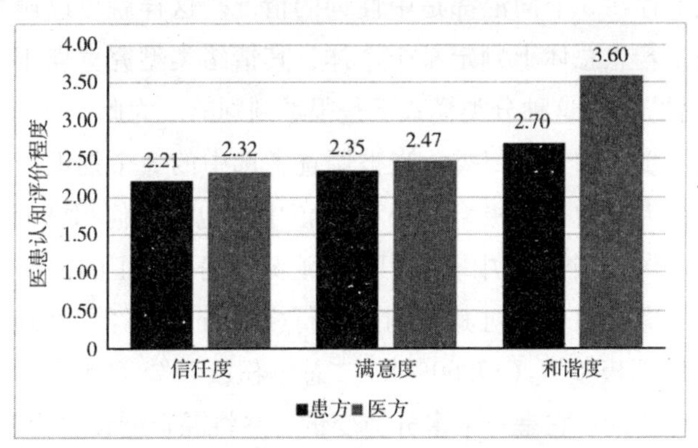

图4-8 医患双方对医患关系信任度、满意度和和谐度评价

从以上统计结果中可以看出，约30%的患者曾目睹或经历过医患之间的言语冲突情况，而医方在这一题目中报告“有”的被调查者则有50%以上。经历或目睹过医患之间肢体冲突的被调查者人数相对于言语冲突要少，有10%左右的患方和约 25%的医方报告曾经目睹或者经历过医患间的肢体冲突。总体上看，医方报告目睹或经历言语和肢体冲突的被调查者多于患方。

根据以上统计结果，整体上医方对患方的信任程度和满意度都稍高于患方对医方的信任程度和满意度，医方对医患关系的和谐程度整体认知也更为积极。相比之下患方对于医方的信任程度和满意度都比较低，更为明显的是对于医患关系和谐程度的整体认知，患方对于医患关系和谐程度的整体认知得分仅为 2.7 分，医方则为 3.6 分。

三、医患社会情绪的群体差异及其影响因素

（一）变量选择与处理

1. 因变量

前文已经说明在数据收集中，要求被调查者在 14 个情绪词汇中挑选 3 个作为自己最近 6 个月在医疗活动中体验到的情绪的代表并对其在 1 到 10 上进行赋值。14 个情绪分为正性情绪、负性情绪和中性情绪，其中正性情绪词有 4 个，负性情绪词有 8 个，中性情绪词有 2 个。若某词汇被被调查者选择，则视为击中，每个被调查者只可选择 3 个词汇，若不符合要求，则剔除。将每个被调查者选择的词汇按照积极、消极和中性词汇进行标记，观察被调查者的选择组合情况进行分类。由于 14 个情绪词中仅有两个中性词，而被调查者必须要选择 3 个词汇，因此不存在 3 个词汇都是中性词的情况。这样就可以避免这种情况给分析带来不便。若想总体上判定某个个体，其情绪类型究竟属于“积极”“消极”还是“中性”，在这种分类模式下是很难判别的。为此，这里对情绪词调查的结果进行进一步的加工与归类。当被调查者选中的 3 个词汇当中不包含任何消极词汇则被视为“总体积极型”，3 个词汇中不包含任何积极词汇的被调查者是“总体消极型”，3 个词汇中既有积极词汇又有消极词汇的被视为“混合型”。

因变量，考虑其他变量对其影响并进行模型分析。经此处理后，总体情绪类型共有“总体消极型”（37.60%）、“总体积极型”（26.52%）、“混合型”（35.88%）三种类别。它是一个多分类变量，并将混合型设置为基准参照类别，以便进行后续分析。其中，医方总体积极型被调查者 1260 人，总体消极型被调查者 1286 人，混合型被调查者 1962 人；患方总体积极型被调查者 3937 人，总体消极型被调查者 2556 人，混合型被调查者 3485 人。按照以上规则进行分类以后，得到的医患双方分组情况如图 4-9 所示。除了计算分组情况以外，此部分研究还将医患双方“总体积极型”和“总体消极型”两分类的强度进行了计

算，结果如图 4-10 所示。

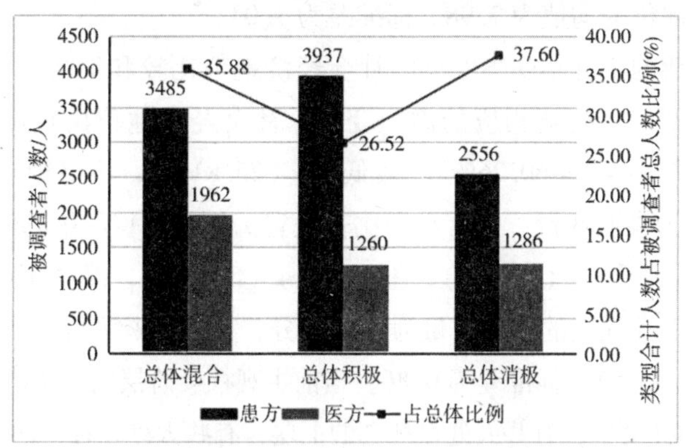

图 4-9　医方患方总体积极型，总体消极型和混合型被调查者占比差异

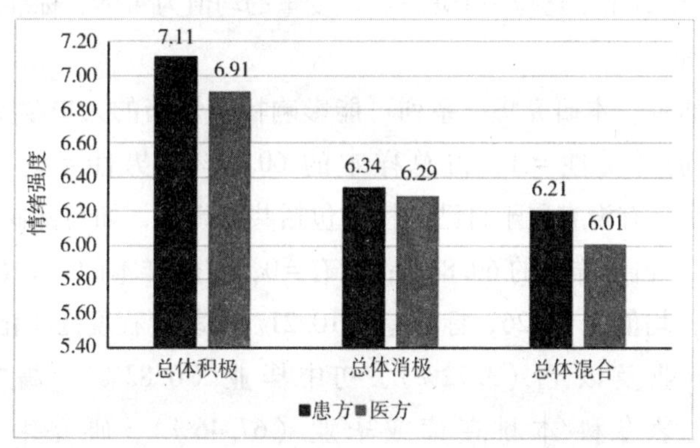

图 4-10　医方患方总体积极型、总体消极型和混合型被调查者得分差异

2. 自变量

此部分研究为了探讨医患社会情绪的群体差异，故将职业身份设为自变量并将其设为二分变量（患方 = 0，占总样本的 68.88%；医方 = 1，占总样本的 31.12%）。另外，根据已有研究并考虑到医患群体，本研究选取一系列可能影响社会情绪的心理学变量，它们分别是：对医方/患方的信任度、对医方/患方的满意度、对医患关系和谐度的总体评价、社会经济地位比较、生活水平比较、对生活幸福程度的感受、当前主观社会阶层。前 3 者可以归为对医患关系的主观认知维度，后面 4 个可以归为对社会生活的主观感受维度。

需要对这些变量分别进行操作化。对医患关系的主观认知维度下的三个变量，均使用 5 点计分，1 代表非常信任/非常满意/非常和谐，5 代表非常不信任/非常不满意/非常不和谐，其中，对医方/患方的信任度的均值为 2.24，标准差为 0. 67；对医方/患方的满意度的均值为 2. 38，标准差为 0. 69；对医患关系和谐度的总体评价的均值为 2. 98，标准差为 1. 03。

对社会生活的主观感受维度下的社会经济地位比较和生活水平比较两个变量均有四个类型，并构建相应的虚拟变量。社会经济地位比较设置为较高 = 1（6. 24%），差不多 = 2（60. 26%），较低 = 3（25. 81%），不好说 = 4（7. 69%），以“不好说”为参照变量；生活水平比较设置为更好 = 1（10. 18%），差不多 = 2（73. 33%），更低 = 3（9. 93%），不好说 = 4（6. 56%），以“不好说”为参照变量。对生活幸福程度的感受变量为 5 点计分，1 代表非常不幸福，5 代表非常幸福，其均值为 3. 85，标准差为 0. 86。当前主观社会阶层的测量使用麦克阿瑟阶梯，“在我们的社会里，有些人处在社会的上层，有些人处在社会的下层。如果 10 层代表社会的顶层，1 层代表社会的底层。您认为您现在处在第____层，”被调查者需在 1~10 十个数字中选择一个填入，此变量的均值为 4. 99，标准差为 0. 86。

3. 控制变量

根据已有研究，本研究将一系列可能影响社会情绪的人口学变量纳入了考虑。其中，性别（女性 = 1，占总样本的 60. 86%；男性 = 0，占总样本的 39. 14%）；住房：有没有属于自己产权（包括共有产权，如与配偶或子女共有）的房子（有 = 1，占总样本的 69. 84%；没有 = 0，占总样本的 30. 16%）。年龄设定为连续变量，均值为 36. 26，标准差为 10. 21。受教育程度操作化为虚拟变量，分别为小学毕业及以下（3. 72%）、初中毕业（6. 83%）、高中/中专毕业（12. 69%）、大学专科/本科在读或毕业（67. 46%）、研究生在读或毕业（9. 30%），以小学毕业及以下为参照组。子女数量操作化为虚拟变量，分别为没有孩子（29. 77%），有 1 个孩子（51. 36%），有 2 个孩子（15. 71%），有 3 个或 3 个以上的孩子（3. 16%），以没有孩子为参照组。婚姻状况操作化为虚拟变量，分别为从未结婚（19. 94%）、已婚（75. 54%）、离异（3. 01%）、丧偶（. 73%）、再婚（. 78%），以从未结婚为参照组。

（二）模型结果

本研究通过 R 软件 3. 5. 1 版本 jmv 包中的 logRegMulti（）函数进行多分类 Logistic 回归模型的建立与分析。第一步的回归将除去职业身份以及控制变量的其他变量纳入模型，以此分析一般性自变量对情绪类型的影响。第二步的回归在第一个模型的基础上加上控制变量，以此分析在考虑了控制变量的基础上，一般性自变量对情绪类型的影响。第三步在第二个模型的基础上加上职业身份变量，以此分析在考虑了控制变量和一般性自变量对情绪类型的影响的基础上，医患之间的群体情绪差异。最终的模型结果见表 4-3。

表 4-3 社会情绪群体差异的 Logistic 回归模型（参照类：混合型）

变量		模型 1			模型 2			模型 3		
		B	标准误	OR	B	标准误	OR	B	标准误	OR
总体消极型	对医方/患方的信任度	0.21 ***	0.03	1.23	0.24 ***	0.04	1.27	0.25 ***	0.04	1.29
	对医方/患方的满意度	0.53 ***	0.04	1.70	0.52 ***	0.04	1.69	0.48 ***	0.04	1.62
	医患关系和谐度的总体评价	0.15 ***	0.02	1.16	0.14 ***	0.02	1.15	0.24 ***	0.02	1.27
	对生活幸福程度的感受	0.13 ***	0.03	0.88	0.14 ***	0.03	0.87	0.13 ***	0.03	0.88
	社会经济地位比较（参照类：不好说）									
	较高	0.11	0.14	1.11	0.09	0.15	0.91	0.14	0.15	0.87
	差不多	0.06	0.09	1.07	0.04	0.10	0.96	0.09	0.10	0.91
	较低	0.18	0.09	1.19	0.10	0.10	1.10	0.08	0.10	1.08
	生活水平比较（参照类：不好说）									
	更好	0.25 *	0.13	1.28	0.26	0.14	1.30	0.24	0.14	1.28
	差不多	0.18	0.09	1.20	0.19	0.10	1.21	0.17	0.10	1.18
	更低	0.22 *	0.11	1.25	0.32 **	0.12	1.37	0.31 *	0.12	1.36
	当前主观社会阶层	0.02	0.01	1.02	0.01	0.02	1.02	0.01	0.01	0.99
	年龄				0.00	0.00	1.00	0.00	0.00	1.00
	性别（参照类：男性）				0.11 *	0.05	0.90	0.04	0.05	0.96
	受教育程度（参照类：小学毕业及以下）									
	初中毕业				0.27	0.16	1.32	0.29	0.16	1.33
	高中/中专毕业				0.40 *	0.15	1.49	0.44 **	0.15	1.55
	大学专科/本科在读或毕业				0.36 *	0.15	1.44	0.50 ***	0.15	1.66
	研究生在读或毕业				0.53 **	0.16	1.69	0.71 ***	0.16	2.02
	子女数量（参照类：没有孩子）									
	有 1 个孩子				0.09	0.08	0.91	0.17	0.08	0.88
	有 2 个孩子				0.23 *	0.10	0.79	0.26 **	0.10	0.77
	有 3 个或 3 个以上的孩子				0.26	0.17	0.77	0.32	0.17	0.72
	住房（参照类：没有）				0.27 ***	0.06	1.31	0.25 ***	0.06	1.29
	婚姻状况（参照类：从未结婚）									
	已婚				0.34 ***	0.09	1.41	0.43 ***	0.10	1.54
	离异				0.07	0.15	1.07	0.20	0.16	1.22
	丧偶				0.89 **	0.29	2.43	1.03 ***	0.29	2.81
	再婚				0.25	0.26	1.28	0.37	0.26	1.45
	职业身份（参照类：患方）							0.53 ***	0.06	0.59

续表

	变量	模型 1			模型 2			模型 3		
		B	标准误	OR	B	标准误	OR	B	标准误	OR
总体积极型	对医方/患方的信任度	0.17 ***	0.04	0.84	0.19 ***	0.04	0.83	0.19 ***	0.04	0.83
	对医方/患方的满意度	0.03 ***	0.04	0.72	0.36 ***	0.04	0.70	0.04 ***	0.04	0.69
	医患关系和谐度的总体评价	0.32 ***	0.02	0.72	0.30 ***	0.02	0.74	0.25 ***	0.03	0.78
	对生活幸福程度的感受	0.17 ***	0.03	1.19	0.17 ***	0.03	1.19	0.18 ***	0.03	1.20
	社会经济地位比较（参照类：不好说）									
	较高	0.09	0.12	1.09	0.02	0.13	1.02	0.01	0.13	0.99
	差不多	0.11	0.08	1.11	0.05	0.09	1.06	0.03	0.09	1.03
	较低	0.08	0.09	0.92	0.14	0.10	0.87	0.15	0.10	0.86
	生活水平比较（参照类：不好说）									
	更好	0.07	0.12	1.08	0.08	0.12	1.09	0.07	0.12	1.07
	差不多	0.05	0.09	1.05	0.06	0.10	1.06	0.04	0.10	1.04
	更低	0.12	0.11	1.13	0.17	0.12	1.19	0.17	0.12	1.18
	当前主观社会阶层	0.02	0.01	1.02	0.02	0.01	1.02	0.01	0.01	1.01
	年龄（周岁）				0.00	0.00	1.00	0.00	0.00	1.00
	性别（参照类：男性）				0.20 ***	0.04	0.82	0.16 ***	0.04	0.85
	受教育程度（参照类：小学毕业及以下）									
	初中毕业				0.067	0.13	1.07	0.07	0.13	1.08
	高中/中专毕业				0.01	0.13	1.01	0.04	0.13	1.04
	大学专科/本科在读或毕业				0.11	0.12	1.12	0.19	0.12	1.21
	研究生在读或毕业				0.20	0.14	0.82	0.11	0.14	0.90
	子女数量（参照类：没有孩子）									
	有 1 个孩子				0.16 *	0.08	1.18	0.14	0.08	1.15
	有 2 个孩子				0.04	0.09	1.04	0.02	0.09	1.02
	有 3 个或 3 个以上的孩子				0.01	0.15	1.01	0.02	0.15	0.98
	住房（参照类：没有）				0.09	0.06	1.10	0.08	0.06	1.09
	婚姻状况（参照类：从未结婚）									
	已婚				0.04	0.09	0.96	0.02	0.09	1.02
	离异				0.07	0.15	0.93	0.01	0.15	1.01
	丧偶				0.50	0.28	1.64	0.59 *	0.28	1.08
	再婚				0.30	0.27	0.74	0.23	0.28	0.80
	职业身份（参照类：患方）							0.30 ***	0.07	0.74
	样本量	14486			14486			14486		
	Chi-square	2453 ***			2440 ***			2522 ***		

注：* $p<0.05$，** $p<0.01$，*** $p<0.001$。

1. 医患关系的主观认知对社会情绪的影响

由模型 1 可知，对医患关系的主观认知维度下的三个变量对医患社会情绪均有非常显著的影响。在其他条件不变的情况下，对医方/患方越不信任，个体越有可能出现总体消极型情绪而不是混合型情绪，或是更有可能出现混合型情绪而不是总体积极型情绪。更精确地说，对医方/患方的信任度每降低一个层次后，个体出现总体消极型情绪与降低前出现总体消极型情绪的相对风险，是对医方/患方的信任度每降低一个层次后出现混合型情绪与降低前出现混合型情绪的相对风险的 1.23 倍；对医方/患方的信任度每降低一个层次后，个体出现总体积极型情绪与降低前出现总体积极型情绪的相对风险，是对医方/患方的信任度每降低一个层次后的个体出现混合型情绪与降低前出现混合型情绪的相对风险的 84%。在加入控制变量得到模型 2 后，此变量对因变量仍有显著影响，不同的是相对风险比分别变为 1.27 倍和 83%。

对于医患满意度来说，在其他条件不变的情况下，对医方/患方越不满意，个体越有可能出现总体消极型情绪而不是混合型情绪，或是越有可能出现混合型情绪而不是总体积极型情绪。更精确地说，对医方/患方的满意度每降低一个层次后的个体出现总体消极型情绪与降低前出现总体消极型情绪的相对风险，是对医方/患方的满意度每降低一个层次后出现混合型情绪与降低前出现混合型情绪的相对风险的 1.70 倍；对医方/患方的满意度每降低一个层次后的个体出现总体积极型情绪与降低前出现总体积极型情绪的相对风险，是对医方/患方的满意度每降低一个层次后的个体出现混合型情绪与降低前出现混合型情绪的相对风险的 72%。在加入控制变量得到模型 2 后，此变量对因变量仍有显著影响，不同的是相对风险比分别变为 1.69 倍和 70%。

对于对医患关系的总体评价来说，在其他条件不变的情况下，评价越不和谐，对于总体消极型情绪而言，个体越有可能出现总体消极型情绪而不是混合型情绪；对于总体积极型情绪而言，个体越有可能出现混合型情绪而不是总体积极型情绪。更精确地说，评价每降低一个层次后的个体出现总体消极型情绪与降低前出现总体消极型情绪的相对风险，是评价每降低一个层次后出现混合型情绪与降低前出现混合型情绪的相对风险的 1.16 倍；对医方/患方的满意度每降低一个层次后的个体出现总体积极型情绪与降低前出现总体积极型情绪的相对风险，是对医方/患方的满意度每降低一个层次后的个体出现混合型情绪与降低前出现混合型情绪的相对风险的 72%。在加入控制变量得到模型 2 后，此变量对因变量仍有显著影响，不同的是相对风险比分别变为 1.15 倍和 74%。

2. 社会生活的主观感受对社会情绪的影响

由模型1可知，在其他条件不变的情况下，个体对生活幸福程度感受越强，即越感到幸福，对总体消极型情绪而言，越有可能出现混合型情绪而不是总体消极性情绪；对总体积极型情绪而言，则越有可能出现总体积极型情绪而不是混合型情绪。更精确地说，幸福感程度每升高一个层次后的个体出现总体消极型情绪与升高前出现总体消极型情绪的相对风险，是幸福感程度每升高一个层次后的个体出现混合型情绪与升高前出现混合型情绪的相对风险的88%；幸福感程度每升高一个层次后的个体出现总体积极型情绪与升高前出现总体积极型情绪的相对风险，是幸福感程度每升高一个层次后的个体出现混合型情绪与升高前出现混合型情绪的相对风险的1.19倍。在加入控制变量得到模型2后，相对风险比分别变为1.19倍和87%。

进行生活水平比较时，在其他条件不变的情况下，选择更好或者更低的个体比选择不好说的个体更有可能出现总体消极型情绪而不是混合型情绪。具体地说，选择生活水平更好的个体出现总体消极型情绪与选择生活水平不好说的个体出现总体消极性情绪的相对风险，是选择生活水平更好的个体出现混合型情绪与选择生活水平不好说的个体出现混合型情绪的相对风险的1.28倍；选择生活水平更低的个体出现总体消极型情绪与选择生活水平不好说的个体出现总体消极性情绪的相对风险，是选择生活水平更低的个体出现混合型情绪与选择生活水平不好说的个体出现混合型情绪的相对风险的1.25倍。加入控制变量得到模型2后，选择更低的个体比选择不好说的个体更有可能出现总体消极型情绪而不是混合型情绪，并且统计上更加显著，相对风险比变为1.37倍，而选择生活水平更高则不再显著。

3. 医患社会情绪的群体差异

在考虑了控制变量与一般性心理学变量对社会情绪的影响的基础上，加上职业身份变量得到模型3。由模型结果可知，在其他条件不变的情况下，对于总体消极性情绪而言，医方相对于患方来说更有可能出现混合型情绪而不是总体消极型情绪；对于总体积极型情绪来说，医方相对于患方来说更有可能出现混合型情绪而不是总体积极型情绪。更精确地说，医方出现总体消极型情绪与患方出现总体消极型情绪的相对风险，是医方出现混合型情绪与患方出现混合型情绪的相对风险的59%；医方出现总体积极型情绪与患方出现总体积极型情绪的相对风险，是医方出现混合型情绪与患方出现混合型情绪的相对风险的74%。也就是说，医方群体的医患社会情绪总体而言是“混合中偏向消极”，而患方群体的医患社会情绪相对而言是“混合中偏向积极”。这种群体差异性在控制了医患双方各自的性别、年龄、子女数、生活水平感受等因素后仍然是存在的。

四、总结与讨论

本调研的被调查者范围覆盖国内除台湾地区外的所有省市自治区，是国内目前覆盖面较为广泛、较有代表性的以医患社会情绪为主题进行的社会调研。这对于我们了解当下中国社会的医患社会心态、探索医患社会情绪内容、明晰医患群体情绪差异有重要作用。根据本次调研结果，进行以下总结与讨论。当然，由于本调查并不是严格意义上的抽样调查，因此其结果的可推论性存在一定的欠缺，在将调查结果概化至全体中国人的医患社会情绪时，仍需要适度的谨慎。

（一）医患社会情绪总体积极正面

从医患社会情绪的基本面来看，与之前的诸多研究所报告的结果不同，本次大范围调查得到的结果显示，我国民众对医患关系的情绪体验总体较为积极而非消极。这体现在两个方面：一是积极或中性情绪词汇的选中比例较消极情绪词汇的选中比例高，二是积极或中性情绪的体验强度得分比消极情绪的体验强度得分高。而且，在调查所提供的14个情绪词汇中，平均体验强度得分最高的是“友善”这一积极情绪词。这一发现既有些令人意外，但又在情理之中。人们通常觉得目前的医患关系特别糟糕，因为当下媒介中关于暴力伤医或庸医误人之类的新闻似乎屡见不鲜。由于此类报道本身具有一定的选择性倾向，使得人们往往认为这些极端化的案例反映了医患关系的普遍性特征，而忽视了医患群体中“沉默的大多数”的真实情感反应。实际上，这也正是传统问卷调查与时下流行的基于网络文本的大数据分析的一个优势。网络文本通常具有极端化的特征，往往只有处于情绪极端（消极或积极）的个体才会选择在社会平台或其他平台发表关于医患关系的言论，而日常医患互动场景下的真实感受却不一定得到表达。如此，不论其规模如何，网络文本自身可能是存在高度偏倚的。而传统调查，尤其是在医院现场的调查，要求被调查者就其当下或最近的真实就诊经历作答，能够更加真切地反映出普通患者或医务工作者的情绪感受。因此，不论网络数据采集与分析技术多么发达，传统的问卷调研仍有其存在的必要性，两者应当相互补充而不是彼此替代，如此方能更为完整地展示医患关系以及其他社会关系的全貌。当然，本调查并没有完整的医方和患方的抽样框，不能在统计学意义上精确代表总体情况。但如此大规模和跨区域的调查显示的结果，仍可在一定程度上佐证“医患关系的基本面是好的”这种由于负面报道刺激反而可能让人觉得生疑的事实。

（二）医方整体情绪体验相对消极，患方相对两极

从医患群体情绪的群际差异来看，相对于患方而言，医方体验到的消极情绪要更多、强度要更深，而积极情绪要更少、强度要更低。这一点尤其值得注意。单从各类情绪词的选择占比较为接近，分布较为均匀来说，其总体情绪较为稳定，比较符合一般情况下人们对于医方冷静客观的刻板印象。① 但是，从各类情绪体验的强度上，就可以看出医方群体情绪中隐藏的“危机”。从调查得到的结果上看，医方在几乎所有类型的积极情绪和中性情绪的得分上都低于患方，但在消极情绪中，其恐惧和怨恨得分均高于患方；在所有消极情绪中，焦虑是体验强度最深的一种，这可能是当下医方社会情绪的一种真实写照。在负性情绪方面，医患两个群体体现出一定的“竞争受害者”心理②，即医患双方都认为自己是医患关系中的受害者，并据此产生相应的攻击性心理（愤怒与恐惧）。当然，最现实的可能是基于无力改变现状而产生的焦虑感。相较之下，患方群体的整体情绪体验则出现了一定程度上“两极跳跃”的特征。他们的积极情绪和平静情绪的得分更高，但又比医方更强烈地感受到医患关系的“冷漠”，但又不如医方那么“怨恨”和“恐惧”，甚至还出现平均体验强度较大的“嫉妒”情绪。究其原因，可能在于患者群体的成分更加复杂、异质性强，使得其群体情绪的构成较为多元，难以归结为某类共同情绪，而且患方可能存在过高估计医方群体的收入与地位的情况，因此才会出现普遍性的“嫉妒”心理。同时，医患关系也是患方所要面临的多种社会关系（如干群关系、警民关系、夫妻关系、职场关系等）的一种，医患关系可能只有在少数时间段才会成为其核心关注点，其情绪聚集的力度本身就不强。而医方群体的同质性强，且医患关系是其执业过程中几乎无时无刻不存在的一种压力源，因此整体上显得更为一致的消极。如何疏解医方的消极情绪体验，使其有着更为愉悦的身心状态，是不容忽视的课题。

（三）医患满意度、信任度和对医患关系的正向评价是积极医患社会情绪的预测因素

从调查所采用的简单指标上看，医方和患方对对方的信任程度和满意度都

---

① 吕小康，刘颖．医生角色的刻板印象及其在医患群体间的差异［J］．南京师大学报（社会科学版），2018（1）：85-93.

② 艾娟．医患冲突情境下的竞争受害者心理及其对策［J］．中国社会心理学评论，2018（1）：63-73，177.

较高，且患方对医方的信任程度和满意程度都显著高于医方对患方的信任程度和满意程度。通过进一步的分析发现，医患关系的满意度越高、医患信任程度越高、对医患关系和谐程度的评价越积极的个体，其所拥有的情绪总体也就越积极。类似的，个体的主观幸福感越高、社会比较结果越正面的个体，其所拥有的情绪类型也更积极。得出这些结论自然是合乎常识逻辑的。当然，基于问卷而非实验的调查，只能得到相关性而非因果性的结论。现有数据还很难判定是因为这些因素的存在才导致了积极的医患社会情绪，还是说因为有了积极的情绪体验才使得其主观幸福感更高、医患信任度更高等，这还有待于进一步的研究。不过，这些积极情绪预测因子的存在，仍为后续验证性或干预性的研究提供了有价值的线索。

（本节内容曾发表于《社会心态蓝皮书》2018 年第 B6 部分，收录本辑时稍做调整）

第三节　医患观念差异与医患沟通现状调研

阻碍医患之间有效沟通的一个主要因素是双方在医患观念和科学知识储备方面的差异。为准确调查医患之间的这些差异，我们采用自编问卷，于 2017 年在全国范围内进行了一次大样本的调查，截至目前共获得有效医方样本 1080 份、患方样本 4791 份。以下是调查的初步结果，可供国内管理者和研究者参考。

一、调查结果

我们首先调查了医患群体在疾病的产生、预防与治疗等方面观念的差异。本部分共涉及 7 个题目，要求被试对问卷中的观点进行五点打分表达自己的认同程度，1 分表示非常不认同，5 分表示非常认同，得分越高代表认同程度越高。具体结果如图 4-11 所示。

由图 4-11 可见，医患双方之间存在较大的观念差异，尤其是在治疗结果责任归属上存在显著的观念差异。患方在面对消极治疗结果的时候，更倾向于归咎于主治大夫，而医生则认为自身在所负责任比上比患者认为的比重要小。并且，医患双方都能认识到导致疾病的原因可能不仅在于躯体方面，也可能是由心理原因导致的。在进行医学治疗时，躯体治疗和心理治疗都要注重，并且，医患双方都能够意识到目前医疗技术的局限性和病人个体的特异性对于疾病治疗的影响，也能够意识到养生的重要性。简而言之，医患间产生的主要分歧是责任归属。其原因可能是医方有充足的知识储备，对于医疗的能为与不能为更为了解，而患方对于医学知识的缺乏导致其对医疗技术有更高的期望而认识不到医疗的局限。

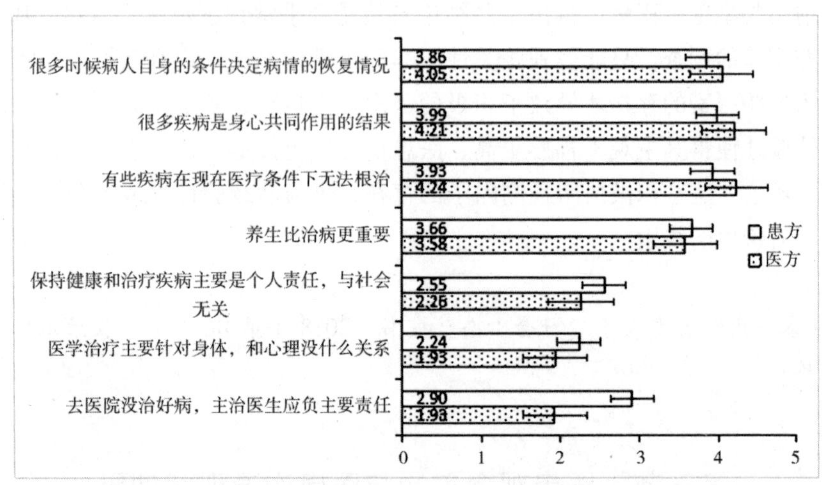

图 4-11　医患之间对疾病的产生、预防与治疗的观念差异

注：短横线表示得分的标准差，下同。

在对医学和药品的认识方面，涉及 5 个题目，具体调查结果如图 4-12 所示。

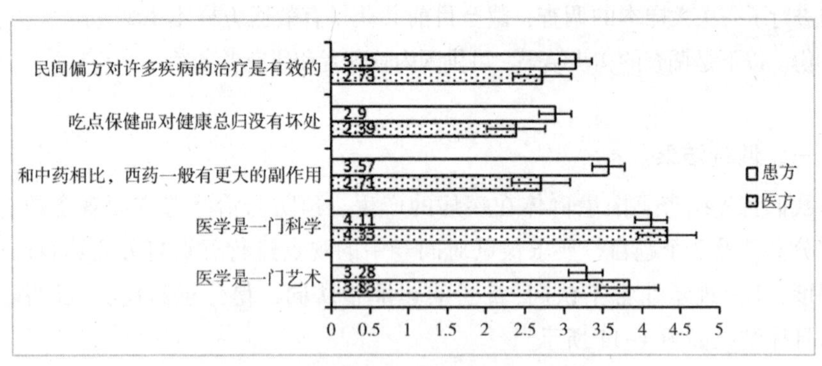

图 4-12　医患之间对医学和药品的观念差异

从图 4-12 可以看出，患方对于偏方和保健品的信任要高于医方，但是不存在显著差异。患者对于西药副作用的偏见要显著高于医方。这些固有观念的影响都会导致患方难以理解医方的诊疗结果和治疗方案，影响医患间的信任。例如，患者会惧怕自己认为的西药带来的巨大副作用而不理解医生所开的处方，从而导致对医生的信任感降低，增强医患关系的紧张感。另外，根据调查结果显示，在医生群体内部，对于民间偏方、保健品和中药的态度存在较大差异。同时，对医学的“科学性”或“艺术性”的认知上，医方更多地体现出一种“实用主义”的混合态度，即同时认为这是一门科学和艺术，且认同程度较高，均超过患方的认同程度但不存在显著差异。这可能是由于医方更多地了解医学实践过程中的诸多不确定性，从而更不容易做出非此即彼的二分判断。

此外，我们还调查了医患双方对于二者关系的认识情况，要求被试选择他们所认为的最理想的医患关系（如图 4-13 所示）。

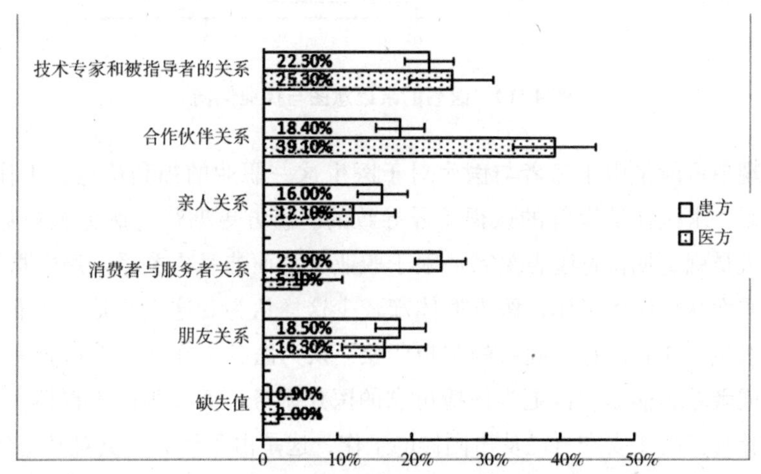

图 4-13　医患群体对理想中的医患关系的认知

从图 4-13 可以看出，医方被试更多地选择了“合作伙伴关系”，其次是“技术专家与被指导者关系”，获得认同最少的是“消费者与服务者关系”选项；患方被试则更多地选择了“消费者与服务者关系”以及“技术专家与被指导者关系”，获得认同最少的是“亲人关系”选项。可见，医患双方对于二者角色的定位存在明显差异。尤其是在“消费者与服务者关系”选项上，获得了患方被试的认可，却很少有医方被试选择这一关系。患方作为费用支付者，面对上涨的医疗支出，更倾向于将医患关系认知为消费者与服务者的交换关系，对于医方提供的医疗服务水平存在期待。而对于医生群体来讲，却较少认同这种“以钱易物/服务”型的“服务型消费”关系。对于医生来讲，合作伙伴关系更能够反映他们对于医患关系的认识，医生群体更倾向于认为患者到医院是来寻求帮助的，而不是来购买服务的。对于医学服务的功能定位不同，可能是造成医患沟通不畅的潜在原因。

我们还调查了两个非常有对比意义的问题。对于“你愿意与医务人员做朋友吗?”的问题，医患双方都倾向于愿意，其中患方愿意与医务人员成为朋友的倾向更强烈。对于是否“你希望你的子女将来（或以后继续）从事医务工作吗?”的问题，医患双方的态度存在显著差异。患方被试得分为 3. 44，倾向于愿意，而医方得分则为 2. 15，更倾向于不愿意（如图 4-14 所示）。

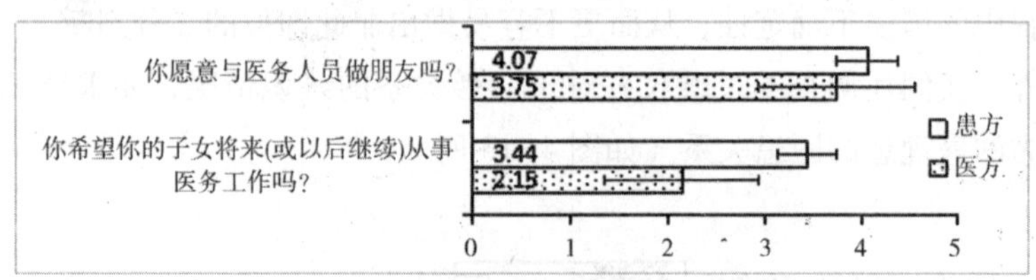

图 4-14　医患的亲近意图与择业倾向

此现象可能是由于患者与医生对于医生这一职业的福利待遇、工作环境、医患关系、求医便捷度等的认识差异导致的。患方更期待与医务人员做朋友，而医务人员则更期待将医患关系局限于职业关系而非私人关系。患方群体往往更希望子女从事医务工作，医方群体却较少这样认为。这主要是由于非医生群体对于医生工作状况存在固有的刻板印象，认为医务工作受人尊敬且有较高的薪资，或者希冀能够获得更为便捷可靠的医疗服务。而作为医生群体，则更不倾向于让自己的子女和自己从事同样的工作，这是由于医务人员对其工作压力、薪酬结构更为了解，体现出较高的职业倦怠性和职业保护意识。

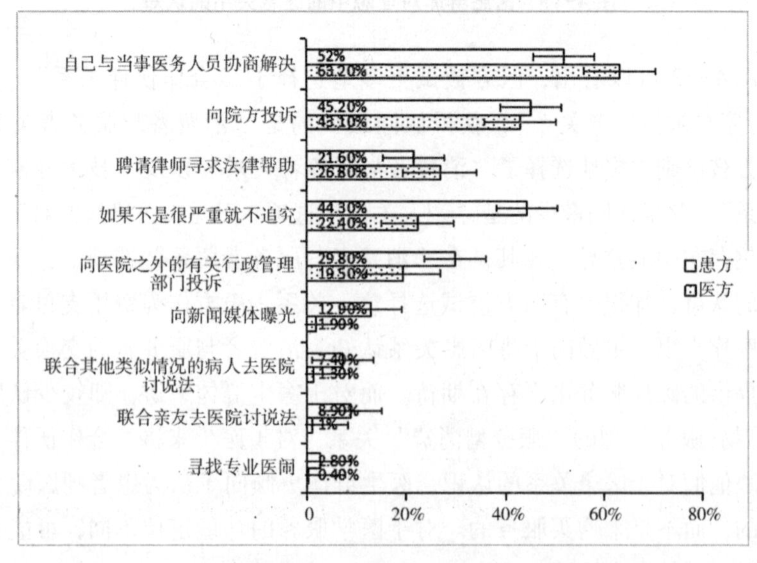

图 4-15　医患对处理不理想治疗结果的态度倾向

我们还调查了医患群体对如何处理不理想的医疗结果的差别。要求被试选择出自己（或建议患者）会选择的处理方式，可多选。医患双方选择比例最高的两个选项都是“自己与当事医务人员协商解决”和“向院方投诉”；医患差异比较大的选项为“如果不是很严重就不追究”和“向新闻媒体曝光”，患方选择这两个选项的比例更高（如图 4-15 所示）。

可以看出，患方被试在处理消极医疗结果时还是倾向于理智处理的，这一点与医方的愿望类似。此外，患方更希望在情况不严重的情况下不追究，但相对于医方，也有更多的人选择向新闻媒体曝光来处理消极医疗结果。对于新闻媒体的依赖可能受目前网络媒体开放性和自媒体平台快速发展的影响，曝光于公共平台的信息容易引起更多人的关注，进而促进事件的解决。而医方不希望患者这样处理消极医疗结果的原因则主要是在医患纠纷中，医方往往会被先入为主地认定为责任方，吸引过多人的关注。对于医院来讲，不论其是否是责任方，都会受到更多的攻击，这样导致的结果往往是医方给出更多的赔偿来达到解决纠纷的目的。

最后，我们调查了医患群体对医患关系的总体评价。对比只有一道简单的问题，即“总的来说，您觉得我国目前的医患关系如何?”，被试可以在 1 非常和谐到 5 非常紧张之间选择。分数越高，则越倾向于认为存在医患紧张。如图 4-16 所示。

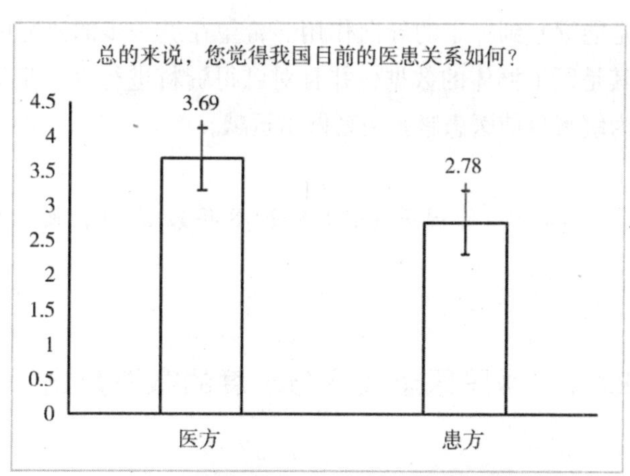

图 4-16　医患群体对医患关系紧张程度的判断

调查发现，医方得分均值为 3. 69（标准差 1. 06），倾向于比较紧张；患方得分均值为 2. 78（标准差 0. 84），倾向于比较和谐。医患之间存在统计上存在显著的差异。从中可以发现医方对于目前医患关系的评估更为消极，这一点尤其值得关注。

二、对应建议

本研究发现，医患双方在医疗观念和行为倾向方面存在很大差异。医疗观念方面显现出的主要问题在于医患群体之间的科学知识差距带来的医疗期待差异，这可能是导致医患沟通不畅的重要根源。而在行为倾向方面，医患双方除了差异外，也显示出了明显的相似意向。医患群体的相同意向是改进医患关系的基础，双方存在的差异则是有效的着手点。

根据此次调研结果，我们提出以下两点建议：

第一，需要在全社会范围内进行患者教育，加强和改进患者教育的方式方法，尤其是需要加强对目前医疗局限性知识的普及，改善患方的不合理期待，促进医患双方间的理解，尽量以此弥合医患之间的知识鸿沟，从而使两个群体在更为平等的基础上进行有效的沟通。

第二，加强对于患方行为倾向的引导，加强其理智处理消极医疗结果的行为倾向，减少采取不理智方法处理的行为。尤其需要保证医患之间沟通渠道的畅通，保证医患双方对对方产生怀疑的时候能够迅速有效地找到相关中立机构尽快介入，避免一方由于找不到合理通路而采取极端做法。

中国医疗环境复杂，影响医患关系的因素也很复杂。本次调查的研究结果尚显粗糙，但是能够起到一定的导向作用。希望在进一步的研究中能够获取更多的数据，尤其是医生群体的数据，并且对已得资料进行进一步的加工，获得更多的信息，为缓解目前医患紧张关系做出贡献。

（本节内容曾发表于《中国医院院长》2018 年第 13 期，收录本辑时稍做调整）

第四节　网民医患关注与态度的微博数据分析

处于现代化转型期的中国，因社会结构的快速变迁面临着众多挑战。医患问题，便是其中一个备受政府和社会各界广泛关注的重要议题。在医疗资源整体仍然较为稀缺的大背景下，中国当下的医患关系总体趋于紧张，医患纠纷居高不下。例如，2013 年 10 月 25 日，温岭市第一人民医院的 3 名医生在门诊为病人看病时被一名男子捅伤，其中耳鼻咽喉科主任医师因抢救无效死亡。犯罪嫌疑人连某此前为该院患者，行凶原因则是对此前在该院的鼻内镜下鼻腔微创手术结果持有异议。诸如此类的医患纠纷屡见不鲜，并且各类事件错综复杂。例如，2016 年 5 月，广州某退休医生被一名 25 年前接治过的病人尾随回家，砍了 30 多刀，最终因抢救无效离世。在以往的医患纠纷中，公众往往倾向于将愤怒宣泄给整个医生群体。而在此次事件中，医生跳出了原有弱势群体的刻板印象，观点“为什么魏则西的死带给全社会震动，而对医生的生死却如此冷漠”在网络舆论中掀起了一波高潮。这在一定程度上能够反映医生群体对数十年医患积怨的一次集体反抗。

频发的医患矛盾在给相关人员带来直接的人身安全威胁和经济损失的同时，也在一步步削减社会公众与医生之间的信任。例如，2016 年 12 月 4 日，成都医生任某在微博上晒出一件一万多的羽绒服，随即遭到部分网友的非议，“质疑”“反感”“可耻”是该事件在网络讨论中的负面高频词。医生晒万元羽绒服饱受争议，正是医患信任缺失的真实写照。在目前的医患关系认知中，部分患者已经对医生形成了“收红包、吃回扣、有灰色收入”的刻板印象。患者不相信医生，而医生则认为自己治病救人却得不到患者尊重，甚至身体也遭到侵害。医生和患者在情绪和认知上的对立，加剧了医患关系的紧张。

特别是在互联网时代下，医患纠纷被进一步放大。民众拥有了自己的发声渠道，区域性的医患纠纷经过互联网的舆论发酵，迅速演变成全国性的争议焦点，医患关系已成为互联网舆论场上一个不可忽视的重要议题。持不同意见的民众借助互联网平台进行讨论、辩驳，充斥在舆论场中的情绪性表达导致医患矛盾的进一步激化和不同立场的撕裂，沸沸扬扬的网络情绪同样影响着现实中民众对医患关系的认知、判断和行为。例如，广州退休医生被砍事件曝光后，迅速引爆了微博、微信等社交平台，多家媒体也对此事进行了跟踪报道。在广州退休医生事件发生后的第四天，中国舆情网累计监测到互联网、微信、微博等媒介上与此事件相关的舆情曝光了 1946 篇次。根据知微事件博物馆的数据统计，广州退休医生被砍这一事件的影响力指数达到了 74，比同年双十一全球狂欢夜的影响力指数还要高出 2 个点。成都医生晒万元羽绒服事件并未涉及医患纠纷，却因挑动起医患信任间的敏感神经，同样在互联网上引起巨大反响，相关微博话题阅读量达到上千万，共发起了上万次讨论。

因此，开展公众对于医患问题的认知与态度研究，对于深入理解转型期中国公众社会心态、化解医患冲突以及优化医患关系具有重要意义。因此，来自心理学、社会学、传播学等不同学科的学者也日益重视医患问题研究，从各自的专业角度出发，尝试深入理解和揭示公众的医患态度相关的社会科学规律。

一、相关研究

（一）医疗现状

中国自2003年起启动医疗卫生体制改革，目标在于重建医疗卫生制度，强调政府主导性和公益性，并且在预防、看病、吃药和报销四方面改革上已取得了一系列阶段性成果。但在取得阶段性成就的同时，也暴露出了“看病难”“看病贵”等问题。有研究者将中国当前整体的医疗现状概括为：看病难、看病贵、医患纠纷不断，并把其原因归结为医疗服务没有完全市场化，医院管理过于行政化，医疗观念忽视其人文关怀功效以及过分强调技术万能。① 他们结合《2014年中国卫生统计年鉴》的数据及相关分析发现，在2009—2014年，政府卫生投入由17541.92亿元增加到31661.5亿元。然而，看病的个人实际支出没有下降，反而是略有上升，即看病贵的原因不单纯是因为国家对医疗的投入不足，与没有进行市场化，不尊重市场规律也有关系。此外，他们还把“看病难”进一步明晰为“好医生难找”和“好医生难等”两方面，并认为医院和医生管理过分行政化，没有明确市场主体地位是导致“看病难”的重要原因。有研究者则认为，公立医院改革后，医药费用的利益链不仅没有被打破，反而在大量医保投入的刺激下茁壮成长，这才是导致“看病贵”问题的重要原因。②

有研究结合2014—2015年的政策进展以及医疗卫生数据认为，尽管从改革目标、改革方向以及实现路径上看，医疗改革都值得肯定，但其7年后的实践结果却并不尽如人意：不仅“十二五”的医改目标没有真正实现，在某些方面甚至还存在倒退的现象。③ 简而言之，新医改在医疗体制深化改革方面取得初步成果的同时，仍然存在一些制度性和结构性的难题。而正是这些问题或难题，成为引发医患纠纷和社会冲突的潜在风险点。

（二）医患关系、医患纠纷以及医患信任研究

近十年来，医患纠纷在我国现阶段呈不断加剧的态势。④ 根据2015年首届中国医疗法治论坛披露的数据显示，2014年期间，全国发生的医患纠纷共11.5

---

① 王平，刘军．现阶段我国医疗现状和问题刍议［J］．中国卫生产业，2015，12（26）：16-18，141.

② 李玲．中国新医改现状、问题与地方实践研究［J］．中国市场，2014（32）：52-56.

③ 房莉杰．理解“新医改”的困境：“十二五”医改回顾［J］．国家行政学院学报，2016（2）：77-81.

④ 冯俊敏，李玉明，韩晨光，等．418篇医疗纠纷文献回顾性分析［J］．中国医院管理，2013，33（9）：77-79.

万起，进入诉讼的医疗事故赔偿纠纷案件高达19944件；纵观2007—2014年，人民法院受理的医疗事故损害赔偿纠纷案件累计增长了81.3%，年均增长率高达11.6%。日益加剧的医患纠纷，不仅严重影响了医院的正常诊疗秩序，还对医务人员人身安全形成了威胁。2015年5月27日，中国医师协会发布了《中国医师执业状况白皮书》，其中关于医疗暴力的调研结果显示：2014年间，曾有59.79%的医务人员受到过语言暴力，13.07%的医务人员受到过身体上的伤害，而仅有27.14%的医务人员未遭遇过暴力事件。另外，有73.33%的医生要求在《执业医师法》修改时，能够加强对医师的权益保护。医患纠纷不仅成为医疗卫生行业亟待解决的现实难题，也成为社会各系统需要重视和研究的课题之一。

有关医患纠纷的研究文献数量也呈现出不断增加的趋势，① 并主要围绕医患关系和医患纠纷的现状、医患纠纷发生的原因进行展开。在医患关系和医患纠纷现状方面，有研究者通过选取某市2010—2013年期间发生的384例医患纠纷进行分析，发现该市发生的医患纠纷主要集中在三级医院，并主要分布在骨科、普外科等手术科室。② 有研究者以现场问卷调查的方式对广东省5个地级市19家公立医院的586名医护人员进行调查，结果显示医护人员中，66.2%的人认为当前医患关系不和谐，23.9%的人对改善医患关系信心不足，42.2%的人表示近1年来有时候受到医患纠纷的困扰，75.7%的人表示为规避医患纠纷而采取某些保护措施，78.2%的人认为医患纠纷使医务人员的合法权益受到威胁。③ 还有研究者在北京、广州、武汉等全国10个城市共发放了5100份问卷，从医方、患方、政府和社会四方视角，对医患关系的总体现状进行了问卷调查。调查结果显示，我国的医患关系总体上并不完全如人意，仍有20.6%的人认为医患关系“不好”或“很不好”④。北京市信访矛盾分析研究中心2016年基于对北京市医疗矛盾冲突进行的问卷测量，建立了分析北京当前医疗体制的社会矛盾指数。通过6年的数据结果发现：北京居民主观的社会矛盾水平和医疗矛盾水平得分整体上均有所下降，居民的行为选择也有趋于平和的趋势。

关于医患纠纷产生的原因，有研究者采用文献研究的方法，在2003—2012

① 常健，殷向杰．近十五年来国内医患纠纷及其化解研究［J］．天津师范大学学报（自然科学版），2014（2）：67-71.

② 王志刚，郑大成．医疗纠纷现状分析［J］．数理医药学杂志，2015，28（1）：57-59.

③ 李菲，陈少贤，彭晓明，等．医患关系的主要困惑与对策思考[J].中国医院管理，2008（2）：22-24.

④ 吕兆丰，王晓燕，张建，等．医患关系现状分析研究：全国十城市典型调查［J］．中国医院，2008（12）：25-31.

年期间 3642 篇有关医患纠纷的研究中筛选出了 418 篇进行深入分析。① 结果发现，引起医患纠纷的原因主要涉及患者、医院管理、医务人员以及其他四大方面。其中，在患者因素方面，患者及其家属对医疗服务的期望值过高因而对实际疗效不满意，或因为医疗费用过高导致经济方面的负担太重，以及患者维权意识的增强与医疗特殊性知识的匮乏等原因，都是引发医患纠纷的重要因素。也有研究者检索国内全文期刊数据库，提取近 3 年来文献资料齐全的 1552 例医患纠纷案例的纠纷原因进行统计分析，发现在导致医患纠纷的主要原因中，责任性因素占 47.10%，而技术因素占 38.60%。② 另有研究者通过梳理近 15 年医患纠纷的主要观点认为，中国医患纠纷的起因主要从技术性原因逐渐转移为社会性原因。③

作为影响医患关系的关键性因素之一④的医患信任，也成了医患问题研究的重要内容。在医患信任现状研究方面，汪新建和王丛⑤认为，近年来我国医患信任水平持续下滑，医患信任危机成为我国当前面临的一大社会问题。有研究者在第五次国家卫生服务调查中，通过问卷调查发现城市大医院医务人员与基层医疗卫生机构医务人员相比，不被患者信任的感受更强烈。⑥ 还有研究者通过对我国中部地区某两个村庄的参与观察，探讨了乡村社会转型时期的医患信任现状及其建构逻辑。⑦ 该研究结果发现，村民在针对村医和乡镇卫生院医生的信任问题上主要采用的是“人际信任”和“制度信任”两种信任逻辑。有研究还进一步分析了医患信任的影响因素。另有研究者基于信任的整合模型，从医生的正直、善意和能力三个方面，结合原因源、稳定性和可控性三个层面，对医患

① 冯俊敏，李玉明，韩晨光，等．418 篇医疗纠纷文献回顾性分析［J］．中国医院管理，2013，33（9）：77-79.

② 林雪玉，李雯．1552 例医疗纠纷调查分析［J］．中国医院，2015，19（2）：61-62.

③ 常健，殷向杰．近十五年来国内医患纠纷及其化解研究［J］．天津师范大学学报（自然科学版），2014（2）：67-71.

④ 罗碧华，肖水源．医患相互信任程度的测量［J］．中国心理卫生杂志，2014，28（8）：567-571.

⑤ 汪新建，王丛．医患信任关系的特征、现状与研究展望［J］．南京师大学报（自然科学版），2016（2）：102-109.

⑥ 王帅，张耀光，徐玲．第五次国家卫生服务调查结果之三——医务人员执业环境现状［J］．中国卫生信息管理杂志，2014，11（4）：321-325.

⑦ 房莉杰，梁小云，金承刚．乡村社会转型时期的医患信任——以我国中部地区两村为例［J］．北京：社会学研究，2013，28（2）：55-77，243.

信任缺失的原因进行了归纳分析。① 有研究则将人际医患信任的影响因素归结为社会背景因素、就医情境因素以及个体特征因素三大类。② 其中，个体特征因素主要包括患方个体的社会资本、风险感知、情绪等患方个体特征，以及医务工作者的诚实、善意、正直、能力等医方个体特征。

（三）当前研究的不足

总结已有研究不难发现，医患纠纷及其信任研究已经得到了社会学、医学、公共管理、心理学等不同领域研究者的关注，但仍然存在以下不足：（1）目前研究主要局限于案例分析和问卷调查数据。其中，案例分析则在案例的选择偏差和代表性方面存在风险，而问卷调查方法则在代表性、研究成本以及测量工具客观性等方面存在风险。尤其是在医患信任研究方面，相当一部分医患信任的测量工具缺乏严格的测量学检验。③ 当然，也有研究者尝试借助网络数据来研究医患问题。例如，有研究以天涯论坛数据分析网民的社会心态。④ 但该研究结论基于 4 起伤医事件的内容分析，在一定程度上仍然存在一定的主观性偏差。（2）数据的地域来源较为局限，存在代表性风险。现有研究证据往往是基于某一地区或少数几个地区证据的介绍和总结，而缺乏对各地不同情况的比较研究，并且针对不同地区的证据结果冠之以不同模式（如北京模式、上海模式）的做法是值得商榷的。⑤ 数据在地域方面的局限性，既为研究带来了样本代表性方面的风险，也为研究者解释一个模式和另一个模式之间的区别和联系提出了巨大挑战。（3）医患主体较为局限。在医患信任涉及的主体方面，已有的大多数研究集中于患者对医生的信任，较少涉及整体概念上的“医方”，即同时考虑提供医疗服务的医生、护士、医疗技术人员和医疗机构等多方主体。

（四）本书研究问题：大数据与医患研究

在目前医患关系研究仍然主要局限于案例和问卷调查法的情况下，借助网

---

① 马志强，孙颖，朱永跃．基于信任修复归因模型的医患信任修复研究［J］．医学与哲学（人文社会医学版），2012，33（11）：42-44，47.

② 汪新建，王丛，吕小康．人际医患信任的概念内涵、正向演变与影响因素［J］．心理科学，2016，39（5）：1093-1097.

③ 罗碧华，肖水源．医患相互信任程度的测量［J］．中国心理卫生杂志，2014，28（8）：567-571.

④ 潘嫦宝，花菊香．以伤医事件的网络舆情观社会心态［J］．医学与哲学（人文社会医学版），2016，37（4）：41-44.

⑤ 常健，殷向杰．近十五年来国内医患纠纷及其化解研究［J］．天津师范大学学报（自然社科版），2014（2）：67-71.

络数据分析技术和方法成为拓展医患关系研究的重要突破口。首先，微博、微信等社交平台已经成为社会热点事件的舆情聚集地，而医患问题也是互联网舆论场中的一个重要议题。微博等新媒体场域形成的网络舆论场，对医患问题的社会大讨论具有不容忽视的影响作用。因此，研究网民对医患问题的关注和态度具有重要意义。其次，网络空间已逐渐成为人们日常生活中不可或缺的一部分。网民在互联网平台上积累的海量数据以及信息科学技术的发展，为通过大数据挖掘大规模网民社会心态提供了可能。最后，随着世界范围内城市化水平的推进，城市已经成为人类生存和发展的重要单位，以城市为单位的社会治理也成了跨越政治学、管理学、经济学、地理学、公共卫生学等众多学科的研究对象。借助大数据的方法优势，以城市等地理分析水平为依据的地理心理学等交叉学科，致力于探索人类在城市水平的心理与行为规律，进而为城市社会治理提供对策和建议。

因此，本研究基于中国95个城市网民的微博社交媒体数据，发挥网络大数据分析的优势，探索与中国城市网民的医患议题相关的心理行为规律，揭示中国城市网民的医患问题关注规律和医患问题态度规律。

二、数据和方法

（一）数据来源

1. 城市名单

首先，本研究根据《第一财经周刊》的中国城市分级榜单，选取了具有较高代表性的95个中国城市，最终覆盖了中国（除香港、澳门、台湾地区）除青海省外的30个省级行政单位，包含了除青海省省会西宁以外的30个省会城市，以及深圳、宁波、青岛、厦门、大连5个计划单列市。该95个抽样城市中，有一线城市5个，二线城市30个，三线城市25个，四线城市24个，五线城市11个，实现了中国一线、二线城市全覆盖，三线及以上城市部分抽样的目标。其次，通过微博用户的注册地信息确定用户的城市身份，并且按照一线城市平均不低于5000人，二线城市平均不低于2500人，三线及以上城市平均不低于1000人的抽样标准确定用户样本。

2. 微博数据来源

本研究采用网络爬虫技术抓取了上述95个城市的新浪微博用户在2015年1月1日至12月31日期间的全部发帖内容。微博用户的城市归属地识别则主要通过用户注册地信息、互动社交网络地域属性等特征实现。最后我们获得了2015

年期间有发帖内容的用户约 17.2 万，微博文本内容 3667.5 万条的数据。

（二）分析指标

本研究关于网民对医患议题的关注度和态度均主要借助目前被广泛使用的文本分析软件 LIWC（Linguistic Inquiry and Word Count）①，实现对微博文本内容词频的自动化统计分析。医患关注度，反映的是网民对医患问题的关注程度。关于该指标的测量，我们首先构建了一个医患相关的关键词库，包含"医院""医生""患者""医患"等 36 个关键词。如果微博文本内容中提及医患关键词库中的任意一个词一次以上，则该医患指标计分一次。最终通过医患词库中医患词的平均词频，得到医患关注度得分。

针对关注了医患议题的微博内容，我们进一步采用 LIWC 软件对其进行医患态度分析，最终进入医患态度分析的微博数量约为 19.52 万条。其中，对于医患态度指标的测量，我们将采用适于中国网络社会心态和舆情分析的"情绪—态度"模型。② 传统网民心理分析大多仅关注情绪的正向和负向特征，而忽略了对主体行为意向具有重要解释力的其他心理特征。因此，该模型在传统模型正—负情绪维度的基础上，进一步加入了包含高—低控制感的维度，进而形成了"希望度""问题解决期待度""悲观度"和"冷漠度"四个指标，具体如图 4-17 所示。"希望度"是正情绪+高控制感的集合，代表网民认为事件是积极且充满希望，其关键词词库包含［乐观］［爱心传递］［顶］等 56 个词。"问题解决期待度"是负情绪+高控制感的集合，代表网民解决问题的意愿，其关键词词库包含［恨死］［鄙视］［愤怒］等 32 个词。"悲观度"是负情绪+低控制感的集合，代表网民情绪是消极的，并对问题的解决不抱希望，其关键词词库包含［悲痛］［闭嘴］［蜡烛］等 35 个词。"冷漠度"是正情绪+低控制感的集合，代表虽然网民情绪是积极的，但对问题的解决不抱希望，其关键词词库包含［无所谓］［困］［挖鼻屎］等 32 个词。问题解决期待度虽然是负情绪，但同时拥有高控制感，因而它与希望度反映的均是对网络舆情事件的发生、发展具有积极意义的心态特征；反之，冷漠度与悲观度反映的则均是对网络舆情具有消极意义的心态特征。因此，我们最终将形成一个由"希望度+问题解决期待度-悲观度-冷漠度"构成的综合态度指数。即当网民的希望度和问题解决期

① TAUSCZIK Y R, PENNEBAKER J W. The psychological meaning of words: LIWC and computerized text analysis methods[J]. Journal of Language and Social Psychology, 2010, 29(1): 24-54.

② 何凌南，熊希灵，阿梅. 2014—2015 年微博热点事件网民心态分析［M］//王俊秀，杨宜音. 中国社会心态研究报告（2015）. 北京：社会科学文献出版社，2015：225-227.

待度超过悲观度和冷漠度时，态度指数大于 0，反之，则态度指数小于 0。

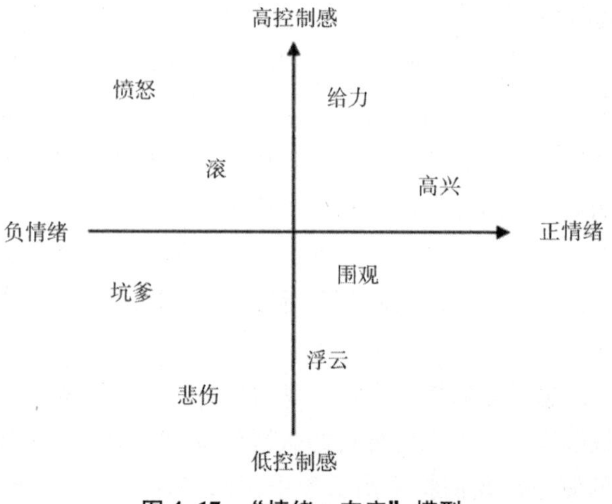

图 4-17 “情绪—态度”模型

三、结果

（一）网民医患关注度分析

医患关注度分析结果显示，2015 年中国 95 城市微博网民对医患议题的平均关注度为 1.21e-05（*SD*=2.63e-06）。其中，北京、巴中和天津这三个城市网民对医患议题的平均关注度最高，分别为 1.98e-05、1.91e-05 以及 1.83e-05；而扬州、宁波、哈尔滨这三个城市网民对医患议题的平均关注度则最低，分别为 7.80e-06、8.06e-06 以及 8.18e-06。此外，我们还将中国城市网民对医患议题的关注程度与工作、休闲和家庭三个 LIWC 经典的话题指标进行了对比。结果发现，中国城市网民对医患的关注度要略低于对工作（2.93e-05）、休闲（3.07e-05）和家庭（2.66e-05）的关注度。

从不同的城市类型来看，一线城市的医患关注度均值为 1.61e-05（*SD*=3.17e-06），二、三、四和五线城市的医患关注度均值分别为 1.20e-05（*SD*=2.63e-06），1.15e-05（*SD*=2.14e-06），1.18e-05（*SD*=2.13e-06）和 1.27e-05（*SD*=3.17e-06），如图 4-18 所示。为了进一步考察不同类型的城市在医患关注度上是否存在显著差异，对其进行方差分析检验。结果发现，不同的城市类型在医患关注度上存在显著的差异（$F=3.827$，$p=0.006<0.01$）。进一步的多重比较（LSD 检验）发现：一线城市的医患关注度显著高于二线（$M=4.08e\text{-}06$，$p=0.001<0.01$）、三线（$M=4.59e\text{-}06$，$p=0.000<0.001$）、四线（$M=4.26e\text{-}06$，

$p=0.001<0.01$）和五线（$M=3.36\text{e-}06$，$p=0.014<0.05$）城市。而二线、三线、四线以及五线城市网民在医患关注度上的差异则均不显著。

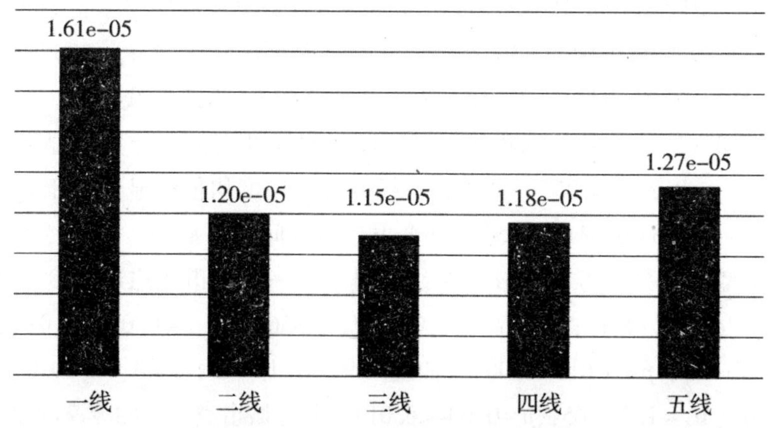

图 4-18 不同城市类型的医患关注度

（二）网民医患态度分析结果

1. “情绪—态度”模型各指标分析

总体上而言，中国城市网民的医患态度在情绪—态度模型各维度上的水平由高到低分别是：希望度上的均值为 2.55e-05，冷漠度均值为 1.61e-05，悲观度的均值为 6.03e-06，问题解决期待度上的均值为 4.23e-06。

具体到各城市水平，在医患议题的希望度方面，福州（4.12e-05）、南昌（3.91e-05）和吉林（3.89e-05）在希望度指标上得分最高，而武威（1.61e-05）、上海（1.25e-05）和合肥（1.21e-05）得分最低。在医患议题的问题解决期待度方面，天水（2.09e-05）、海口（1.28e-05）和榆林（9.45e-06）在问题解决期待度指标上得分最高，而绍兴（9.77e-07）、聊城（8.81e-07）和武威（7.05e-07）得分最低。在医患议题的悲观度方面，贵阳（1.57e-05）、扬州（1.19e-05）和海口（1.06e-05）在悲观度指标上得分最高，而中山（2.48e-06）、巴中（2.05e-06）和晋中（1.80e-06）得分最低。在医患议题的冷漠度方面，上海（2.18e-04）、呼和浩特（1.84e-04）和宁波（2.61e-05）在冷漠度指标上得分最高，而大连（4.72e-06）、宿迁（4.29e-06）和石嘴山（3.81e-06）得分最低。

采用方差分析检验“情绪—态度”模型四个指标在城市类型上的差异（如图 4-19 所示），结果显示：只有希望度（$F=3.142$，$p=0.018<0.05$）和冷漠度（$F=2.842$，$p=0.029<0.05$）两个指标在不同类型的城市之间存在显著性差异，

而问题解决期待度（$F=0.301$，$p=0.876>0.05$）和悲观度（$F=1.883$，$p=0.120>0.05$）两个指标在不同类型的城市之间的差异不显著。

关于希望度在不同城市类型间差异的多重比较分析结果显示：一线城市医患希望度均值最低（$M_1=1.92e\text{-}05$），并且显著低于二线（$M_2=2.69e\text{-}05$，$p=0.01<0.05$）、三线（$M_3=2.73e\text{-}05$，$p=0.007<0.01$），低于四线（$M_4=2.43e\text{-}05$，$p=0.091<0.1$）的差异达到边缘显著，而与五线城市的差异则不显著（$M_5=2.28e\text{-}05$，$p=0.274>0.05$）。此外，三线城市希望度均值也显著低于五线城市（$M=4.53e\text{-}06$，$p=0.041<0.05$），其余类型组合间均不显著。关于冷漠度在不同城市类型间差异的多重比较分析结果显示：一线城市医患冷漠度均值最高（$M_1=5.27e\text{-}05$），并且它显著高于二线（$M_2=1.36e\text{-}05$，$p=0.003<0.01$）、三线（$M_3=1.93e\text{-}05$，$p=0.013<0.05$）、四线（$M_4=1.10e\text{-}05$，$p=0.002<0.01$）以及五线城市（$M_5=1.03e\text{-}05$，$p=0.004<0.01$）。其余城市类型间的冷漠度差异均不显著。

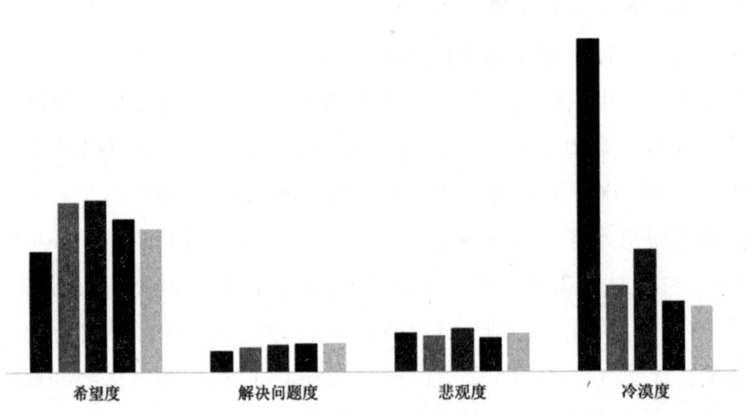

图 4-19 不同类型城市的“情绪—态度”维度分值

2. 网民综合态度指数分析

总体上而言，网民医患态度的综合指数为 7.52e-06，即大于 0，意味着中国城市网民在医患态度上总体上有偏积极的倾向。具体到各城市得分的结果显示：共有 7 个城市（分别为武威、宁波、安阳、合肥、贵阳、呼和浩特和上海）的网民态度指数小于 0，而其他 88 个城市的网民态度指数大于 0。其中，天水（2.69e-05）、鞍山（2.50e-05）和海口（2.35e-05）网民对医疗话题的态度指数最高，贵阳（-9.81e-06）、呼和浩特（-1.69e-04）和上海（-2.08e-04）网民对医疗话题的态度指数最低。

按不同的城市类型统计，结果发现，一线城市的综合态度指数均值为-3.63e-05，二线、三线、四线和五线分别是1.15e-05、5.34e-06、1.24e-05、1.10e-05，即仅有一线城市的平均综合态度指数小于0，其他四类城市平均综合态度指数均大于0，如图4-20所示。进一步的方差分析结果表明，不同的城市类型在医患综合态度指数上存在显著的差异（$F=3.37$，$p=0.013<0.05$）。进一步的多重比较检验发现：一线城市的医患综合态度指数显著低于二线（$M=$ 5.0e-05，$p=0.001<0.01$）、三线（$M=$ 4.0e-05，$p=0.004<0.01$）、四线（$M=$ 5.0e-05，$p=0.001<0.01$）和五线（$M=$ 5.0e-05，$p=0.003<0.01$）城市。而二线、三线、四线以及五线城市网民在医患综合态度指数上的差异则均不显著。

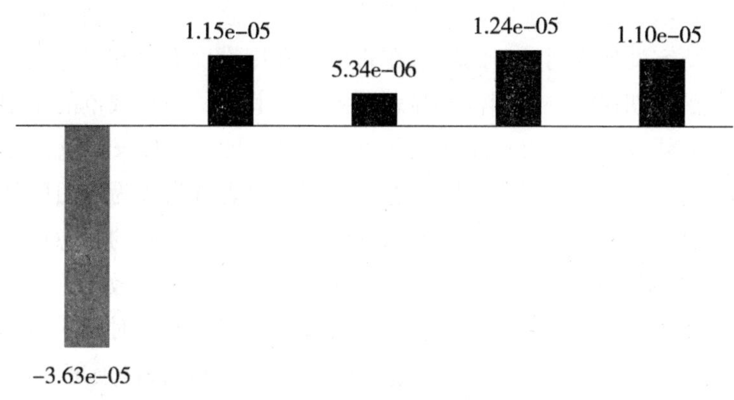

图4-20 不同城市类型的网民医患综合态度指数

四、讨论

（一）主要发现

本研究基于中国95个城市网民在微博社交媒体平台的客观行为数据，探索了网民对医患议题的关注规律和医患态度规律。在医患关注规律上，本研究结果发现，中国城市网民对医患问题的关注度仅略低于工作、休闲和家庭三大主题，并且其讨论量处于同一数量级。网民在社交媒体平台针对医患问题的讨论，也是未来医患关系研究中不容忽视的内容。此外，本研究还分析了不同城市类型的网民在医患关注度上的差异，结果发现一线城市网民对医患议题的关注度显著高于其他城市。这可能与一线城市经济发达，人们对医疗健康相关的问题重视程度更高有关。根据后现代主义理论，随着经济水平的提高，人们会由强调生存导向的物质主义价值观，向强调自主和生活质量的后现代主义价值观变迁。① 虽然医患问题有一定程度的生存导向色彩，但人们现在关于医患关系的讨论中也包含着越来越多与尊重、自主以及生活质量相关的后现代主义色彩。因此，我们认为中国一线城市对医患问题的关注度最高，可能与一线城市网民的后现代主义价值观较强有关。

在分析了中国城市网民医患关注度规律的基础上，我们进一步分析了医患态度特征及其分布规律。结果发现，总体而言，中国城市网民在反映正向情绪和高控制感的希望度方面最高，反映正向情绪和低控制感的冷漠度次之，反映负向情绪和低控制感的悲观度处于第三，而反映负向情绪和高控制感的问题解决期待度则相对最低。基于上述四个指标构建的网民医患态度综合指数大于 0，意味着中国城市网民在医患紧张态度上仍有偏积极的倾向，这对于改善中国医患紧张关系、医患矛盾复杂的局面具有积极的信号意义。具体到不同类型的城市方面，本研究发现不同类型的城市在希望度和冷漠度上存在显著差异，在悲观度和问题解决期待度方面则没有显著性差异。其中，一线城市的希望度显著低于二线、三线及四线城市，而与此同时一线城市的冷漠度又显著高于其他各类城市。可见，一线城市网民在医患态度方面主要表现为较为突出的低正向情绪和低控制感的特征，这在一定程度上反映出一线城市网民的医患信任水平并不乐观。这可能是因为一线城市网民对于医患问题的关注度较高，对医患问题更加重视，要求和期待更高。因此，当面对现实中的一些长时间未得到解决的医患问题时，一线城市网民在医患态度上更倾向于呈现出高冷漠度和低希望度。当然，这也可能与一线城市的社会现代化转型较为深入、医疗矛盾更加突出有关，但该解释需要未来更多深入研究提供证据予以支持。

（二）研究意义及不足

本研究借助网络社交媒体数据，较为全面地探索了中国城市网民对医患问题的关注规律和医患态度规律，这对于理解中国网民的医患社会心态、医患信任，改善中国医患关系困境具有重要的理论和现实意义。一方面，从研究方法来看，本研究尝试借助在全国范围内的城市水平搜集微博数据，为传统以案例和问卷调查数据为主的医患关系、医患信任研究提供了更为客观的证据。另一方面，从研究问题的价值而言，本研究结合网络大数据的数据特征和技术优势，通过医患关注度和医患态度来分析网民的医患心理与行为规律，并希望为网民的医患信任研究，以及医患信任管理实践提供一定的参考。例如，本研究结果

① INGLEHART R. Modernization and post-modernization: cultural, economic, and political change in 43 societies princeton[M].Princeton University Press, 1997: 64-66.

显示，中国一线城市网民对于医患问题的关注度高，但表现出正面情绪低、控制感低的低信任特征。因此，未来研究者可以进一步挖掘一线城市医患态度形成的原因以及作用机制，相关决策和管理部门则应在医患管理实践中重视一线城市的医患矛盾处理和引导工作。

当然，此次研究也存在一些不足。一方面，由于数据获取成本和资源限制，本研究的分析建立在中国 95 个城市网民的微博数据上，在城市数量和样本规模上仍有提升空间。尽管如此，这相比已有的基于少数几个城市、地区或样本量更有限的问卷调查而言，仍具有一定优势。相信随着相关技术的发展和数据积累，未来研究可进一步扩大城市数量和样本覆盖规模。另一方面，医患信任在医患关系研究中具有重要的价值，本研究基于现有技术，尚无法较好地实现对医患信任进行直接、准确的测量，因此采用通过挖掘网民的医患态度特征，从而为其提供间接的研究证据。未来研究可以考虑结合深度自然语言理解、机器学习等更加复杂的大数据分析技术，对医患信任问题开展更为科学、直接的研究。

（本节内容曾发表于《中国社会心理学评论》2018 年第十三辑，收录本辑时稍做调整）

第五章

媒体报道与医方形象

第一节　媒体中的医方形象及其对医患信任的影响

近年来，我国医疗纠纷和冲突频发，医患间的信任度急剧下降，成为困扰人们的典型的社会问题。学术界围绕着医患信任水平下降和医患冲突等开展了一系列的探讨，作为这一探讨的延续，本书拟从心理学的视角出发，尝试通过考察国内媒体对医方形象的呈现及其特点，来分析其对医患信任的影响，以更好地理解媒体在医患关系中所扮演的角色，并在此基础上提出相应的对策建议。本书中提到的“医”与“患”或“医方”与“患方”，其主体并不仅仅局限在医生个体和患者个体本身，所谓医或医方包括医疗机构、医务工作者（医师、护士及医疗机构管理人员）和医学教育工作者，患或患方则包括患者及其亲属、监护人、代理人等利益群体。① 故这里关注的媒体中医方形象不仅仅是医生的媒体形象，亦包括所有医务工作者和医学教育工作者，甚至包括医院在内的医方媒体形象。

一、国内媒体中医方形象的演变及其特征

我国媒体对于医患关系的报道模式和特点经历了一个发展变化的过程，不同阶段媒体所塑造的医方形象带有特定的社会历史烙印。过去 30 年间，医方的形象已经发生了明显转变。有研究者选取了十家国内报纸，对新闻报道中医方形象进行考察后发现：20 世纪八九十年代，对医生的正面和中立评价高达 81.89%，负面报道只有 10.59%；而在 2006 年，正面和中立报道比例下降为

---

① 吕小康，朱振达．医患社会心态建设的社会心理学视角［J］．南京师大学报（社会科学版），2016（2）：110-116.

45.19%，负面报道则上升至32.59%，且负面报道呈不断增长的趋势。① 医疗体制改革进程中，媒体自身的发展变化，以及重大公共卫生事件的爆发，使得我国媒体关于医疗报道出现了明显的阶段性特点。

从1949年中华人民共和国成立至20世纪末，我国的医患关系基本处于正面报道阶段。中华人民共和国初期，在公费医疗制度下，医患关系比较和谐。这一时期的医疗报道多以正面宣传和积极引导为主，医方"白衣天使"的形象深入人心。20世纪八九十年代，医疗体制改革初期，医院面临市场化，医改中的一些问题开始显现，但媒体报道框架并没有改变，一如既往地正面宣传医疗体制改革。曾有研究者以《人民日报》（全国版）为例研究媒体中的医生形象发现：从1979年到1995年，《人民日报》在报道医生相关的形象时，正面的积极报道超过了80%。②

自2000年开始，媒体的医疗报道进入"危机"阶段。2000年2月，地方医院率先实行"完全市场化"医院改制，医疗危机凸显。媒体对医疗纠纷的关注增强，相关报道增多，随后，媒体开始大量报道医疗纠纷和医患冲突事件，非典等公共卫生事件的大规模爆发引发媒体的专业化思考。与此同时，媒体社会化发展迅速，社会监督意识增强。媒体中的医方不再是单一的完美形象，对医生、医院的批评声音越来越多。医患矛盾成为这一阶段医疗报道的关键词。研究发现，到2004年，在《人民日报》报道中，对医生不利的负面新闻超过一半，占52.5%；而正面积极的报道降低为37.3%。③ 也有研究者指出，在20世纪八九十年代，医生形象以主流政治观与专业社会贡献为主，常被誉为"白衣天使"；而到了2006年左右，新闻报道的关注点转向医疗改革话题，对医院追逐利益、医生医德缺失等方面的报道增多。④

从2008年至今，我国医疗危机报道进入多元化发展阶段。2009年1月，新一轮医改方案正式出台，旨在建立健全医疗保障体系，实现基本公共卫生服务的均等化，与医患相关的议题受到社会的重视。传统新闻媒体不断调整有关医疗危机的报道方向，从专业角度建设性报道医疗问题。与此同时，社交新媒体

① 彭曼．我国近期报纸医生的传媒形象研究［D］．武汉：华中科技大学，2007：12，16.

② 孙振领，黄芳．媒体视野中医生形象变化与医患关系研究［J］．湘南学院学报，2008（1）：114-118.

③ 孙振领，黄芳．媒体视野中医生形象变化与医患关系研究［J］．湘南学院学报，2008（1）：114-118.

④ 庞慧敏．论媒体在平衡社会身份与社会公正中的作用——以"医患报道"为视角［J］．现代传播（中国传媒大学学报），2012，34（4）：151-152.

的大规模应用使报道诉求更加多元化，医方形象的构建呈现出多维特征。现阶段，媒体中的医方形象呈现两极分化的态势：一方面，医方作为患方在危机面前可以依赖的权威专家，不但能够做到医到病除，而且能够以患方的利益最大化作为行医宗旨。“白衣天使”“救死扶伤”“妙手回春”“并肩作战、对抗病魔”的医方形象在媒体报道中时有出现。但是，传统媒体呈现的正面医方形象具有明显的舆论引导意图。在这种情况下，公众往往把媒体话语等同于官方话语，对其接受度不高，对塑造积极的医方形象效果有限。而随着社交媒体、自媒体等新媒体形态的出现，民间话语直接参与医方形象塑造。公众同时作为新闻的传播者而呈现出的正面医方形象更接近生活，在受众眼中的可信度也更高。“手术室外耐心安抚哭闹小患者的最美医生”“医生忍着胃痉挛剧痛坚持做完手术”“高强度工作，医生只能躺在走廊打盹”等描述越来越多地出现在新媒体环境中，正面的医方形象也不断地进入公众视野。但另一方面，“医患沟通中的医生和医院形象却由大量医疗纠纷和医患冲突新闻事件间接塑造，呈现前所未有的负面争议。民间舆论和大众媒体话语较多指向对医院和医生的批评”①。提起医生，人们就会和收红包、吃回扣、乱开药、大处方、冷漠无情等消极印象联系在一起。这样的媒体报道在一定程度上损害了医务人员的良好形象，影响了医务人员在社会大众心目中的认知，使医务人员的职业荣誉感下降。②

总体来说，当下国内媒体呈现的医方形象并非单一结构，但消极形象占主导，负面报道多于正面报道。这其中固然有现实的医疗制度和医疗实践的自身原因，但媒体作为沟通和传播平台，其报道框架、新闻渠道、预设立场等在呈现医疗事件时，也为大众有意或无意地塑造了现如今医患关系中的医方形象。这是媒体和媒体研究者所必须正视的。

二、医方形象的媒体呈现策略

医疗事件的媒体报道在媒介传播的大框架之下，首先要遵循媒介传播的一般范式，其次要采纳特定医疗情境和社会历史文化环境的特殊策略选择。从媒介传播的一般规律来看，公众在媒体面前与三种意义上的“现实”发生着密切联系：一是实际存在着的不以人的意志为转移的“客观现实”；二是传播媒介经

---

① 苏春艳．当“患者”成为“行动者”：新媒体时代的医患互动研究［J］．国际新闻界，2015，37（11）：48-63.

② 王帅，张耀光，徐玲．第五次国家卫生服务调查结果之三——医务人员执业环境现状［J］．中国卫生信息管理杂志，2014，11（4）：321-325.

过有选择地加工后提示出的“象征性现实”（即拟态环境），实际上是一种媒介语境中的社会现实；三是存在于人们意识中的“关于外部世界的图像”的“主观现实”，是一种观念化了的现实。① “拟态环境”理论是由美国政治评论家、媒体人沃尔特·李普曼（Walter Lippmann）在《公众舆论》一书中提出的，其主要看法为：其一，拟态环境不是对现实环境“镜子式”的摹写，不是“真实”的客观环境，它部分程度地与现实环境存在偏离。其二，拟态环境也绝不是与现实环境完全割裂，而是以现实环境为原始蓝本的。所以，媒体受众是把媒体建构的象征性现实作为中介来了解和感知客观现实，在意识中形成主观现实，进而构建比较稳定的认知水平。

然而，媒体中的象征性现实不可能是客观现实的镜子式直接反映，而是偏离客观现实又与客观现实有着直接关系的拟态现实。在报道医疗事件时，媒体人受到诸多利益因素和预设立场的驱使，在搭建媒介拟态环境过程中有可能并不会如实地反映客观现实，甚至主动偏离客观现实，那么受众就逐渐形成了有偏差的“主观现实”。当媒体偏好报道非常态不和谐医患关系，甚至预设医方失职失德为医患矛盾中的主要原因时，媒体就通过中介拟态环境向大众传达了似乎客观的负面医方形象。大众传媒正是通过这种范式渗透和影响了受众的主观感受和认知水平。

媒体报道中新闻来源的选择是影响新闻内容的重要因素，能够反映构建新闻的视角选择和报道背后的意识形态等。② 新闻来源决定着医疗报道的话语主体，“掌握了对事实进行定义、设定解释框架的主动权和话语权”③。我国当下媒体关于医患关系主题的新闻来源选择不均衡，患方话语和官方话语呈现较多。有学者选择2006年《人民日报》《南方周末》《扬子晚报》三家报纸全年关于医患关系主题的报道进行研究，发现消息来源最多的是相关政府职能部门，其次是患者及家属，之后是法院及司法部门，而来自医院及相关医务人员的占比最少。④ 在医疗活动中，患方和医方之间的医学专业知识明显不对称，患方常常被视为医患关系中的弱势群体。媒体工作者在新闻素材采集过程中更容易接触

---

① 方延明．我国媒介传播中的悖论问题［J］．南京社会科学，2009（10）：40-45.

② 王贵斌，张建中．媒介、社会真实与新闻文化的建构［J］．当代传播，2004（1）：30-31.

③ 曾庆香，黄春平，肖赞军．谁在新闻中说话：论新闻的话语主体［J］．新闻与传播研究，2005（3）：2-7，93.

④ 单文苑．我国媒体医疗纠纷报道的话语变迁与话语倾向［D］．苏州：苏州大学，2007：29-30.

到有诉求的患者及患者家属。媒体报道倾向于选择患方作为话语主体来阐述和解释医疗纠纷和医患矛盾。医方在媒体报道中常处于失语状态或者发声很少的状态。媒体人在新闻呈现中往往受到新闻来源的暗示。在现有的媒体话语生产机制下，患方和医方分别以怎样的姿态出场，都取决于新闻来源的选择。新闻来源直接作用于媒体再现和建构社会现实，从而引导了受众对医方和患方形象的感知。一边倒的新闻来源选择是媒体塑造医方负面形象的策略之一。因为弱势群体自身的社会地位和生存状态更容易获得社会的同情，更能增加故事的戏剧性和悲剧化色彩。另外，患者的遭遇会使媒体受众成为“替代式参与”的对象，容易引起共鸣，对医生的负面报道迎合了大众心理。①

新媒体环境下，多元媒体形态的出现有可能改变传统媒体下的医方形象表达。随着互联网技术的发展和移动网络的普及，以微博、微信为代表的自媒体形态越来越多地参与到了媒介传播之中。自媒体具有互动性和开放性的特点，人们可以便捷、自由地通过自媒体接收和发布信息。与传统媒体自上而下的传播模式不同，自媒体的传播者不再局限于职业的传统媒体组织，普通民众在任何时间、地点都可以利用自媒体传播信息，可以说正是自媒体的出现打破了传统媒体一家独大的信息垄断局面。②

当前，一种新旧媒体交融的传播环境正在形成。传统媒体在医疗报道中受预设立场和新闻来源的影响，在新闻关注度的驱动下，更多地关注了非常态的医疗纠纷和医患冲突。医疗报道呈现给大众的是医患矛盾亟待改善的社会现实和不完善的医疗体制下不令人满意的医方形象。在传统媒介点对面的传播模式中，受众的主动性很难体现。而在新媒体环境下，点对点、一对一的小众传播模式优势凸显，受众由传统的单一信息接收者变成了传、受一体的双重身份，心理认知的主观性得以显现。③ 新媒体赋予公众更多的话语权，满足和促进了公众表达的愿望。自媒体的传播主体来自各行各业，这相对于传统媒体从业人员处于单一行业的认知能力而言，覆盖面更广。在一定程度上，他们对于新闻事件的综合把握可以更专业、更具体。相较于传统媒体人，自媒体传播主体带有更少的预设立场和偏见，集中受到利益驱使的可能性较小。他们在新媒体环境下的新闻传播中主动偏离客观现实的动机不明显。

自媒体在呈现医方形象时表现出异于传统媒体的几个特征：第一，同一事

① 庞慧敏．论媒体在平衡社会身份与社会公正中的作用——以“医患报道”为视角[J].现代传播（中国传媒大学学报），2012，34（4）：151-152.

② 夏亮．论现代大众媒介传播主体的转变［J］. 中国出版，2012（24）：20-23.

③ 刘芳．微时代受众认知心理对媒介传播的影响［J］. 传媒，2015（9）：70-72.

件的多视角多渠道解读，有益于接近并还原客观的医方形象。第二，医务人员参与度增强。来自医方的表达让公众有机会从专业角度了解医方的工作和艰辛。医务人员通过自媒体平台直接参与媒体医生形象建构，弥补了传统媒体新闻来源选择不均衡的缺陷。第三，高时效性和参与感，第一时间反映医疗事件中的医方形象。自媒体的便捷性使得医患事件有可能即时直观地呈现在公众面前。第四，存在情绪化表达代替事实分析的倾向。自媒体传播主体作为事件的参与者难免带入主观立场，有时情绪宣泄成主导，无法从整体进行事实分析。自媒体主体水平参差不齐且难以监管是自媒体不可忽视的不足之处。第五，转发功能提高了医方媒体形象的传播性。不管是正面形象还是负面形象，弥漫性传播力量不可小觑。总之，新媒体环境下，传统媒体和自媒体形态在医方形象塑造策略上有共性也有不同。由于自媒体的参与性特征凸显，自媒体在塑造医方形象的媒体力量中分量越来越重，值得重视。

三、公众对医方形象的感知及其对医患信任的影响

媒体塑造的医方形象在信息传播过程中直接或间接地影响公众对医方形象的认知，而公众对医方形象的感知则直接影响医患关系和医患信任的建立。但是大众媒体往往带着一定的报道偏好和预设立场选择新闻来源和叙事策略，经由媒体建构的医患关系和医方形象具有一定的主观性和倾向性。同时，公众对媒体信息的解读存在个体差异，与其已有认知水平有关。

从舆论学的视角看，新闻事实是表达意见的材料。同类事实数量的积累，是造成某种意见的基础，同类事实传播、积累的数量越大，也就越容易形成意见。公众从新闻媒介中多次接触同类的事实，自然会由这些事实的共性做出同一判断，对现实问题得出一致的结论。① 医患冲突作为现如今主要的社会矛盾之一，受到媒体的高度关注，大量医疗纠纷事件频繁出现在媒体报道之中，形成公众对于医方形象感知的信息基础。而出于对新闻价值的追求，媒体往往聚焦于有影响力的典型医患事件，并赋予代表性意义，再通过报道描述继而发生的同类相似事件，唤起公众的相关记忆，建立不同事件之间的联系，将医疗事件类型化，从而强化大众对医患关系和医方形象的认知。如此，“医患关系紧张”“医生冷漠”的认识一次又一次地在媒体医疗纠纷报道中得到强化。

公众的认知水平和心理预期也影响着媒体中医方形象的感知和再传播。公众的认知水平在这里是指公众对于媒体表达的认识、判断以及评价能力。公众

---

① 刘大颖．破解医患关系难题中的媒体责任［J］．传媒观察，2006（7）：30-32.

的认知水平是媒体受众在选择媒体、解读媒体信息以及信息再传播过程中的决定因素。公众的认知水平差别很大，这与每个人的生活经历、教育背景、社会经验直接相关。认知水平高的受众，能够主动选择媒体、筛选信息、理性判断，批判性地接受媒体建构的内容。相反，认知水平不高的受众，大多被动接受媒体信息，容易被媒体的立场左右，受媒体的偏好影响，对新闻事件洞察不够全面，甚至产生理解偏差。另外，公众在接受新的媒体信息之前，对类似事件的已有认知会让公众产生一种心理预期，这一心理预期会影响对新的媒体信息的接受程度。美国心理学家卡尔·霍夫兰德（CarlHovland）最早采用心理实验方法进行大众传播研究，其研究发现传播效果受到诸多因素的影响，其中包括受众最初的态度和观点以及心理预期。当医疗纠纷事件出现时，公众更倾向于接纳与自身立场相近的信息，甚至排斥观点不一致的内容，即和公众已有认知相近的媒体更容易被公众主动选择并产生强化认知的效果。因此，当媒体通过医疗报道塑造的医方形象和公众既有医方感知相近时更容易被接受。

在医患关系紧张的现实社会环境下，媒体为了追求新闻价值和迎合大众心理，往往会采取有偏好的立场选择和叙事框架，媒体中的医方形象多呈现出负面形象。广为传播的“收红包”“大处方”“冷漠无情”的负面医生形象，让患者在进入医院和医生打交道之前就产生消极的心理预期，形成对医方消极的刻板印象。刻板印象是人们交往活动中普遍存在的认知现象，是人们对某个群体形成的一种概括而固定的看法。它一旦形成，就具有较高的稳定性，往往会阻碍人们接受不同的信息，造成偏见的产生，给人们的交往带来不利的影响，甚至导致冲突的产生。在媒体报道医患纠纷的事件后，患者及公众在不确定医生是否有错之前，就会产生对医生比较一致的不满与指责，形成对医生的消极刻板印象或使原有的刻板印象更极端。①

媒体的放大和传播功能使得医患消极刻板印象得到强化，直接影响医患关系和医患信任。一项在北京和合肥进行的问卷调查发现，新媒体的使用没有促进医患传播质量的提升，反而降低了对医生的信任程度。② 医患信任“在人际水平上是指医患双方在互动过程中，相信对方不会做出不利于自己甚至有害于自己行为的一种预期判断和心理状态。此外，还包括医患双方对整体医疗体制

---

① 瞿晓萍，吴菁，叶旭春．刻板印象的研究进展及其对医患关系研究的启示［J］．护理管理杂志，2012，12（4）：264-266.

② 郑满宁．缺位与重构：新媒体在健康传播中的作用机制研究：以北京、合肥两地的居民健康素养调查为例［J］．新闻记者，2014（9）：78-84.

的信任，以及群际信任，即医患群体之间的态度预期与刻板印象”①。作为潜在患者的公众，在尚无就医经历的情况下，受消极刻板印象的影响参与或关注“他人”的医患纠纷事件，很容易产生有偏差的判断，歪曲夸大医患冲突的严重程度，这就极容易强化患者群体对医生群体的不满和怨恨，造成医患群际信任的恶化。同时，由于医院管理不善和医疗体制改革相关的负面新闻的不断刺激，患者及其家人很可能在进入医院之前其负面的刻板印象就已经被激活，就诊中对医生医疗决策的意图动机持怀疑的态度，阻碍了正常的医患沟通，损害了患者和医生之间的信任。由此可见，媒体塑造和传播的负面医生形象，造成并加强了大众对医方的消极刻板印象，对作为医患关系核心的医患信任起到了负面的影响。

通过前面的讨论可以看出，新闻来源的选择不均衡和有偏见性的预设立场，使媒体在医疗报道中建构了负面的医方形象，从而导致了医患信任关系的恶化。在当今多元化媒体时代，医方、患方、新闻工作者和普通民众都可以成为信息建构者。来自不同角度的更加多元的医方形象，很有可能逐渐出现在公众的视野中。但是，自媒体的传播主体可能来自各行各业，职业背景和受教育程度差别很大，对于同一医患事件的解读容易呈现碎片化和情绪化的特征。此外，公众的认知水平和心理预期也会影响医方形象的再塑造。因此，若要改善医方形象，提升医患关系和建立医患信任，媒体、公众、患方和医方均需付出各自的努力。这主要包括以下三个方面：

第一，就媒体（当然也包括自媒体）而言，需承担起自身的社会责任。媒体应把握好新闻价值与社会价值的关系，不宜以渲染炒作的方式处理具有重大社会影响的医患关系问题。面对具体的医患冲突事件，尽可能坚持不偏不倚的公正立场，从多渠道获得新闻来源，客观全面地揭示事件原委，而不是依据预设立场做出判断和结论，从而为医患信任关系的提升营造积极的舆论氛围。

第二，就医方而言，需理性、全面地理解媒体的社会功能和作用。媒体的报道虽然不可避免有自身的局限，如对事实进行有选择的，甚至更偏向不利于医方的报道，但其所涉及医患冲突的事实仍然是存在的，至少是部分的存在的。因此，医方应该将媒体报道作为一种警示，反思和改进自身工作中的不足之处。另外，在自媒体已有充分发展的今天，医方并非仅是在舆论环境中被动接受检视的角色，医院、医生和其他医务工作者都可以合理运用自媒体发出自己的声

---

① 汪新建，王丛，吕小康．人际医患信任的概念内涵、正向演变与影响因素［J］．心理科学，2016，39（5）：1093-1097.

音，而积极的双向沟通可以起到极好的增信释疑作用。

第三，就患方和普通民众而言，需要逐渐学会带有一定批判性地接受媒体的声音。患方是医患关系中的弱势一方。在医疗过程中，患方与医方权利是不对等的，所以在医疗过程中出现疑问、效果不佳乃至医疗事故时会感到无助和恐惧，这恰恰是造成患方不信任医方的关键所在。因而对患者和普通公众来说，应广泛获取相关信息和知识，摒除偏见，善意而宽容地对待医方的治疗决策和行为，为医方创造一个更加积极和良好的工作环境，推动和谐医患关系的建立，得益的将是医疗过程中的所有参与方。

[本节内容曾发表于《南京师大学报（社会科学版）》2017年第2期，收录本辑时稍做调整]

第二节　医患纠纷的媒体报道框架及其对医患信任的影响

医患纠纷作为我国当下典型的社会冲突之一，受到社会各界的广泛关注。医患纠纷的媒介呈现方式，直接或间接地影响着受众对于医患关系的认知。因此，在减少医患矛盾、改善医患信任、构建和谐的医患关系的问题上，媒体起到的作用不容小觑。媒体在新闻生产的过程中，往往采用特定的叙事框架对待相应的主题。既有研究表明，媒体报道的“新闻框架”对受众认知产生了重要的影响。本书以媒体报道的框架理论为分析视角，以官方主流媒体代表报纸《人民日报》和《健康报》为研究对象，采用内容分析法，试图探究和发现我国官方纸媒近十年来在医患纠纷报道中的媒体框架，继而探讨受众对医患关系的认知如何受到媒体影响，媒体又是如何影响到医患信任的。

一、框架理论的源起与基本内涵

框架理论又称框架分析，是近二十多年来美国传播学研究中最为热门的研究范式，被认为是定性研究的重要方法，并被广泛应用于社会学、政治学、心理学和认知语言学等领域，形成了多维视野的研究态势，对社会科学的发展产生了重大而深远的影响。

框架理论是一种理论，也是一种研究范式，最初源于人类学和社会学研究，后来逐渐发展为传播学领域的主流理论。框架理论是欧文·戈夫曼（Erving Goffman）借用人类学家格里高利·贝特森（Gregory Bateson）《游戏与幻觉理论》

中的“框架”概念，在其《框架分析》一书中创立的。他在书中基于人类学视角，系统地阐述了人际互动传播分析的理论与方法，提出了由主体认知和传播环境等多重因素构成的框架，决定了传播意义的生成。① 戈夫曼认为框架乃是在特定心理情境中，由一群语言学符号讯息所发展出来的经验，人们借此建立了观察事物的基本架构，用来处理和分析外在世界层出不穷的社会事件。所有我们对于现实生活经验的归纳、解构与阐释都依赖于一定的框架，框架使得我们能够确定、理解、归纳、指称事件和信息。②

随着框架理论的不断发展，该理论的具体内涵得到了多种系出同源却又略带差异的定义。传播学者恩特曼（Antman）认为框架涉及选择和凸显。框架就是选择所感知的现实的某些方面，并使之在传播文本中更加突出，用这样的方法促成一个独特问题的界定、因果解释、道德评价以及如何处理的忠告。③ 从事社会运动研究的美国学者高姆森（Gormon）指出，框架的定义大致分为两类：一类指界限（boundary）之意，可引申为对社会事件的规范；另一类则指人们用以诠释社会现象的“架构”（building frame）。从界限的角度来看，框架类似于人们借以观察世界的镜头，凡属此镜头纳入的实景，都成为人们认知世界中的部分。而以架构的意义来看，人们通过框架来建构意义，用以了解社会事件发生的原因与脉络。前者代表了取材的范围，后者则显示意义的结构，是一种观察事物的世界观。④ 戈夫曼将框架定义为人们用来认识和解释社会生活经验的一种认知结构，它能够使它的使用者定位、感知、确定和命名那些看似无穷多的具体事实。⑤ 吉特林（Gitlin）发展了戈夫曼的概念，提出了更明确的定义，即框架就是关于存在着什么、发生了什么和有什么意义这些问题上进行选择、强调和表现时所使用的准则。⑥

关于媒体报道框架，传播学者李普曼（Lippmann）的解释是：媒体的报道

---

① 刘强．框架理论：概念、源流与方法探析——兼论我国框架理论研究的阙失［J］．中国出版，2015，（8）：19-24.

② GOFFMAN E. Frame analysis：essays on the organization of experience［M］.Philadelphia：University of Pennsylvania Press，1974：21.

③ ENTMAN R M. Framing：toward clarification of a fractured paradigm［J］.Journal of Communication，1993，43（4）：11-13.

④ GAMSON W A，MODIGLIANI A. Media discourse and public opinion on nuclear power：a constructionist approach［J］.American Journal of Sociology，1989，95（1）：1-37.

⑤ GOFFMAN E. Frame analysis：essays on the organization of experience［M］.Philadelphia：Universityof Pennsylvania Press，1974：21.

⑥ 丁和根．新闻传播研究中话语分析与框架分析之比较［J］．当代传播，2019（6）：4-9.

中一般含有某个特定的报道框架，媒体用这个报道框架选择、定义、评论各种信息。受众在接受媒体报道的同时，也接受了报道中的框架，并按框架形成自己对某个事物的认识。① 这就是媒体框架理论。具体到新闻报道中，新闻框架包含以下两个方面：一是对新闻材料的选择，即新闻的来源；二是对新闻材料的建构，主要指报道对象的选择、报道内容的表现以及报道数量、版面位置和主题基调等。大众传播媒体在对具有新闻价值的事实进行取舍的前提下，对某些观点和信息加以突出。同时，它又排除其他的，尤其是相反的观点。长此以往，大众传播媒体对受众的认知力和注意力的分配结构产生相当的影响。② 中国台湾地区研究者臧国仁则进一步将媒体框架划分为高层次结构、中层次结构和低层次结构三类。③ 高层次结构即宏观层面，是对某主题实践的定性或对新闻话语的主题推导；中层次结构主要是新闻报道的话语结构分析；而低层次结构包括字、词、修辞、句法等用以表现框架的语言符号手段与策略。④ 综上所述，媒体通过具体的媒体语言手段、媒体的话语选择和议程设置构建出媒体框架，呈现社会事件的新闻表达，对受众的相关认知产生影响。

二、媒体框架的实证分析

基于上述框架理论分析，本书店在研究医患纠纷报道的媒体框架的过程中，将聚焦于媒体框架构建的宏观层面（高层次结构和中层次结构），微观层面（低层次结构）的语言分析不在本次研究范围之内。通过对媒体报道框架的具体内容进行分析，本书试图发现媒体在报道医患纠纷时通常采纳什么样的框架结构及其原因。

（一）研究对象

由于医疗卫生问题是关乎每一个人切身利益的社会议题，因而媒体对医患纠纷的报道形式多样，报道数量很大。电视、广播、期刊、报纸，以及以网络

---

① 张宁. 媒体的对中报道框架与中国的对外传播机制［C］. 南宁：2005年传播学论坛论文集：507.

② 汤天甜. 媒体报道框架与程式化的民族风险报道——基于《人民日报》民族风险事件报道的实证研究（2000—2014）［J］. 西南民族大学学报（人文社会科学版），2015，36（11）：172-177.

③ 臧国仁. 新闻媒体与消息来源，媒介框架与真实建构之论述［M］. 台湾：三民书局股份有限公司，1999：32-44.

④ 周伊晨. 框架语境下的把关人：以人民日报和纽约时报关于德班气候大会的报道为例［J］. 青年记者，2012（17）：13-14.

为依托的新媒体形态的微信、微博中都常见医患纠纷的报道。考虑到主流媒体的影响力，纸媒呈现的专业性和稳定性等因素，本书选取了《人民日报》和《健康报》作为分析的主要对象。1985 年被认为是我国医疗体制改革的起点，在随后的二十年里，国家先后下发了一系列与医疗改革相关的文件，推进医疗改革，试图建立市场化的医疗行业运行机制。① 为了呈现我国媒体医患报道的最新发展变化特点，本研究锁定医改启动之后的第三个十年，也就是本研究的时间段确定在 2005 年到 2015 年的十一年之间。

具体材料的获取依赖于“医患信任关系建设的社会心理机制”课题组建立的“医疗纠纷媒体报道案例库”②。该案例库是教育部哲学社会科学研究重大课题攻关项目《医患信任关系建设的社会心理机制研究》的阶段性成果。本研究中的医患纠纷，是指医患双方在医疗行为实际发生之后，对医疗行为的过程或结果存在认识或评价上的分歧，一方向另一方追究责任并要求赔偿损失，通常经过商议、调解、鉴定或裁决方可结案的社会矛盾冲突事件。一般而言，医疗纠纷往往是由医疗机构或医务工作者的过错、过失和医疗事故引起的。但在实际案例中，有时候医方在医疗活动中并没有任何明显的疏忽和失误，仅仅是由于患方单方面的不满意，而引发的医患纠纷。换言之，医疗事故通常会引发医患纠纷，但医患纠纷的根源并不仅仅是由于医疗事故。案例库的案例来源于中国知网报纸期刊数据库，利用关键词人工检索，人工阅读整理，案例库截至目前收录案例 2625 条，时间跨度从 2000 年 6 月 2 日至 2015 年 12 月 30 日，涉及中国知网报纸期刊数据库中 340 余种报纸，2000 余篇文章。本研究所需要的从 2005 年到 2015 年之间出现在《人民日报》和《健康报》的医患纠纷报道都涵盖在“医疗纠纷媒体报道案例库”中。

（二）类目构建

根据媒体框架理论和研究目的，本节的具体研究内容设定为以下几个方面：（1）涉及医患纠纷报道的数量；（2）议题内容；（3）话语主体；（4）报道基调。其中，目标媒体报纸上的医患纠纷报道数量属于媒体报道框架的高层次结构内容，能够反映目标媒体对于医患议题的关注程度。议题内容是指具体的报道内容，反映医患纠纷中不同侧重面受到关注的程度。话语主体的选择可以间

---

① 曹海东，傅剑锋．中国医改 20 年：再次站在十字路口［J］．医院领导决策参考，2005（16）：21-27.

② 吕小康，张慧娟，张曜，等．医疗纠纷案例库建设的初步探索［J］．中国社会心理学评论，2017（2）：179-192.

接地反映出目标媒体的预设立场。报道基调是目标媒体所持立场的直观反映，分为正面报道、中性报道和负面报道。议题内容、话语主体和报道基调这三方面都属于媒体报道框架的中层次结构内容。四个研究类目基本上可以反映医患纠纷媒体报道的宏观框架。

（三）资料统计

1. 报道数量

在本研究的研究范围之内，查找到《人民日报》对医患纠纷的相关报道总共 43 篇，《健康报》对医患纠纷的相关报道总共 155 篇。两份报纸各年份报道的具体数目见表 5-1 和表 5-2。

表 5-1 《人民日报》2005—2015 年医患纠纷报道数量统计表

年份/年	2005	2006	2007	2008	2009	2010	2011	2012	2013	2014	2015
篇数/篇	3	5	2	1	1	5	4	10	5	2	5

来源：作者根据“医疗纠纷媒体报道案例库”自制。

表 5-2 《健康报》2005—2015 年医患纠纷报道数量统计表

年份/年	2005	2006	2007	2008	2009	2010	2011	2012	2013	2014	2015
篇数/篇	34	19	17	12	14	3	8	7	20	12	9

来源：作者根据“医疗纠纷媒体报道案例库”自制。

从报道数量上看，《人民日报》在医改启动之后的第三个十年里针对医患纠纷的报道并不多，也没有表现出明显的年度趋势上的变化。相比之下，《健康报》在近十年里对医患纠纷的关注度很高，相关报道数量约为《人民日报》的三倍。

2. 议题内容

研究《人民日报》医患纠纷报道发现，相关报道的议题内容主要围绕着以下四方面展开：医患矛盾、医闹、纠纷的解决、医生的困境。其中，探讨医患纠纷如何解决的议题得到了最多的报道，总共 20 篇，几乎占据了近十年《人民日报》医患纠纷报道的半数。内容主要涉及医患纠纷的第三方调解机制和医疗责任保险的探索和实践。其中，医患矛盾议题 8 篇，医闹议题 7 篇，有关医生的议题 8 篇。医闹的报道多表达了对医闹的谴责以及对医闹进行立法惩处的决心。以医生为议题的报道主要围绕医生的职业困境和职业危机展开具体见表 5-3。

表 5-3 《人民日报》2005—2015 年医患纠纷报道的议题内容分布统计表

议题	篇数/篇	所占百分比/%
医患矛盾	8	19
医闹	7	16
纠纷的解决	20	46
医生	8	19

来源：作者根据“医疗纠纷媒体报道案例库”自制。

研究《健康报》医患纠纷报道发现，相关报道的议题内容主要围绕着以下六方面展开：医患矛盾、医闹、医疗事故、医患纠纷、暴力伤医、医疗从业行为。和《人民日报》相比，《健康报》关注的医患纠纷议题的侧面更多维、更全面，其中，关于医患纠纷的议题得到了最多的报道，总共 66 篇。虽然《健康报》和《人民日报》在这十年间都用了将近半数的报道数量关注医患纠纷议题，但是在具体内容上有所不同。《健康报》作为医疗行业内具有全国影响的权威报纸，除了探讨解决医患纠纷的途径之外，更多地表现出了对医疗行业的关切，试图从已经发生的医患纠纷事件中发现潜在的行业问题，以期做出改善，防微杜渐。另外，医疗行业行为是《健康报》在近十年的医患纠纷报道中的第二大议题。此类报道聚焦医疗行业行为规范，内容广泛，深入细节，指导性很强。具体见表 5-4。

表 5-4 《健康报》2005—2015 年医患纠纷报道的议题内容分布统计表

议题	篇数/篇	所占百分比/%
医患矛盾	4	2
医闹	10	6
医疗事故	23	15
医疗从业行为	43	28
暴力伤医	9	6
医患纠纷	66	43

来源：作者根据“医疗纠纷媒体报道案例库”自制。

3. 话语主体

媒体报道中的话语主体是影响新闻内容的重要因素，能够反映构建新闻的视角选择和报道背后的权力意识等。① 本研究发现，《人民日报》和《健康报》

---

① 王贵斌，张建中. 媒介、社会真实与新闻文化的建构［J］. 当代传播（汉文版），2004（1）：33-34.

在医患纠纷报道中话语主体的选择主要分为医方、患方、官方和专家学者。其中，官方是指卫生行政部门和法院。在这里，专家学者除了指来自医学界和法律界的专业人士，还有关注医患纠纷的社会学专家学者。统计表明，《人民日报》和《健康报》都倾向于把官方和专家学者的话语作为话语主体，选择患方为话语主体的时候最少。（同一篇报道中可能出现不止一种话语选择，正是表5-5和表5-6中话语主体出现的频次不等同于篇数的原因。）

表5-5 《人民日报》2005—2015年医患纠纷报道的话语主体选择分布统计表

话语主体	频次/次	所占百分比/%
医方	20	33
患方	11	16
官方、专家学者	28	44
其他	4	7

来源：作者根据“医疗纠纷媒体报道案例库”自制。

表5-6 《健康报》2005—2015年医患纠纷报道的话语主体选择分布统计表

话语主体	频次/次	所占百分比/%
医方	52	27
患方	31	16
官方、专家学者	99	51
其他	12	6

来源：作者根据“医疗纠纷媒体报道案例库”自制。

4. 报道基调

一般来说，媒体报道的基调可以分为正面、中性和负面。本研究以医患纠纷报道为研究对象，似乎不应该存在正面报道，但研究发现事实并非如此。根据报道议题内容的不同，媒体呈现出了不同的报道基调。本研究界定，当媒体报道对议题内容持有积极和肯定的语气时，报道基调为正面；当报道中对所报道议题内容持有消极、批评、否定的态度时，报道基调为负面；如果在同一篇报道中，以上两种态度均有出现时，界定为中性。从统计结果可以看出，《人民日报》和《健康报》在报道基调上表现出了一些不同。《人民日报》在医患纠纷报道中正面报道基调选择多于同期《健康报》的相关报道。《健康报》则选择了更多的中性报道基调。具体见表5-7和表5-8。

表 5-7 《人民日报》2005—2015 医患纠纷报道的报道基调分布统计表

报道基调	篇数/篇	所占百分比/%
正面	12	28
中性	13	30
负面	18	42

来源：作者根据“医疗纠纷媒体报道案例库”自制。

表 5-8 《健康报》2005—2015 医患纠纷报道的报道基调分布统计表

报道基调	篇数/篇	所占百分比/%
正面	16	10
中性	82	53
负面	57	37

来源：作者根据“医疗纠纷媒体报道案例库”自制。

（四）分析讨论

通过以上媒体报道的内容分析可以发现，《人民日报》和《健康报》在近十年来医患纠纷的报道中表现出了一些媒体报道框架建构方面的重要特征。第一，从报道数量上看，《人民日报》作为在我国非常有影响力的第一纸媒，并没有用很多的篇幅和频次报道医患纠纷，而且十年间没有太大的年度变化趋势。考虑到媒体报道的舆论导向作用，这符合主流媒体以正面和积极报道为主的传统，有意识地降低医患纠纷议题的报道数量。第二，从议题内容的分析来看，《人民日报》在医患纠纷的报道中关注的是医患矛盾、医闹、医生的困境和纠纷的解决方式。其中，纠纷的解决方式和途径报道占到近半数，而且数篇关于“医患纠纷调解模式调查”的系列报道更加凸显了国家解决医患纠纷的迫切心理。同时也向受众传达了解决医患纠纷的积极一面。第三，从媒体话语主体的选择上看，《人民日报》倾向于选择更多来自医疗行政管理部门、司法部门和相关领域专家学者的话语。这明确地凸显了《人民日报》作为主流媒体的地位和权威性，也与该报肩负引导和教育大众的责任密不可分。第四，从总体上看，《人民日报》的报道基调在正面、负面和中性各类别中没有明显的区分分布。实际上，这一现象和报道的议题内容直接相关。在有关医患纠纷的解决议题报道中，《人民日报》大多采用了正面和积极的报道基调，然而在医闹等问题的报道上，相关报道则采用了否定、谴责的负面报道基调。

《健康报》是由国家卫健委主管出版，在全国享有重要影响的医疗行业大报。本研究的分析结果发现《健康报》的医患纠纷媒体报道框架体现了该报的社会定位和“立足卫生界，面向全社会”的办报宗旨。第一，医患纠纷报道数量大，体现《健康报》作为行业大报的行业责任感。第二，报道议题的设置虽然在表面上分为医患矛盾、医闹、暴力伤医、医疗事故、纠纷和行业行为，其实内容主旨主要围绕行业规范和经验教训展开，符合该报以各级卫生行政管理人员、广大医药卫生工作者以及人民大众为服务对象的实际情况，行业发展的关注点非常突出。第三，中性的报道基调和官方专家学者的话语主体，是由《健康报》的报道意图决定的。在《健康报》的医患纠纷报道中，不管具体的议题内容是什么，绝大多数报道多引用法律界专家学者的意见建议，还有相关法律法规的介绍，努力普及和提高医务工作者和人民大众的法律意识，提醒医务工作者和人民大众应该依据法律规范自我行为和保护自己。此外，作为我国的官方主流媒体，《人民日报》和《健康报》都明显地控制了报道的倾向性，尽量表现公正、客观的媒体第三方身份。

通过对《人民日报》和《健康报》近十年的医患纠纷报道的内容分析，我们对媒体报道的框架构建有了更直观的理解。这就对了解媒体报道如何塑造我国当前的医患关系，甚至是媒体报道如何影响受众认知、影响医患信任提供了研究的基础。

三、媒体框架对受众认知和医患信任的影响

（一）媒体框架对受众认知的影响

根据媒体框架理论，受众对重大社会事件的理解和判断都在很大程度上依赖于新闻媒体的报道框架，其中主流媒体的报道框架对受众的影响尤为明显。框架理论是研究媒体如何建构社会现实从而影响受众对社会认知的理论。框架理论不仅可以分析媒介的新闻报道，还可以考察受众认知的心理机制。① 传播学研究的成果告诉我们，媒体通过选择新闻事实形成媒介议题，使得某些事实从无数客观事实中凸显出来，进而参与“社会现实的建构”过程，影响人们对于社会现实的认知。②

戈夫曼指出，框架可以涵盖三个层次的意义或价值：第一，转换。框架是人们将社会真实转换为主观认知的重要凭据。第二，理解与分析。人们借由框

① 赵士林，关琳子．“pm2.5事件”报道中的媒体建构［J］．当代传播，2013（1）：58-60.

② 刘莲莲．从“危机”到“信心”：“金融危机”形象建构过程探析［J］．新闻传播，2009（10）：43.

架来理解、分析外在世界层出不穷的事件。第三，沟通与交流。人们之间的沟通经由框架的分享来实现，意味着框架也是交流传播的平台。① 媒介框架对受众认知影响的相关研究很多。《框架理论发展 35 年文献综述》② 一文在梳理有关媒介框架理论的研究内容时，提到四类主要内容，分别是对框架内涵及其理论的探讨、对媒介框架来源的研究、对媒体报道内容的框架分析、关于媒介框架对受众认知影响的研究。由此可见，媒体建构对于认知的影响是框架理论研究的重要内容。《负面事件新闻报道的媒体框架建构——一个认知—情绪的事后解释模型》一文中梳理了负面事件媒体报道框架影响认知的四个环节：首先，媒体选择框架传递负面事件信息；其次，受众在接收到框架信息之后，形成初步的个人框架并产生相应的情绪；再次，受众在继发情绪的驱动下，主动搜集信息并加工，形成判断；最后，受众出现多种行为倾向。③ 由此可见，媒体对社会事件的建构，是通过媒体框架经由受众的感知和处理，进而对受众造成认知和行为上的影响来实现的。首先，媒体通过主题设置、话语选择和语言表达搭建媒介框架。根据社会情境和传播意图的不同，媒体在报道框架的搭建上会采用不同的策略。当然，不同的媒体框架也相应地会对受众产生不一样的影响。当受众接收到媒体信息之后，基于相应的媒体框架形成一个初步的个人框架。恩特曼将个人框架定义为“储存在大脑中的引导个体信息加工的观念群”。通常，个体框架包含两类：一类是价值观框架，存在时间长，比较稳定；另一类是与具体事件相关的短期主观判断。相比之下，后者对于影响个人认知来讲作用更显著，它包括对新闻事件的感知、组织和解读，并因此形成某种态度和看法。媒体框架正是通过影响这一部分的个体框架来影响受众认知的。

本书通过对《人民日报》和《健康报》近十年里医患纠纷报道的内容分析，发现了《人民日报》和《健康报》医患纠纷报道的媒体框架特征。一般认为，媒体建构是以受众为导向的。也就是说，媒体的框架选择正是媒体影响受众认知的意图体现。以《人民日报》医患纠纷报道为例，《人民日报》用“尽量少提”的报道数量弱化受众形成医患危机的认知。半数以上的报道关注医患纠纷的解决途径探讨，帮助受众对于棘手的医患纠纷形成积极的认知。官方和专家学者的话语主体选择，为读者受众展现《人民日报》的权威性，增强受众

---

① 肖伟．论欧文·戈夫曼的框架思想［J］．国际新闻界，2010（12）：30-36.

② 孙彩芹．框架理论发展 35 年文献综述——兼述内地框架理论发展 11 年的问题和建议［J］．国际新闻界，2010（9）：18-24.

③ 张结海．负面事件新闻报道的媒体框架建构——一个认知—情绪的事后解释模型［J］．现代传播：中国传媒大学学报，2016，38（11）：40-44.

对《人民日报》的信赖。报道基调的无倾向性，表达了《人民日报》在医患双方对立中保持立场中立，这样，受众更有可能接受接收到的媒体信息。所以，《人民日报》医患纠纷报道的媒体框架符合《人民日报》作为主流纸媒在医患纠纷议题上的传播意图，同时，该框架试图影响受众形成医患纠纷有希望获得解决的积极认知。《健康报》三倍于《人民日报》的报道数量正是意欲引起医务界和大众的重视和关注。《健康报》把话语主体大多给了相关法条和法律界的专家学者，体现了法律规范行为，法律保护自己的认知表达，试图引导受众客观冷静依法解决医患矛盾。《健康报》把行业规范作为最主要的议题内容，向公众传达了医疗行业从自身出发解决医患问题的决心，树立医方的正面形象，减少医患对立。总而言之，《健康报》的报道框架体现了医疗行业对医患纠纷的高度重视，表达了医疗行业从自身出发以规范行业行为来规避医患纠纷的决心，突出法律法规对医患纠纷的解释，以此帮助受众加深对医疗行业的理解并引导公众依法对待医患难题。

（二）媒体框架对医患信任的影响

医患纠纷的发生是我国当下医患关系紧张的直观体现。医患之间缺乏信任是造成现有不和谐的医患关系的主要原因之一。近年来，我国医患互不信任的现象日趋严重，深入了解医患信任及其影响因素，重建医患信任，是改善医患关系的核心内容。医患信任是发生在医方和患方之间的信任关系。具体而言，“医方信任”表现为医生相信患方会尊重自己，遵守医嘱，积极配合治疗，不隐瞒病情等；① “患方信任”表现为患者相信医方具备医疗诊断和治疗的专业技术能力（医技信任），也相信医生会把患方的利益放在第一位并努力实现患方利益最大化（医德信任）。换言之，医患信任具有双向性，既包括患方信任，也包括医方信任。

如果进一步深入分析可以发现，医患信任可能是个人对个人的信任，也可以是个人对群体、对制度的信任。从社会心态角度看，其还可能包含医务工作者群体与患者群体的总体信任，这种信任则直接与文化和社会结构等因素相联系。例如，“人际水平的医患信任是指医患双方在互动过程中，相信对方不会做出不利于自己甚至有害于自己行为的一种预期判断和心理状态。”② 同时，所谓医患制度信任，是指医患双方对整体医疗体制的信任，而医患群际信任是指医

① THOM D H, WONG S T, GUZMAN D, WU A, PENKO J, MIASKOWSKI C, KUSHEL M. Physician trust in the patient: development and validation of a new mea sure [J]. The Annals of Family Medicine, 2011, 9(2): 148-154.

② 汪新建，王丛，吕小康．人际医患信任的概念内涵、正向演变与影响因素［J］．心理科学，2016，39（5）：1093-1097.

患群体之间的态度预期与刻板印象。① 上述三类信任构成了医患信任发生的三个层次：人际层次、制度层次和群际层次。这三个方面的医患信任相互关联、彼此影响并相互转化，共同影响着患者的就医体验和医者的行医经历。

前文提到，媒体在报道社会事件时，在社会情境和报道意图的驱使下，有选择性地搭建媒体框架，进而影响受众的认知。在医患议题上，媒体正是通过报道框架的选择，塑造公众对当前医患关系状况的认知，从而影响到医患信任。在这里，以媒体框架塑造的公众认知作为媒介，传递了医患报道的媒体框架对医患信任的影响路径。从上述对《人民日报》和《健康报》的实证分析可以发现，在近十年来医患纠纷报道中，《人民日报》的媒体框架选择有助于弱化公众对于医患关系的危机感知，并促进受众对医患纠纷的解决形成积极和正面的认知，强化官方话语的可信度。首先，积极认知弱化了的医患危机意识，在医方和患方的人际互动中有可能降低双方的防备心理，更容易建立起最初的信任。其次，《健康报》的媒体框架充分体现了医疗行业对医患矛盾的高度重视和改善医疗行业规范的决心，当公众认识到国家和医疗行业对解决医患纠纷十分重视时，就会增强公众对医疗体制的信心，提高医患信任中的制度信任。再次，在《人民日报》的议题内容分析中，医生的职业困境成为四个主要内容之一。这样的框架安排，有助于引起患方对医方的理解和共情，对改善不良的医方形象有积极作用，有助于改善患方对医方群体的认知，影响群际层面的医患信任，提高患方信任。最后，在医闹议题的报道中，"谴责、打击"的负面报道基调显现了处理相关问题的官方立场，警示无理取闹的患方，增强打击医闹的决心。同时，将医闹界定为一小撮害群之马，有利于避免医方对广大患者一概而论，使医方对患方形成积极的认知，提高医方信任。

媒体通过媒介现实向受众传达客观现实，受众通过媒介现实了解和判断客观现实，形成受众认知。媒体的报道框架正是媒介现实所呈现的依据和方式。理解媒体的报道框架，有助于了解媒体如何影响公众的认知。医患矛盾、医疗纠纷、医患恶性冲突和医患互不信任，已经成为影响每一个人的社会难题，得到了社会各界的重视。媒体，作为医方和患方之间重要的第三方，在医患关系的塑造上起到了重要的作用。媒体的报道框架是媒体参与社会塑造的关键路径，因此研究媒体的报道框架对于了解媒体的报道意图有很大的帮助。本书选择《人民日报》和《健康报》为研究对象，通过文本阅读、内容分析等方法研究

① OZAWA S, SRIPAD P. How do you measure trust in the health system? a systematic review of the literature[J].Social Science and Medicine, 2013, 91: 10-14.

了近十年来医患纠纷报道框架的宏观层次结构，从主题设置、议题内容、话语主体和报道基调四个类目进行统计分析，发现《人民日报》和《健康报》作为我国主流媒体在医患纠纷报道上的报道框架。该框架符合《人民日报》和《健康报》的身份权威性，满足该报的舆论导向和媒体责任，也契合医患议题的特殊性。该框架的设置和《人民日报》和《健康报》影响公众认知的预期相吻合。媒体框架对公众认知的形成有重要作用，但并非决定性因素，受众接收到的媒体框架还与受众的既有经验相互协调，从而参与形成受众认知。

医患纠纷只是医患关系负面议题中的一部分。研究医患媒体报道对公众认知的影响还应该关注医患议题的正面报道，并做出比较，以此全面了解媒体呈现医患关系的报道框架。在媒体迅速发展的今天，媒体形态比以往任何时候都要丰富，传统媒体不再是受众感知外部世界的唯一途径。以微博、微信为代表的自媒体形态也越来越多地参与到了媒介传播中。因此，在新媒体环境下，研究医患纠纷媒体报道框架对受众认知的影响仅仅局限于纸媒是远远不够的。在今后的研究中，应关注传统媒体和自媒体在媒介呈现上的比较，深度探究影响公众认知的媒体原因。

［本节内容曾发表于《南京师大学报（社会科学版）》2018年第1期，收录本辑时稍做调整］

第三节　就医形式、媒体传播与对医信任

医患信任危机是当前我国重要的社会性问题，也是相关学者共同关注的重要议题，学者们对医患信任的内涵、表现形式、内在机制、测量方法、影响因素和应对策略进行了大量研究。①②③ 这些研究大多将医方和患方视为相互对立的统一整体，缺乏对不同类型的医患群体之间异质性信任关系的观照。近期研

① 黄瑞宝，陈士福，马伟．医患信任危机的成因及对策：基于博弈视角的分析［J］．山东社会科学，2013（2）：143-147.

② 吕小康，张慧娟．医患社会心态测量的路径、维度与指标［J］．南京师大学报（社会科学版），2017（2）：105-111.

③ 汪新建，王丛．医患信任关系的特征、现状与研究展望［J］．南京师大学报（社会科学版），2016（2）：102-109.

究表明，医患群体的类型差异能够显著影响医患信任的模式和水平，①② 因此本节基于中国综合社会调查（CGSS）2011 年数据，根据就医形式将，患者分为不同类型，探查就医形式不同如何影响患者对医生的信任水平，以及媒体传播在二者关系中的作用。

一、文献综述与研究假设

医患关系兼具人际关系和群际关系属性。一般而言，医患关系往往是医生和患者之间建立的临时性和偶发性的个人关系。③ 但是，由于我国医疗模式的转变和社会转型的特殊社会背景，医患关系的群际属性日益凸显。有研究分析了我国医患关系从传统模式到现代模式的转变过程，认为我国医患关系“发生了从传统到现代的‘人际—群际’嬗变”，而社会转型背景下的社会信任危机和医疗体制改革不完善则加剧了这一转变过程，使医患关系更多地呈现为一种社会性和群体性问题。④ 医患关系的群际属性使基于群际关系理论的医患信任研究成为可能，基于群际关系视角的医患关系研究开始出现。⑤

群际接触理论认为，通过积极的接触和互动，可以增进相互对立群体的群体成员之间的信任水平，改善群际态度。⑥ 相关研究表明，积极的群际接触的确可以有效改善群际态度，消除群际偏见。⑦⑧⑨ 但是群际接触压力与互动框架指

---

① 房莉杰，梁小云，金承刚．乡村社会转型时期的医患信任——以我国中部地区两村为例［J］．社会学研究，2013（2）：55-77，243.

② 王晶．乡村医疗实践的社会基础［J］．社会发展研究，2015（4）：209-221.

③ 黄晓晔．“关系信任”和医患信任关系的重建［J］．中国医学伦理学，2013，26（3）：300-302.

④ 柴民权．我国医患关系的人际—群际嬗变：兼论“师古方案”的可行性［J］．南京师大学报（社会科学版），2017（2）：112-118.

⑤ 汪新建，柴民权，赵文珺．群体受害者身份感知对医务工作者集体内疚感的作用［J］．西北师大学报（社会科学版），2016，53（1）：125-132.

⑥ PETTIGREW T F,TROPP L R . How does intergroup contact reduce prejudice? meta-analytic tests of three mediators[J].European Journal of Social Psychology,2008,38:922-934.

⑦ DAVIES K,TROPP L R, ARON A, PETTIGREW T F, WRIGHT S C. Cross-group friendships and intergroup attitudes:a meta-analytic review[J].Personality and Social Psychology Review, 2011,15(4):332-351.

⑧ DHONT K,ROETS A,HIEL A V. Opening closed minds:the combined effects of intergroup contact and need for closure on prejudice[J].Personality and Social Psychology Bulletin,2011,37(4):514-528.

⑨ PETTIGREW T. PETTIGREW T F, TROPP L R. A meta-analytic test of intergroup contact theory[J].Journal of Personality and Social Psychology,2007,90:751-783.

出，并非所有的群际接触都是积极的，如果接触双方没有足够的与对方群体成员接触的个体经验，缺乏充分的应对群际接触的心理认知资源，那么在这种情况下，群际接触并不会有效改善群际关系，甚至还会对接触双方产生消极的心理影响①，相关研究验证了这一假设。②

患者与医生的群际互动和接触过程主要集中于医疗过程中，根据医疗过程的持续时间和医患互动的模式差异，可以将患者的求医活动分为门诊就医和住院就医。③ 寻求门诊就医的患者往往罹患较为轻微的病症，医疗过程持续时间较短，患者难以与医生进行充分的互动和接触。现代医学模式下的专业壁垒和标准化医疗过程进一步加剧了这一现象，在门诊就医过程中，患者很难理解医生的专业术语，医生也缺乏时间和主观意愿向患者进行充分的解释，专业壁垒成为医患沟通的极大障碍。同时，在标准化医疗程序中，患者和医生之间的互动过程呈现出“碎片化”特征，患者的门诊就医过程往往是“排队几小时，看病一分钟”。互动和接触不充分严重损害了门诊就医患者对医生的信任水平，医疗矛盾和纠纷也大多发生于门诊就医过程中。而住院就医的患者往往由于罹患严重伤病或处于特殊身体状况（如生孩子），需要长时间住院，并与医生就医疗过程进行充分的沟通和讨论，患者与医生的互动和接触更为充分，根据群际接触理论的观点，住院就医的患者应当对医生有更高的信任水平。

同时，根据群际接触理论的观点，如果医患双方缺乏直接接触与互动，那么间接渠道（他人榜样、媒体传播、社会舆论等）就会取代直接经验，成为影响医患信任的重要因素。在诸多的间接渠道中，媒体传播的作用受到了相关学者的广泛关注。有研究表明，媒体传播能够显著影响医患关系的形成、发展和性质。④ 可以推测，对于缺乏医患接触和互动的门诊就医患者，其对医信任水平较住院就医患者而言，更易于受到媒体传播的影响。

因此，本研究的研究假设如下：

假设 1：有住院就医经历的患者比没有住院就医经历的患者具有更高的对医

---

① TRAWALTER S, RICHESON J A, SHELTON J N. Predicting behavior during interracial interactions: a stress and coping approach [J]. Personality and Social Psychology Review, 2009, 13: 243-268.

② GOFF P A, STEELE C M, DAVIES P G. The space between us: stereotype threat and distance in interracial contexts [J]. Journal of Personality and Social Psychology, 2008, 94 (1): 91-107.

③ 姚兆余，朱慧劼．农村居民医疗机构选择行为及其影响因素研究——基于门诊就医和住院就医的比较［J］．南京农业大学学报（社会科学版），2014（6）：52-61.

④ 吴佳玲，陈一铭，季彤．从传播学角度思考医患关系［J］．医学与哲学（人文社会医学版），2012（13）：23-35.

信任水平；

假设 2：只有门诊就医经历的患者中，门诊就医越频繁，患者的对医信任水平越低；

假设 3：有住院就医经历患者的对医信任水平不受媒体传播的显著影响，而只有门诊就医经历患者的对医信任受媒体传播的显著影响。

二、数据来源与变量描述

（一）数据介绍与样本描述

中国综合社会调查（CGSS）是由中国人民大学中国调查与数据中心组织的全国性和连续性的随机抽样调查，根据研究需要，本研究选取了 CGSS（2011）（B 卷）调查数据中 A 部分和 D 部分的部分题目。该问卷有 5620 个有效个案，问卷的样本情况如下：男性 2566 人（45.7%），女性 3054 人（54.3%）；平均年龄 48.16 岁（*SD*=16.03）；汉族 5309 人（94.5%），少数民族 302 人（5.4%）；去年（2010 年）平均个人收入 16666.42 元（*SD*=26200.15），由于个人收入为非正态分布，因此在数据分析中取其自然对数（*M*=9.2，*SD*=1.2）；小学及以下学历者 2093 人（37.2%），初中学历者 1739 人（30.9%），高中学历者 992 人（17.7%），大学及以上学历者 794 人（14.1%）；农业户口者 3367 人（59.9%），非农业户口者 2251 人（40.1%）；中共党员 605 人（10.8%），非党员 4996 人（88.9%）；有宗教信仰者 4998 人（88.9%），无宗教信仰者 622 人（11.1%）；参加宗教活动频率为从 1（从来没有）到 9（一周几次）的连续变量（*M*=1.43，*SD*=1.32）。

（二）变量的操作化

1. 对医信任问卷

CGSS（2011）（B 卷）有 5 个 5 点李克特评分题目（从 1“非常同意”到 5“非常不同意”）与对医生的信任相对应。对题项中的反向计分题目进行处理后，对 5 个题项进行区分度检验和因子分析。结果表明，只有题项“总的来说，医生还是可信的”的变量共同度低于 0.3，予以剔除。其他四个题项形成一个共同因子，该因子的 KMO 和 Bartlett 球形检验值为 0.645，解释方差比为 43.4%。根据研究需要，将该因子命名为“对医信任”。问卷得分的平均分为被试的对医信任得分，得分越高，被试的对医信任水平越高。该问卷的内部一致性信度为 0.561。

2. 住院就医经历问卷

该问卷通过一个是否判断题项“在过去的12个月里，您是否因病而住过院（包括生孩子）”进行测量，回答“是”（选项1）的被试为有住院就医经历的被试，回答“否”（选项2）的被试为没有住院就医经历的被试。

3. 门诊就医经历问卷

CGSS（2011）（B卷）中没有直接测量门诊就医经历的题项，该问卷由两个5点李克特题项“在过去的12个月里，您是否经常去看医生（a西医；b中医）”（从1“从不”到5“非常频繁”）进行转换。如果被试没有住院就医经历（住院就医经历问卷回答“否”），同时又填答了该问卷，那么被试的看医生（西医/中医）经历就合理推测为门诊就医经历。被试看西医/中医的次数越频繁，表示被试的门诊就医经历越多。

4. 媒体传播问卷

CGSS（2011）（B卷）中有6个5点李克特评分题项（从1“从不”到5“非常频繁”）分别测量被试对报纸、杂志、广播、电视、互联网、手机消息的使用频率；1个单选题项“在以上媒体中，哪个是您最主要的信息来源”测量媒体传播类型对被试的影响质量。结果表明，电视和互联网是被试使用频率最高的媒体，二者经常和频繁使用的比率之和分别为78.1%和21%，远高于其他媒体，同时二者被选为主要信息来源的比率分别为76%和14.5%，其他4种媒体的比例均未超过4%。根据不同媒体类型的使用频率和影响质量，选取电视和互联网作为媒体传播影响的主要测度，以被试分别对电视和互联网使用的频率表示媒体传播的影响。

（三）变量的赋值

根据研究需要，对研究中使用的变量进行赋值，赋值情况见表5-9所示。

表5-9 变量的赋值

	变量类型	赋值
对医信任	定距变量	0~5
住院经历	定类变量	1=有；0=没有
门诊就医（西医）	定序变量	1=从不；2=很少；3=有时；4=经常；5=非常频繁
门诊就医（中医）	定序变量	1=从不；2=很少；3=有时；4=经常；5=非常频繁
媒体使用	定序变量	1=从不；2=很少；3=有时；4=经常；5=非常频繁
性别	定类变量	1=男；0=女

续表

	变量类型	赋值
年龄	定距变量	17~102
民族	定类变量	1=汉族，0=少数民族
教育程度	定类变量	小学及以下（1=是，0=否）；初中（1=是，0=否）；高中（1=是，0=否）；大学及以上（1=是，0=否）
个人收入对数	定距变量	3.91~13.82
户籍	定类变量	1=城市；0=农村
宗教信仰	定类变量	1=有，0=无
宗教活动	定距变量	1=没有；2=1次/年；3=1~2次/年；4=几次/年；5=1次/月； 6=2~3次/月；7=差不多每周；8=每周；9=几次/周
政治面貌	定类变量	1=中共党员；0=非党员

三、数据统计与分析

（一）基本分析

分析结果表明，被试的平均对医信任水平为2.66，标准差为0.66，大多数被试的对医信任集中在2~3附近（54.1%）；对医信任平均分的25%、50%和75%分位数分别为2、2.5和3，即75%被试的对医信任水平低于“说不上同不同意”。因此，基本数据分析表明，被试的对医信任处于较低水平。

（二）控制变量对对医信任的影响

被试的性别、年龄、民族等控制变量对对医信任的影响如表5-10中模型1所示：男性被试比女性具有更低的对医信任水平（$\beta=-.042$，$p<0.01$）；汉族被试比少数民族被试具有更低的对医信任水平（$\beta=-.062$，$p<0.001$）；有宗教信仰的被试比没有宗教信仰的被试具有更低的对医信任水平（$\beta=-.040$，$p<0.05$）；年收入水平越高，被试的对医信任水平越低（$\beta=-.099$，$p<0.001$）；城市户口的被试比农村户口的被试对医信任更低（$\beta=-.069$，$p<0.001$）；党员比非党员具有更高的对医信任水平（$\beta=.046$，$p<0.01$）。

（三）住院就医经历与对医信任水平

表5-10的模型2是在控制变量基础上加入了自变量住院经历的OLS回归模型，模型2表明，有住院经历的被试比没有住院经历的被试具有更高的对医信任水平（$\beta=.067$，$p<0.001$），即住院经历可以显著增加被试的对医信任。

表 2　住院就医经历对对医信任影响的 OLS 回归模型（N=5620）

变量	模型 1		模型 2	
	β	标准误	β	标准误
性别（参照组：女性）	-.042**	.021	-.038*	.021
年龄	-.012	.001	.019	.001
民族	-.062***	.047	-.061***	.047
宗教信仰	-.040*	.044	-.040*	.044
宗教活动	.011	.011	.010	.011
教育水平（参照组：小学）				
初中	-.016	.028	-.016	.028
高中	-.036	.035	-.035	.035
大学	-.002	.043	.000	.043
年收入对数	-.099***	.011	-.097***	.011
户口类型	-.069***	.026	-.069***	.026
政治身份	.046**	.034	.044**	.034
住院经历（参照组：无住院就医经历）			.067***	.003
常数项	3.518***	.124	3.499***	.123
Ajusted R^2	.032		.036	
F 值	13.532		14.038	

注：* $p<.05$，** $p<.01$，*** $p<.001$。

（四）门诊就医经历与对医信任水平

选择没有住院就医经历的被试（共 4426 人），采用 OLS 回归分析方法，探查门诊就医经历（西医）和门诊就医经历（中医）对对医信任的预测作用，表 5-11 的模型 3 是控制变量对对医信任的影响，模型 4 加入了门诊就医经历（西医）的影响。结果表明：在控制了性别、年龄、教育程度等变量之后，门诊就医经历（西医）对对医信任有显著的负向预测效应（β=-.039，$p<0.05$），对对医信任的方差解释率为 3.1%，即看西医门诊次数越频繁，对医信任越低。门诊就医经历（中医）对对医信任水平没有显著预测效应（β=.013，$p>0.05$）。

表 5-11 门诊就医经历（西医）对对医信任的 OLS 回归模型（$N=4426$）

变量	模型 3		模型 4	
	β	标准误	β	标准误
性别（参照组：女性）	-.037**	.023	-.040*	.023
年龄	-.014	.001	-.008	.001
民族	-.047**	.051	-.046**	.051
宗教信仰	-.053*	.048	-.055*	.048
宗教活动	-.006	.012	-.007	.012
教育水平（参照组：小学）				
初中	-.014	.030	-.016	.030
高中	-.037	.038	-.039	.038
大学	.003	.047	.001	.047
年收入对数	-.101***	.012	-.103***	.012
户口类型	-.071**	.028	-.071**	.028
政治身份	.058**	.038	.059**	.038
门诊就医（西医）			-.039*	.012
常数项	3.516***	.134	3.499***	.123
Ajusted R^2	.029		.031	
F 值	10.863		10.413	

注：* $p<.05$，** $p<.01$，*** $p<.001$。

（五）媒体传播在就医类型和对医信任关系中的作用

首先，选择有住院就医经历的被试（776 人），采用 OLS 回归分析方法，在控制了性别、年龄、学历等人口统计学变量之后，分别检验电视和互联网媒体对被试对医信任水平的预测效应，结果发现二者对有住院经历被试的对医信任水平都没有显著影响（$\beta_{电视}=.005$，$p>0.05$；$\beta_{网络}=-.089$，$p>0.05$）。

其次，对于只有门诊就医经历的被试，采用 OLS 回归分析方法，在控制了性别、年龄、学历等人口统计学变量之后，将门诊就医经历（西医/中医）和媒体传播类型（电视/互联网）进行中心化处理，并计算出交互项门诊就医经历（西医/中医）媒体传播类型（电视/互联网），而后分别检验电视和互联网在被试门诊就医经历（西医/中医）与对医信任水平关系中的调节效应。结果发现媒体传播类型（电视/互联网）在门诊就医经历（西医）与对医信任关系中没有显著的调节效应（$\beta_{电视西医}=-.035$，$p>0.05$；$\beta_{互联网西医}=-.034$，$p>0.05$），互联网在门诊就医经历（中医）与对医信任关系中也没有显著的调节效应（$\beta_{互联网中医}$=-.026，p>0.05）。只有电视媒体在门诊就医经历（中医）与对医信任关系中具有显著的负向调节效应（$\beta_{电视中医}$=-.185，p<0.05），OLS回归结果见表5-12中的模型5、模型6和模型7。

表5-12　电视媒体在门诊就医经历（中医）和对医信任关系中调节效应的OLS回归模型（N=4426）

变量	模型5		模型6		模型7	
	β	标准误	β	标准误	β	标准误
性别（参照组：女性）	-.038*	.035	-.039*	.035	-.039*	.035
年龄	-.014	.001	-.010	.001	-.011	.001
民族	-.045**	.078	-.047**	.078	-.047**	.078
宗教信仰	-.051*	.074	-.048*	.074	-.049*	.074
宗教活动	-.004	.018	-.005	.018	-.006	.018
教育水平（参照组：小学）						
初中	-.014	.046	-.004	.047	-.004	.047
高中	-.036	.058	-.032	.058	-.033	.057
大学	.001	.071	-.002	.071	-.002	.071
年收入对数	-.099***	.018	-.093***	.018	.090***	.018
户口类型	-.071**	.043	-.069**	.043	-.068**	.043
政治身份	.057**	.057	.059**	.057	.059**	.057
门诊就医（中医）			.013	.018	.177**	.073
电视媒体			-.062***	.017	.014	.036
门诊就医（中医）×电视媒体					-.185*	.080
常数项	1.262***	.205	1.195***	.206	1.183***	.206
Ajusted R^2	.029		.032		.033	
F值	10.552		10.04		9.776	

注：* p<.05，** p<.01，*** p<.001。

四、结果与讨论

本研究基于CGSS（2011）（B卷）调查数据，对就医方式和媒体传播如何影响对医信任进行了检验，结果表明：有住院就医经历的被试比没有住院就医经历的被试具有更高的对医信任，假设1得到了验证；在只有门诊就医经历的被试中，看西医经历越频繁，被试对医信任越低，而看中医经历对对医信任水平没有显著预测效应，假设2得到了部分验证；媒体传播类型对有住院就医经历和只有门诊就医经历（西医）被试的对医信任没有显著影响，电视媒体对只有门诊就医经历（中医）的被试产生了显著影响，假设3得到了部分验证。

（一）就医方式、媒体传播与对医信任水平

在以往研究中，医患双方往往被视为相互对立的具有内部同质性的统一群体，对医患群体双方的内部差异和由此导致的医患关系模式分异缺乏观照。在最近的研究中，一些学者开始关注医患关系的异质性。例如，通过对我国中西部地区两个农村村庄的调查，发现农村地区具有不同于现代医学模式的医患信任发生和演化机制。① 另有研究深入探讨了乡村医疗实践的社会基础，认为乡村医疗实践模式与占主导地位的社会关系模式息息相关，在社会转型背景下，乡村医疗实践模式面临着从传统到现代的痛苦转型。② 这些研究通过对乡村医患关系模式的探讨，一定程度上揭示了医患关系模式的城乡异质性。然而总体来说，当前的医患关系研究对医患群体的异质性问题研究还处于萌芽阶段。

本研究基于群际接触理论，假设不同就医方式能够影响医患之间群际接触的有效性，进而影响个体对医生的信任。结果表明，不同的就医方式的确能够显著影响个体对医生的信任，有住院就医经历的个体比没有住院经历的个体对医生有更高的信任水平；在只有门诊就医经历的个体中，看西医次数越频繁，个体对医生的信任水平越低，而看中医的次数则不能显著影响个体对医生的信任。门诊就医（西医/中医）频率与对医信任的回归分析结果还进一步验证了群际接触假设，即就医方式差异对对医信任的影响是由于患者和医生的接触有效性差异引起的。相关研究表明，门诊就医之所以会损害医患信任关系，是因为在现代西方医学模式下，由于专业壁垒和标准化医疗过程存在，患者难以与医生进行充分的互动和沟通，而强调人文关怀和医患互动的中医模式显然较少存在这一问题。③

本研究还检验了电视和互联网两种媒体传播类型如何影响不同患者的对医信任。对于有住院就医经历的患者，由于与医生的接触较为充分，这些患者对

---

① 房莉杰．理解“新医改”的困境：“十二五”医改回顾［J］．国家行政学院学报，2016（2）：77-81.

② 王晶．乡村医疗实践的社会基础［J］．社会发展研究，2015（4）：209-221.

③ 于赓哲．汉宋之间医患关系衍论——兼论罗伊·波特等人的医患关系价值观［J］．清华大学学报（哲学社会科学版），2014（1）：100-117.

医生的信任水平较少受媒体传播的影响，本研究结果验证了这一观点；而对于只有门诊就医经历的患者，媒体传播的影响仅限于传统的电视媒体。该结果表明：首先，媒体传播虽然对患者的对医信任有部分影响，但是其影响是有限的，尤其是在医患接触和互动较为充分的情况下，媒体传播的影响进一步削弱；其次，电视媒体在中医门诊经历和对医信任关系中具有显著负向调节作用，意味着受电视信息影响越大，被试在中医门诊就医过程中对医生的信任水平越趋于负面，造成这一结果的原因可能是电视广告对中医和中药过于正面的宣传，使患者对中医治疗过程和效果产生了过高期望；最后，本研究没有发现互联网的使用对患者对医信任的显著影响，这一结果与当前的相关研究结果并不相符，原因可能在于 2011 年我国的互联网普及情况远不能与目前相比。

本研究的结果对当前的医患关系实践和管理具有一定的启示作用。首先，应当重视不同的就医类型导致医患关系模式的分异。本研究证实了医患信任危机更多地发生在门诊就医过程中，原因在于门诊就医过程中患者和医生很难进行充分的互动和接触，从而影响患者的就医体验和对医信任。因此，对于医疗机构和医务工作者群体来说，如何在不影响医疗效率的同时，保证门诊患者的互动和沟通需求，成为一个亟待解决的问题。其次，传统中医的医患互动模式为解决上述问题提供了有益借鉴。在本研究中，到中医门诊就医并没有像到西医门诊就医那样明显损害患者的对医信任，这一结果与相关研究的论述相一致。中医模式强调人文关怀、医患平等和充分互动的医患关系模式，这些特点很大程度上保证了医患之间的积极互动和接触，增进了患者对医生的信任。最后，本研究表明，有效的医患接触可以抵消媒体传播的影响，这无疑为当前我国趋于负面的医患关系网络环境提供了可行的解决之道。

（二）研究中存在的问题

本研究使用的问卷和数据全部来源于 CGSS（2011）（B 卷），由于调查数据本身的限制，研究过程可能存在一些问题。例如，（1）由于 CGSS（2011）的 D 部分（公共医疗服务）在 CGSS 系列调查的其他年份没有对应题项，因此本研究没有对研究结果进行重复验证所需的其他样本，研究结果的稳健性需要进一步验证；（2）本研究中被试的就医经历都限定在过去 12 个月，12 个月之前的就医经历是否会影响被试当前的对医信任水平尚未可知。

（本节内容曾发表于《中国社会心理学评论》2018 年第十三辑，收录本辑时稍做调整）

第四节 医生角色的刻板印象及其在医患群体间的差异

在许多人眼中，医生群体同时存在“天使”与“魔鬼”两种面孔，既有救死扶伤等积极的一面，也有态度差、不负责等消极的一面，其所引发的社会态度与社会情绪较为复杂多面。在医患关系普遍紧张的社会背景下，探讨医患两个群体对于医生群体的刻板印象内容及其形成机制，对了解目前医患关系的现状、寻找解决医患紧张关系的路径有一定帮助。本节采用刻板印象内容模型(stereotype content model，SCM)① 来测量医生群体的刻板印象内容，同时采用词语自由联想测试法来丰富其结果，以期丰富对医生群体的刻板印象内容研究，为缓解医患紧张提供理论借鉴。

一、研究工具与研究方法

SCM 模型是近些年来应用得较为广泛的刻板印象内容模型，该模型的基本观点是，虽然在描述刻板印象时有许多不同的标签，但是所有的标签最终都能够汇聚到两个维度之上，即能力和热情。其中，能力维度包含有才能、有技巧、聪明和有信心等形容词，热情维度则包含善良、可信任、宽容、友好和真诚等形容词。

这一模型的主要争议在于热情维度中混杂着道德维度，但后者并不具备独立性，热情—能力两维度的划分比道德—热情—能力三维度的划分更为简洁实用。但是，诸多学者对此提出质疑。在进行内群体评价的时候，群体中的个人更加强调道德因素的作用，而不是社会性（热情）维度或者能力维度的作用。② 在中国文化情境下，道德因素对于刻板印象内容会表现出显著的影响作用。③ 也有学者提出刻板印象内容模型确属两维度结构，但这两个维度是道德和能力，

① FISKE S T,CUDDY A J C,GLICK P,XU J. A model of(often mixed) stereotype content:competence and warmth respectively follow from perceived stat us and competition [J].Journal of Personality and Social Psychology,2002,82(6):878-902.

② LEACH, C W, ELLEMERS N, BARRETO, M. Group virtue: the importance of morality (vs. competence and sociability) in the positive evaluation of in-groups[J].Journal of Personality and Social Psychology,2007,93(2):234-249.

③ 管健．刻板印象从内容模型到系统模型的发展与应用［J］．心理科学进展，2009，17(4)：845-851.

而非热情和能力，道德在刻板印象内容形成中起着决定性作用。① 有研究通过收集中国群体刻板印象的形容词，建立了热情能力二维模型以及热情、能力和道德三维模型，将二者进行对比也发现三因子模型要优于二因子模型。②

虽然每个学者的研究对象与刻板印象的具体内容并不一致，但综合来看，道德维度作为刻板印象内容中的一个重要影响因素，在最初的 SCM 模型中可能没有受到足够的重视。尤其在中国文化情景下，道德因素的确是人们进行刻板印象评价时受到较多关注的维度，仅将其置于热情维度下进行考察，并不能够很好地满足实际测量的需求。

因此，本研究为了解目前社会成员对于医生群体的刻板印象内容及其影响因素，仍将道德因素从热情维度中独立出来进行研究。测量工作采用以 SCM 问卷③为基础获得的中国化版本。④ 该版本共包括 6 个题目，其中代表热情维度的题目有“待人热情的”“友好亲和的”；代表能力维度的题目有“有能力的”“有才华的”；代表道德维度的题目有“值得信赖的”“诚实正直的”。量表采用 Likert5 点计分，1 表示完全不认同，5 表示完全认同。

当然，实际中人们对医生群体或任一群体的刻板印象内容并不完全局限于 SCM 模型所提供的有限形容词描述。要对医生群体的刻板印象进行更为全面的研究，采用刻板印象研究最早使用的自由联想方法仍有必要。本研究要求被试写出至少 3 个，最多 6 个自己能够联想到的、与医生有关的词语。所使用的被试与 SCM 模型研究被试相同，将词语自由联想作业与刻板印象内容量表一同发放给被试，一半的被试先进行词语自由联想再完成问卷，另一半被试先完成问卷再进行词语自由联想，以平衡两种测量间的顺序效应。

测量结束后，对经由词语自由联想收集到的词语进行调整，将被提及次数不足两次的词语看作非群体性观点删除，保留被提起次数两次及以上的结果。之后，对不同顺序位置的词语赋予权重。一般认为，第一个被想到的词

---

① 高明华．刻板印象内容模型的修正与发展源于大学生群体样本的调查结果［J］．社会，2010，30（5）：193-216.

② 程婕婷，张斌，汪新建．道德：刻板印象内容的新维度［J］．心理学探新，2015，35（5）：442-447.

③ FISKE S T, XU J, CUDDY A C, GLICK P. (Dis)respecting versus(dis)liking: status and interdependence predict ambivalent stereotypes of competence and warmth[J]. Journal of social issues, 1999, 55(3): 473-489.

④ 管健，程婕婷．刻板印象内容模型的确认、测量及卷入的影响［J］．中国临床心理学杂志，2011，19（2）：184-188.

语与医生群体的刻板印象有更加紧密的联系，因此给予其更高的权重。故在本研究中，第一个被联想到的词语权重 1.5 分，第二个权重 1.4 分，之后以此类推，最后一个被想到的词语权重 1 分。计算每个词语的加权分数，进行定量研究。在频次分析的基础上，进一步将收集到的形容词按照词性的相近性进行第一层分类，把每个有统计意义的词语进行合并描述，形成第一层的小类别。之后，继续根据描述内容进行第二层分类，将描述同一内容的小类别放入一个大类当中，形成两个群体对于医生自由联想词汇的两种分类，进行对比。这种分类过程有利于将零散的资料模块化和系统化，以获得更具代表性的分析结果。

二、研究对象

本研究中涉及医生和患者两个被试群体，对其展示同一份 SCM 量表和进行同样的词语自由联想测试。本研究中的医生指依《中华人民共和国执业医师法》取得执业医师资格或者执业助理医师资格，经注册在医疗、预防、保健机构中执业的专业医务人员，包括执业医师和执业助理医师。患者则指患有疾病、忍受身心痛苦的人。他们可正在医疗机构接受医疗服务，或曾在医疗机构接受服务，或未曾在医疗机构接受服务，但正忍受身心痛苦。同时，患者及其亲属、监护人或代理人等利益群体也属于广义患者的范畴，实际上，最大范围上的患方可泛指除医方之外的社会成员。①

患者被试通过两种渠道收集，其一在天津市某三甲医院现场寻找有意愿参与调查的患者被试发放纸质问卷，填写时间为 5 到 15 分钟且无漏选题目为有效问卷，在网络中发放电子版问卷，填写时间超过 1000 秒、少于 200 秒或全部选择相同答案被视为无效问卷。医生被试来自天津市两所三甲医院，在医院休息室和会议室发放纸质版问卷，填答时间在 5 到 15 分钟之间且无漏选为有效问卷。共调查被试 650 人，筛选后共得到有效被试 596 人。

其中，面向患者群体，发放 SCM 问卷 530 份，回收有效问卷 480 份。患者平均年龄 42.5 岁，标准差 10.3 岁，其他人口学变量统计情况见表 5-13。

---

① 吕小康，朱振达．医患社会心态建设的社会心理学视角［J］．南京师大学报（社会科学版），2016（2）：110-116.

表 5-13　患者被试人口学变量统计

变量	类别	*n*	%
性别	男	228	47.5
	女	224	46.7
	缺失	28	5.8
学历	博士研究生	8	1.7
	硕士研究生	27	5.6
	大学本科	178	37.1
	高中	153	31.9
	初中	73	15.2
	小学及以下	13	2.7
	失缺	28	5.8
户口所在地	农村	115	24.0
	城市	202	42.1
	缺失	74	15.4
合计		480	100

面向医生群体发放刻板印象内容问卷120份，回收有效问卷116份。医生的平均年龄为35.4岁，标准差7.4岁，其他主要人口学变量见表5-14。

表 5-14　医生被试人口学变量统计

变量	类别	*n*	%
性别	男	39	33.6
	女	75	64.7
	缺失	2	1.7
从事医务工作时间/年	5年以下	38	32.7
	5~10年	25	21.6
	10~15年	26	22.4
	15~20年	14	12.0

续表

变量	类别	n	%
从事医务工作时间/年	20~25 年	7	6.0
	25~30 年	3	2.5
	30 年以上	1	0.8
	缺失	2	1.7
合计		116	100

在调查过程中，要求患者群体站在大多数人的角度上对医生群体进行评价；对于医生群体，则要求其站在医生的角度上对于医生群体进行评价。收集的数据使用 SPSS 软件进行处理。

三、基本统计结果

（一）SCM 量表的测量结果

两群体对于医生群体在刻板印象内容量表上的得分结果见表 5-15。

表 5-15 SCM 模型下各维度得分结果与医患群体差异（N=596）

维度	医生（N=116）		患者（N=480）		t（医生—患者）
	M	SD	M	SD	
热情	3.75	0.77	3.45	1.03	3.38^{**}
能力	3.96	0.76	3.76	0.98	2.41^{*}
道德	4.04	0.71	3.50	1.06	6.66^{***}

注：$^{*}p<0.05$，$^{**}p<0.01$，$^{***}p<0.001$，下同。

本研究要求医生站在医生的角度对医生群体进行内群体评价，其刻板印象内容量表得分反映了医生被试对于自己群体的评价。从表 5-15 可以看出，相对于理论中值 3，医生群体对于内群体的评价显著高于理论中值结果（$p<0.05$）。这说明医生群体对于自身的评价是较为积极的，符合内群体偏好的假设。同样，也可以看出患者群体对于医生群体的评价较积极。热情维度、能力维度和道德维度显著高于理论中值 3（$p<0.05$）。

对比患者被试与医生被试的结果，可以发现患者被试对于医生群体的评价与医生被试对自己群体的评价之间存在显著差异，且在每个维度上有不同的表现。在热情、能力和道德三个维度上，医生被试对于自己群体的评价均显著高于患者被试对于他们的评价，这符合刻板印象内容模型内群体偏好和外群体贬抑的假设。① 其中，道德维度 t 值显著高于其他两个维度，说明医生被试和患者被试在道德维度评价上差异最大；差异第二大的是热情维度，最后是能力维度，但能力维度仅在 0.01 的显著性水平上边缘显著，表明医生和患者被试对于医生群体的能力评价结果之间的实际差异不大。

将各个维度进行对比，寻找不同维度之间的差异，可以得到目前两群体对于医生群体刻板印象的表征方式，结果见表 5-16。

表 5-16　刻板印象内容各个维度的均值差检验（N=596）

均值差	医生（N=116）			患者（N=480）		
	M_d	SD_d	配对 t 值	M_d	SD_d	配对 t 值
热情—能力	-0.26	0.80	-2.90^{**}	-0.30	0.83	-7.98^{***}
热情—道德	0.30	0.59	-5.55^{***}	-0.05	0.69	-1.487
能力—道德	0.09	0.59	-1.58	0.26	0.72	7.78^{***}

注：M_d 表示均值差，SD_d 表示均值差的标准差。

根据表 5-16，患者被试对于医生群体的评价在热情维度和能力维度之间有显著差异，且热情维度得分显著低于能力维度得分。因此，可以将医生群体归为高能力—低热情类型中。同时，能力维度与道德维度得分存在显著差异，能力维度得分显著高于道德维度得分。但是热情与道德维度之间没有显著差异，且道德维度和热情维度与能力维度的差异方向一致，t 值差异较小。这说明患者被试对于医生群体的评价在热情维度和道德维度上没有明显差异。

医生被试配对 t 检验结果显示，医生被试在对自己所在群体做出评价的时候在热情和能力维度上存在显著差异。与患者被试评价结果不同的是，其评分在道德和能力维度上差异不显著。在医生被试进行内群体评价时，道德维度显著高于热情维度得分。这表明医生被试在对自己群体做出评价时注重道德维度的评价，将自己的群体成员认知为高道德水准。这也符合内群体评价时重视道德维度的假设。②

① CUDDY A J, FISKE S T, GLICK P. Warmth and competence as universal dimensions of social perception: the stereotype content model and the BIAS map[J]. Advances in experimental social psychology, 2008, 40: 61-149.

② LEACH C W, ELLEMERS N, BARRETO M. Group virtue: the importance of morality (vs. competence and sociability) in the positive evaluation of in-groups[J]. Journal of Personality & Social Psychology, 2007, 93(2): 234-249.

（二）词语自由联想测验结果

词语自由联想测验部分共收集患者被试联想的不重复词语 285 个，医生被试联想的不重复词语 192 个。取其中被两人及以上人次提到的词汇作为有效数据，患者被试中找到有效词汇 128 个，医生被试中找到有效词汇 62 个。

患者被试词语自由联想结果见表 5-17。128 个两人以上提及的词汇中，积极词汇有 80 个，占总数的 62.5%，加权总分 860.4；消极词汇 36 个，占总数的 28.1%，加权总分 190.7；还有中性词汇 12 个，占总数的 9.4%，加权总分 63.7。

表 5-17 患者群体词语自由联想结果（部分）

词语	*N*	加权得分	词语	*N*	加权得分
救死扶伤+	97	128.3	值得信任的+	5	7.6
白衣天使+	80	108.2	有爱心的+	6	7.5
妙手回春+	56	72.2	起死回生+	6	7.2
华佗再世+	26	34.8	热情的+	5	7.2
辛苦的-	21	27	尽职尽责+	5	7
和蔼的、和蔼可亲+	19	25.3	正直的+	6	7
善良的+	18	23.3	护士	5	6.9
专业的+	18	22.8	医德高尚+	5	6.2
医者仁心、仁心仁术、妙手仁心+	18	22.2	技术高的+	5	5.8
治病救人+	16	20.9	神圣的+	5	5.8
红包-	13	18.9	健康的+	4	5.7
白衣服的、白大褂	14	18.4	奉献的+	5	5.6
好的+	12	16.7	收入高的+	4	5.6
（白衣）天使+	13	16.4	有才能的+	4	5.6
严肃的+	11	15.1	聪明的+	4	5.6

注：+表示积极词，-表示消极词。

从患者被试词语自由联想结果中可以看出，患者被试对于医生的刻板印象内容是积极的。或者说，在其刻板印象当中，对于医生要求依然很高，这主要集中在对于医生能力、道德等方面的要求。

医生被试词语自由联想结果见表 5-18。收集到的 62 个有效词汇中，积极词汇总计 30 个，占有效结果总数的 48. 4%；消极词汇共 30 个，占有效结果总数的 48. 4%；中性词或不能判断词性词 2 个，占有效结果总数 3. 2%。

表 5-18　医生群体词语自由联想结果（部分）

词语	n	加权得分	词语	n	加权得分
辛苦-	39	40. 4	兢兢业业+	3	3. 2
劳累-	16	17. 8	耐心+	2	2. 7
累-	14	15. 9	高强度-	2	2. 6
忙碌-	14	15. 3	有能力+	2	2. 6
收入低-	12	14. 3	被误解-	2	2. 5
压力大-	12	14. 3	细致+	2	2. 5
白衣天使+	13	14. 2	信任+	2	2. 5
救死扶伤+	9	9. 6	过劳-	2	2. 4
危险-	7	8. 8	紧张-	2	2. 4
穷-	7	8. 4	付出回报不成正比-	2	2. 4
加班-	7	8	工资低-	2	2. 4
熬夜-	5	6. 8	冷静+	2	2. 4
善良+	6	6. 6	爱心+	2	2. 3
严谨+	6	6. 6	不受尊重-	2	2. 3
高尚+	6	6. 5	大爱无疆+	2	2. 3

注：+表示积极词，-表示消极词。

医生被试的词语自由联想结果与患者被试的结果存在较大的差异，尤其是对于自己群体带给自己的积极感受方面描述较少，更多的关注工作本身带来的负面感受，如劳累、辛苦等，以及受到现在医患关系紧张情况带来的困扰。

仅区分积极词和消极词进行研究的方法简单有效，但仅从积极或者消极的角度对医生群体进行描述是不充分的。因为即使同为积极词或者消极词，词所描述的方面有可能是不一样或者完全相反的。为此，有必要对这些词汇进行进一步的归类分析。

两组被试的相同分类结果的内容对比见表 5-19。

表 5-19 患者被试与医生被试词语分类相同分类结果对比

类别名称	患者被试	医生被试
德高望重	医德高尚、医德、职业道德、品德高尚、声望高、妙手仁心、仁慈、医者仁心、仁心仁术、医者父母心、悬壶济世	仁心仁术
好的工作态度	负责、有责任感、爱岗敬业、敬业、尽职尽责、细心、仔细、认真、严谨、谨慎、严肃、严格	严谨、细致、认真、负责、敬业、责任
神格化	神圣、崇高、高尚、守护神、白衣天使、天使、起死回生、华佗再世、妙手回春	神圣、高尚、白衣天使、天使
消极医患关系	医疗纠纷、医闹	医闹
正面社会形象	勤劳、伟大、无私、奉献、舍己为人、有修养、正直、值得信任、为人民服务、助人为乐、有爱心、美好、好的、冷静、权威、工作待遇好、收入高、高收入、富有、社会地位高、高大	爱心、冷静、无私、奉献、勤劳、信任、勇敢、勤奋、干练、大爱无疆
职业弊端	劳累、辛苦、忙碌、工作压力大、压力大	压力大、无休假、无假期、加班、熬夜、夜班、值班、早出晚归、被误解、不被理解、不受尊重、付出回报不成正比、累、辛苦、劳心、劳累、过劳、疲劳、疲倦、紧张、焦虑、无奈、忙碌、繁忙、风险大、高危、危险
专业知识	有学问、有学识、专业、医术高明、有技术、有才能、能力强、有能力、技术高的	专业、博学、高学历、有能力
职业期望	使命、手术、看病、生的希望、治病救人、救死扶伤、药到病除	救死扶伤

两群体不同分类结果的内容对比见表 5-20。

表 5-20 患者群体和医生群体分类结果不同结果对比

医生被试	包含内容	患者被试	包含内容
反面社会形象	收入低、工资低、穷	人物特征	护士、大夫、男的、白色衣服、白大褂、白色、戴眼镜
好医生的工作状态	任劳任怨、兢兢业业	物品	医药、药品、药剂
职业特点	责任大、高强度	医德	大医精诚、人道主义

续表

医生被试	包含内容	患者被试	包含内容
		医患关系	医患关系
		印象	大胆、洁癖、健康、生病、死亡、恐怖
		场所	医院
		高智商	聪明
		好医生的态度	友好、善良、友善、温和、和蔼、和蔼可亲、态度好、亲切、慈祥、热情、热心、有耐心、急患者之所急
		坏医生的特征	不耐心、冷漠、冷酷、麻木、没有人情味、不能信任、不诚实、虚伪、做作、不负责任、庸医害人、见钱眼开、势利、红包、利欲熏心、黑心、态度不好、敷衍、不和气、不救死扶伤
		积极医患关系	救命恩人
		看病贵看病难	药价贵、看病贵、看病难
		厉害	厉害

由于医生被试数据收集难度较大，患者被试人数与医生被试人数之间有较大的差异，也导致收集到词汇的数量有很大差距，造成了在分类过程中出现医生被试组中词汇分类的类别少，类别下仅有一两个词汇的现象，但仍能在一定程度上反映出医患之间对医生刻板印象情况以及两群体间存在的差别。

四、讨论与结论

（一）SCM模型的结果讨论

总体而言，患者在评价医生时，在热情、能力和道德三方面得分较高。这表明患者群体对于医生群体的刻板印象是积极的。但是若与以往研究①对比可以

① 程婕婷．城市居民对外来务工人员子女的刻板印象［J］．西北师范大学学报（社会科学版），2015（3）：96-101.

发现，对于医生群体的评价出现了显著的下降。这种结果一方面可能是由于被试群体差异和测量主体不同导致的，以往研究中使用的被试为在校大学生，而本研究中收集的数据主要来自已进入社会的成年被试，鲜有学生数据。真实的就医体验，可能影响了患者对医生的刻板印象。

从医生对自己群体的评价中可以看出，医生群体很重视道德因素在自己群体中的地位。或者说，在医生看来，自己群体的成员应当是并且确实是遵守医德的。同时，人们大多认为医生在接诊当中是冷漠的，表现在患者对医生群体成员的评价当中，热情维度得分是最低的。但医生在评价自己群体成员时，热情维度得分显著高于患者评分的结果。这可能是由于在接诊过程中，医生与患者之间并不是一对一的接触形式，而是一对多的接触形式。从医生的角度来看，医生坐诊一天需要接待数十个病人，一旦开始一天的问诊就很难再离开办公桌半步，因此很难在面对每一个患者的时候都和颜悦色，自己已经表现得很尽职。而从患者的角度来看，寻求医生的帮助除了想要得到生理的治疗外，还想医生以认真的态度对待自己，并寻求心理上的安慰。如果后一种需求不能得到满足，就很容易将医生视为低热情度的个体。这种需求之间的“不平衡”，是造成医患冲突的潜在风险因素之一。

（二）词语自由联想测试结果讨论

患者群体对于医生评价的词汇主要是积极词，少有消极词，但医生对自己的团体进行评价时，积极词与消极词各占半数。这表明患者群体倾向于将医生群体视为具有高超技术、高尚情操、高生活品质的对象，而医生群体成员对自身情况的认识却要更为复杂，态度上则正反参半。

对词汇分类的结果显示，医患之间对医生形象的认识存在诸多差别。例如，在神格化分类当中，患者群体对于医生的刻板印象仍然停留在救苦救难、全知全能的阶段，患者被试除有医生被试也认同的白衣天使、天使、神圣等词语外，还有起死回生、华佗再世、妙手回春等描述性词汇，这些词汇都带有神化医生职业的倾向。这很大程度上是由于我国社会文化中对于医生形象的崇高化描绘所致。譬如表现扁鹊、华佗神乎其神医术的传说等词汇，导致社会上大多数群体对于医生的认识始终停留在“神医”的层面，而忽视了医学模式自身与医生个体的各种局限，容易对医生提出不切实际的要求和期望。

此外，除患者被试和医生被试都提到的对于医生品行方面的刻板印象（如勤劳、伟大等）之外，患者群体还提到了工作待遇好、收入高的、高收入的、富有的、社会地位高、高大的等词汇，即认为医生在工作中的付出和回报是相符合或者回报大于付出的。而医生在评价自己群体成员的形象时，除了提到品质上的正面社会形象之外，还提到了其在社会上的反面社会形象，包括收入低、工资低、穷，与前面患者群体提到的正面社会形象中的高收入特征截然相反。同时，在医生的分类结果当中，归入职业弊端类别中的词语除了有和患者群体一样的劳累、辛苦等词语以外，还有被误解、不被理解、不受尊重、付出回报不成正比、风险大、高危、危险等词语，这些词语都是与医生的工作经历相关的内容。这表明医生群体对于自己群体所遭受的不公平待遇有强烈的感知。研究对医务工作者在医患关系中的群体受害者身份感知与集体内疚感之间的关系进行探讨的过程中发现，启动了群体受害者身份的被试对于其群体成员伤害患者行为的集体内疚感显著低于控制组，即“认为由于自己所属群体遭受过不公平对待，因此其伤害外群体的行为在一定程度上是情有可原和值得谅解的”，这样的恶性循环对于医患关系的建设是十分不利的。①

（三）结论

基于SCM模型和词语自由联想测试的结果，可发现目前患者群体对于医生群体的刻板印象除了评价积极的特点之外，还存在着对于医生能力期待过高的问题，其最直接的后果是患者更加难以接受在医疗过程中不符合自身期待的结果。从医生被试的测试结果看，SCM模型问卷中虽然显示出了其对内群体偏好的倾向，但是在词语自由联想的测试中，这种偏向并不明显。患者被试对好医生坏医生分类结果表明，患者心中存在好医生和坏医生的评价指标，患者群体在就诊过程中是根据这个指标对医生进行评价的。当然，这种指标并不完全是量化的，而更多的是范畴化的。一旦有医生行为脱离患者所设定的好医生范畴，患者很容易就会将医生归入坏医生行列，并在关于医生的负面新闻报道中加以强化。

同时，对于医生的工作，医患两个群体的评价存在很大的差异。这种差异潜藏于医患沟通过程中，由医患双方对于医生不同的刻板印象导致，也是导致医患双方在面对消极治疗结果时难以理智处理，从而产生冲突的重要原因。患者倾向于认为医生在工作中的付出与回报成正比，而医生则认为自己的付出与回报不成正比，甚至还有诸多的风险，两者在对于医生工作性质优劣的理解方面存在较大的分歧，这可能也是导致医患之间产生冲突的一个潜在原因。了解医患之间对于医生群体的刻板印象现状与差别后，后续研究可进一步研究此类

---

① 汪新建，柴民权，赵文珺．群体受害者身份感知对医务工作者集体内疚感的作用［J］．西北师大学报（社会科学版），2016（1）：125-132.

刻板印象的形成机制与印象管理措施，从而为建构更为积极的医方形象和建设和谐的医患关系提供更有针对性的措施。

［本节内容曾发表于《南京师大学报（社会科学版）》2018 年第 1 期，收录本辑时稍做调整］

第六章

医患信任及其影响因素

第一节　患方死亡态度及其对医患信任感的影响研究

死亡是生命中不可或缺的一部分。从出生起，人类与死亡就有着不可分割的联系。每一个人的生命都是神圣的，同时每一个人也都无法避免衰老、生病、死亡，死亡是极其自然的现象。而受传统文化的影响，很多人非常避讳谈论死亡话题，对死亡持有恐惧、逃避的态度。

医疗行业是一个高技术、高风险的特殊行业，纵使现有的医学技术比较发达，医生具有高度的责任感和高超的诊疗能力，仍存在医疗效果的不确定性以及医疗意外的不可预见性，有些疾病仍然是目前无法治愈的。而近年来，我国医患信任危机已经非常严重，恶性伤医事件经常发生且呈增加趋势。有研究显示，近年发生的医疗纠纷案件中，50%以上属于医方无过错事件。针对中国当前社会中不断曝出的“伤医”“医闹”等恶性事件，许多学者开始关注医患信任话题。其中，与医患关系有关的一些文献，在分析患方责任时，往往只讨论患方对医疗风险认识不足、对医务人员过高的角色期待等方面的原因，而忽视了患方与医方冲突背后所折射出的对死亡的认知与态度。基于以上分析，本研究拟从患方对死亡的态度为切入点，探讨在当下社会背景、医疗体制和医学文化下患方的死亡态度与医患信任感之间的关系，并据此对建设和谐医患关系提出相应的心理学层面的对策建议。

一、核心概念界定

本部分主要界定患方、死亡态度、医患信任感、医患安全感和医患满意度这五个相互关联的核心概念。

（一）患方

本研究中所涉及的患方主要是指患者及患者亲属、朋友、监护人和其他代理人群体。在这个意义上，患方是指除了医方以外的其他社会成员或组织。因此，本研究中的“患方”主体并不完全等同于患者，也可以指代除了医方之外的所有社会成员。

（二）死亡态度

死亡态度的特定对象是“死亡”，使得死亡态度的内涵非常复杂。在死亡态度的众多定义中，最具代表性的是有关死亡态度的五维度内涵，即人们看待死亡的态度有消极、积极之分，其中消极的死亡态度主要包括死亡恐惧和死亡逃避这两个维度，积极的死亡态度主要包括死亡接受（自然接受、趋近接受、逃离接受）的维度。①

（三）医患信任感

本研究中所涉及的医患信任感主要指患方对医方的信任感，指患方在与医方交往互动过程中，基于诚实、平等、公正等基本社会价值理念，相信医方不会做出不利于自己甚至有害于自己行为的一种预期判断和心理状态。具体而言，患方相信医方具备良好的职业道德和医疗执业水平，会履行防病治病、救死扶伤的职责，能最大限度地使患者恢复健康、减轻病痛。

（四）医患安全感

医患安全感主要针对患方的就医安全感，主要指患方在就诊或陪诊过程中对整体医疗环境的安全感，包括对医药制品、医疗器械、医学技术的安全感以及对目前的法律法规能否保护自身合法权益的感知等。

（五）医患满意度

医患满意度主要是指患方满意度，如患方对医疗机构硬件环境的满意度、医疗服务（如服务态度、沟通时间与内容、就诊流程等）的满意度、医方的医德医术的满意度、医疗报销方面的满意度等。

---

① WONG P T, REEKER G T, GESSER G. Death attitude profile—revised: a multidimensional measure of attitudes toward death. in: neimeyer, R. A., Ed., Death Anxiety Handbook: Research, Instrumentation, and Application[M]. Washington: Taylor & Francis, 1994: 121-148.

三、死亡态度与医患信任感的调查研究

（一）研究目的

以患方对死亡的态度为切入点，分析患方死亡态度的总体特点及其影响因素，了解其医患信任感现状，并进一步探究患方死亡态度对医患信任感的影响，从而为缓解医患紧张、重建医患信任提出针对患方死亡教育方面的策略。具体包括以下几个方面：

了解患方对死亡态度的现状并探讨患方在不同的变量上对死亡态度的差异。

结合医患信任感量表的测量结果，客观评价中国当前的医患信任感现状。探讨患方死亡态度和医患信任感之间的关系，了解医患信任危机背后的深层次原因。

基于本研究的目的与文献梳理，提出本研究的研究框架，如图6-1所示。

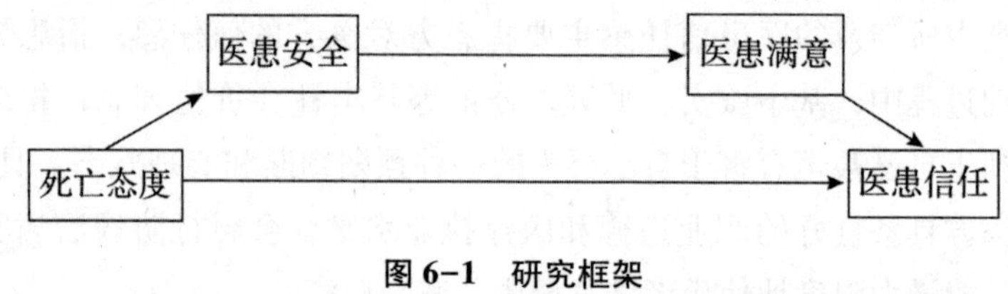

图6-1　研究框架

（二）研究假设

根据以上分析，提出下列研究假设：

假设1：患方死亡态度中消极的死亡态度（死亡恐惧、死亡逃避）比率最高。

假设2：患方的死亡态度在统计学变量上存在显著差异。

患方的性别、年龄、文化程度、宗教信仰、家庭讨论死亡情形、接触的有关“死亡”书籍和文章情况等对死亡态度的影响是显著的。

假设3：患方死亡态度与医患信任感之间有显著相关性，并且患方的死亡态度可以预测其医患信任感。

假设4：医患安全感和医患满意度在死亡态度和医患信任感之间起链式中介作用。

（三）研究方法

1. 研究对象

本研究采取线上调查和线下调查相结合的方式对有就医经历或陪诊经历的

非医护人员在内的成年（18 周岁以上）个体进行调查，线下按照方便取样法选取天津地区的患方进行施测。回收问卷 356 份，其中，有效问卷共 329 份，有效回收率 92.4%。

2. 研究工具

本研究中的问卷主要包括患方基本情况调查问卷、死亡态度描绘量表、医患安全感量表、医患满意度量表和医患信任感量表。

死亡态度描绘量表选取死亡态度描绘量表修订版（death attitude profile-revised，DAP-R）①，总表的 Cronbach's α 系数为 0.81，各维度 Cronbach's α 系数在 0.63~0.87，信效度良好。该量表采用 5 点量表计分，以单题平均分为标准。量表并不加计总分，而是视各分量表的得分为多少，依各分量表得分多少来解释。在每个分量表中平均数越高，代表越有此倾向的死亡态度。死亡态度描绘量表中包括了五个维度的死亡态度：

死亡恐惧：是指人们面对死亡时所引起的害怕、恐惧等负向想法及情感。此维度共包含 7 题（题号为 1、2、7、18、20、21、32）。

死亡逃避：是指人们逃避思考及讨论与死亡有关的事物。此维度共包含 5 题（题号为 3、10、12、19、26）。

自然接受：即视死亡为生命中不可或缺的一部分，既不恐惧，也不欢迎它。此维度共包含 5 题（题号为 6、14、17、24、30）。

趋近接受：即视死亡为通往快乐来生的通道，并相信死后有生命存在。共包含 10 题（题号为 4、8、13、15、16、22、25、27、28、31）。

逃离接受：即将死亡视为今生痛苦的解脱之道，对死亡的接受是为了逃离生活中的痛苦。此维度共包含 5 题（题号为 5、9、11、23、29）。

医患安全感量表、医患满意度量表、医患信任感量表均选取《中国医患社会心态问卷》（*doctor-patient social mentality questionnaire-patient section*）（患方卷）。② 此问卷设立医患社会情绪、医患社会认知、医患价值观与医患行为倾向四个维度，并在每个维度下建立分问卷。在初测问卷进行探索性因素分析的基础上，以 449 份有效患者卷和 312 份有效医方卷进行验证性因素分析，验证了四维度结构的合理性。中国医患社会心态问卷内部一致性系数在 0.757~0.932，两周重测信度在 0.632~0.759；各因素间呈中等偏低的相关，验证性因素分析

① 朱海玲．DAP-R 中文版修订在中老年基督教信徒中的应用［D］．天津：天津医科大学，2011：49-50.

② 吕小康，汪新建，张慧娟，等．中国医患社会心态问卷的初步编制与信效度检验［J］．心理学探新，2019，39（1）：57-63.

的各项参数在可接受水平；专家评定效度良好。各分问卷可在中国大陆地区单独或组合使用。该问卷的各分问卷基本符合心理测量学各项指标的要求，其中医患社会认知部分（包括医患安全感、医患信任感、医患公正感、医患满意度、医患宽容度、医患归因风格六个维度）的分问卷信效度良好，可作为准量表使用。

（四）研究结果

1. 患方死亡态度特点及差异分析

为了研究患方死亡态度的总体特点，本研究采用“患方死亡态度描绘量表”对患方死亡态度的五个维度进行描述性统计。由表 6-1 所示，患方死亡态度以自然接受为主，各维度得分是：自然接受>死亡逃避>死亡恐惧>逃离接受>趋近接受。

表 6-1　患方死亡态度总体特点（N=329）

	平均数	标准差
死亡恐惧	2. 833	0. 710
死亡逃避	2. 958	0. 820
自然接受	3. 927	0. 540
趋近接受	2. 448	0. 628
逃离接受	2. 455	0. 726

对性别二分变量进行独立样本 t 检验，年龄、宗教信仰、家庭谈论死亡情形、阅读有关死亡的书籍和文章情况等多类别变量，进行单因素方差分析，结果如下：

对患方死亡态度各维度的性别差异进行检验，结果见表 6-2。由表可知，患方性别在死亡恐惧、死亡逃避、自然接受、趋近接受四个维度上未表现出显著差异。在逃离接受维度上差异显著，在此维度上，女性患方的得分显著高于男性患方。

表 6-2　患方死亡态度的性别差异检验

	男（N=144）	女（N=185）	t
	M±SD		
死亡恐惧	2.87±0.72	2.81±0.70	0.837
死亡逃避	3.02±0.85	2.91±0.80	1.163
自然接受	3.90±0.52	3.95±0.56	-0.790
趋近接受	2.43±0.70	2.46±0.57	-0.382
逃离接受	2.36±0.76	2.53±0.69	-2.104*

对患方死亡态度各维度的年龄差异进行方差分析，结果见表 6-3。由表可知，患方年龄在死亡逃避、自然接受、趋近接受、逃离接受四个维度上未表现出显著差异。在死亡恐惧维度上差异显著。

进一步进行多重比较后发现，在死亡恐惧维度上，50 岁以上的患方在死亡恐惧维度上的得分显著高于 18~30 岁年龄段的患方。

表 6-3　患方死亡态度的年龄差异检验

	18~30 岁（N=196）	31~40 岁（N=33）	41~50 岁（N=32）	50 岁以上（N=68）	F	多重比较结果
	M±SD					
死亡恐惧	2.74±0.72	2.87±0.83	2.89±0.68	3.06±0.58	3.539*	D>A
死亡逃避	2.91±0.87	2.76±0.77	3.07±0.68	3.15±0.72	2.411	
自然接受	3.98±0.50	3.95±0.59	3.78±0.58	3.83±0.59	2.173	
趋近接受	2.45±0.63	2.53±0.74	2.54±0.71	2.35±0.51	0.977	
逃离接受	2.46±0.77	2.41±0.77	2.55±0.75	2.43±0.56	0.247	

注：（1）* 表示 $p<0.05$，** 表示 $p<0.01$，下同。（2）18~30 岁，A；31~40 岁，B；41~50 岁，C；50 岁以上，D。

对患方死亡态度各维度的文化程度差异进行方差分析，结果见表 6-4。由表可知，文化程度在死亡恐惧、死亡逃避、自然接受、趋近接受、逃离接受五个维度上差异显著。

进一步多重比较分析发现，在死亡恐惧维度上，小学/初中毕业文化程度的患方得分均明显高于其他三组患方。在死亡逃避维度上，小学/初中毕业文化程度的患方也均显著高于其他三组患方。在自然接受维度上，小学/初中毕业文化程度的患方得分显著低于其他三组患方。在趋近接受维度上，高中/中专毕业的患方得分明显高于文化程度为小学/初中毕业的患方。在逃离接受程度上，高中/中专毕业的患方得分也明显高于文化程度为小学/初中毕业的患方。

表 6-4　患方死亡态度的文化程度差异检验

	小学/初中	高中/中专	专科/本科	研究生	F	多重比较结果
	(N=51)	(N=53)	(N=146)	(N=79)		
	$M±SD$					
死亡恐惧	3.16±0.54	2.83±0.66	2.73±0.69	2.81±0.82	4.830^{*}	A>B、C、D
死亡逃避	3.40±0.59	2.71±0.70	2.93±0.78	2.89±0.99	7.164^{**}	A>B、C、D
自然接受	3.61±0.54	4.07±0.53	4.00±0.49	3.91±0.56	8.454^{**}	A<B、C、D
趋近接受	2.26±0.60	2.60±0.66	2.48±0.56	2.41±0.72	2.805^{*}	A<B
逃离接受	2.25±0.62	2.67±0.58	2.46±0.76	2.43±0.79	2.954^{*}	A<B

注：小学/初中：A；高中/中专：B；专科/本科：C；研究生：D。

对患方死亡态度各维度的宗教信仰差异进行方差分析，结果见表 6-5。由表可知，宗教信仰在死亡逃避、自然接受、逃离接受三个维度上差异显著。

进一步多重比较分析发现，在死亡逃避维度上，有宗教信仰的患方得分均明显高于不清楚是否有宗教信仰和无宗教信仰的患方。在自然接受维度上，无宗教信仰的患方得分明显高于有宗教信仰的患方。在逃离接受维度上，不清楚是否有宗教信仰的患方得分明显高于有宗教信仰的患方。

表 6-5　患方死亡态度的宗教信仰差异检验

	不清楚	无宗教信仰	有宗教信仰	F	多重比较结果
	(N=31)	(N=243)	(N=55)		
	$M±SD$				
死亡恐惧	2.92±0.72	2.79±0.71	2.97±0.67	1.765	
死亡逃避	2.87±0.70	2.91±0.84	3.23±0.77	3.754^{*}	C>A、B
自然接受	3.94±0.44	3.97±0.54	3.73±0.56	4.414^{*}	B>C
趋近接受	2.66±0.45	2.40±0.65	2.53±0.61	2.811	
逃离接受	2.72±0.79	2.46±0.74	2.30±0.61	3.272^{*}	A>C

注：不清楚：A；无宗教信仰：B；有宗教信仰：C。

对患方死亡态度各维度的家庭谈论死亡情形差异进行方差分析，结果见表

6-6。由表可知，家庭谈论死亡情形在死亡恐惧、死亡逃避、自然接受、逃离接受四个维度上差异显著。

进一步多重比较分析后发现，在死亡恐惧、死亡逃避维度上，尽量避免谈及死亡，只在不得已时才说的患方和很少谈及死亡，谈起时气氛不自然的患方的得分均明显高于从不谈及死亡的患方和家庭中对死亡话题谈论坦然公开的患方；在自然接受维度上，在家庭中对死亡话题谈论坦然公开的患方得分均明显高于尽量避免谈及死亡，只在不得已时才说的患方和很少谈及死亡，谈起时气氛不自然的患方；在逃离接受维度上，尽量避免谈及死亡，只在不得已时才说的患方得分明显高于家庭中对死亡话题谈论坦然公开的患方。

表 6-6　患方死亡态度的家庭谈论死亡情形差异检验

	从不谈及死亡	尽量避免谈及死亡	很少谈及死亡	谈论坦然公开	F	多重比较结果
	(N=26)	(N=103)	(N=107)	(N=93)		
	M±SD					
死亡恐惧	2.50±0.63	3.02±0.84	2.94±0.52	2.30±0.58	15.981**	B>A、D；C>A、D
死亡逃避	2.67±0.78	3.23±0.97	3.18±0.55	2.29±0.72	20.854**	B>A、D；C>A、D
自然接受	4.12±0.41	3.85±0.89	3.89±0.48	4.13±0.44	4.386*	D>B、C
趋近接受	2.61±0.36	2.47±0.70	2.54±0.53	2.35±0.81	1.154	
逃离接受	2.48±0.66	2.70±0.77	2.45±0.71	2.25±0.88	3.564*	B>D

注：从不谈及死亡：A；尽量避免谈及死亡，只在不得已时才说：B；很少谈及死亡，谈起时气氛不自然：C；谈论坦然公开：D。

对患方死亡态度各维度的阅读有关死亡的书籍和文章情况差异进行方差分析，结果见表 6-7。由表可知，阅读有关死亡的书籍和文章情况在死亡恐惧、死亡逃避、自然接受、趋近接受四个维度上差异显著，在逃离接受维度上差异不明显。

进一步多重比较分析发现，在死亡恐惧、死亡逃避维度上，从未阅读有关死亡的书籍和文章的患方的得分均显著高于其他组患方；在自然接受维度上，经常阅读有关死亡的书籍和文章的患方的得分均显著高于其他组患方；在趋近接受维度上，经常阅读有关死亡的书籍和文章的患方的得分均明显低于其他组患方。

表 6- 阅读有关死亡的书籍和文章情况差异检验

	经常阅读（N=9）	有时阅读（N=96）	很少阅读（N=119）	从未阅读（N=105）	F	多重比较结果
	M±SD					
死亡恐惧	1.93±0.58	2.46±0.60	2.72±0.61	3.13±0.77	14.603**	D>C>B>A
死亡逃避	1.57±0.75	2.51±0.71	2.84±0.77	3.45±0.76	24.192**	D>C>B>A
自然接受	4.77±0.29	4.10±0.41	4.02±0.45	3.71±0.55	14.585**	A>B>C>D
趋近接受	1.53±0.86	2.52±0.68	2.48±0.58	2.48±0.68	4.278*	A<B、C、D
逃离接受	2.03±0.99	2.42±0.81	2.51±0.77	2.53±0.77	0.890	

注：经常阅读：A；有时阅读：B；很少阅读：C；从未阅读：D。

2. 医患安全感、医患满意度、医患信任感相关变量的差异分析

以性别为自变量，分别以医患安全感、医患满意度和医患信任感为因变量，做独立样本 t 检验；以年龄、文化程度、宗教信仰为自变量，医患安全感、医患满意度和医患信任感为因变量，做多元方差分析。统计结果发现，性别、年龄、文化程度、宗教信仰均对医患安全感的影响不显著；年龄、文化程度均对医患满意度的影响显著，性别、宗教信仰对医患满意度的影响不显著；年龄、文化程度对医患信任感的影响显著，性别、宗教信仰对医患信任感的影响不显著。所以，在后续的链式多重中介效应检验中将年龄、文化程度作为协变量纳入分析中。具体数据情况见表 6-8。

表 6-8 控制变量与医患安全感、医患满意度、医患信任感的差异分析

人口学变量		N	医患安全感	医患满意度	医患信任感
			M±SD	M±SD	M±SD
性别	男	144	2.76±0.48	3.36±0.60	3.45±0.54
	女	185	2.74±0.50	3.37±0.49	3.45±0.52
年龄	18~30	196	2.73±0.58	3.28±0.55	3.37±0.56
	31~40	33	2.82±0.38	3.51±0.44	3.58±0.54
	41~50	32	2.78±0.29	3.47±0.52	3.51±0.43
	50 岁以上	68	2.75±0.30	3.52±0.52	3.56±0.44

续表

人口学变量		N	医患安全感	医患满意度	医患信任感
			M±SD	M±SD	M±SD
文化程度	小学/初中	51	2. 85±0. 25	3. 35±0. 37	3. 49±0. 33
	高中/中专	53	2. 65±0. 35	3. 69±0. 56	3. 61±0. 46
	专科/本科	146	2. 73±0. 53	3. 34±0. 54	3. 44±0. 58
	研究生	79	2. 78±0. 60	3. 23±0. 54	3. 32±0. 55
宗教信仰	不清楚	31	2. 74±0. 48	3. 30±0. 52	3. 38±0. 52
	无宗教信仰	243	2. 77±0. 48	3. 41±0. 53	3. 46±0. 52
	有宗教信仰	55	2. 66±0. 55	3. 24±0. 57	3. 40±0. 59

3. 死亡态度、医患安全感、医患满意度和医患信任感的相关性分析

对患方死亡态度、医患安全感、医患满意度、医患信任感进行相关分析，统计结果见表 6-9 所示：死亡恐惧、死亡逃避均与医患安全感、医患满意度、医患信任感之间存在显著负相关；自然接受与医患安全感之间相关性不显著，与医患满意度、医患信任感之间均存在显著正相关；趋近接受与医患安全感之间存在显著负相关，与医患信任感之间存在显著正相关。趋近接受与医患满意度之间相关性不显著；逃离接受与医患安全感之间存在显著负相关，与医患满意度之间存在显著正相关，与医患信任之间存在显著正相关；医患安全感与医患满意度之间存在显著正相关；医患安全感与医患信任感之间存在显著正相关；医患满意度与医患信任感之间存在显著正相关。

表 6-9 死亡态度、医患安全感、医患信任感和医患满意度的相关性分析

	死亡恐惧	死亡逃避	自然接受	趋近接受	逃离接受	医患安全感	医患满意度
死亡逃避	0. 669**						
自然接受	-0. 543**	-0. 475**					
趋近接受	-0. 041	0. 018	0. 139*				
逃离接受	-0. 098	-0. 113*	0. 273**	0. 464**			
医患安全感	-0. 224**	-0. 146**	0. 078	-0. 163**	-0. 120*		
医患满意度	-0. 306**	-0. 299**	0. 455**	0. 095	0. 177**	0. 200**	
医患信任感	-0. 329**	-0. 300**	0. 404**	0. 128*	0. 198**	0. 272**	0. 684**

4. 死亡态度、医患安全感、医患满意度和医患信任感的回归分析

分别以死亡恐惧、死亡逃避、自然接受、趋近接受、逃离接受死亡态度的

五个维度作为自变量，以医患信任感作为因变量，进行逐步回归分析。结果见表 6-10 所示，死亡态度维度中死亡恐惧、自然接受和逃离接受三个变量最终进入医患信任感回归方程。测定系数 $R^2=0.183$，即自变量可以解释因变量的 18.3%的变异。其中，死亡恐惧对医患信任感有显著的负向预测作用，表现为死亡恐惧得分越高，医患信任感越低，标准化回归系数为-0.163；自然接受对医患信任感有显著的正向预测作用，表现为自然接受得分越高，医患信任感也越高，标准化回归系数为 0.287；逃离接受对医患信任感有显著的正向预测作用，表现为逃离接受得分越高，越有较高的医患信任感，标准化回归系数为 0.104。而死亡态度的死亡逃避和趋近接受维度的回归效应都不明显。

表 6-10　死亡态度对医患信任感的回归分析

因变量	自变量	非标准化回归系数		标准化回归系数	t	R^2
		B	*SE*	Beta		
医患信任感	死亡恐惧	-0.121	0.044	-0.163	-2.742**	0.183
	自然接受	0.281	0.060	0.287	4.661**	
	逃离接受	0.075	0.038	0.104	1.996**	

分别以医患安全感、医患满意度作为自变量，以医患信任感作为因变量，进行逐步回归分析。结果见表 6-11 所示，医患安全感和医患满意度两个变量最终均进入医患信任感回归方程。测定系数 $R^2=0.483$，即自变量可以解释因变量的 48.3%的变异。其中，医患安全感对医患信任感有显著的正向预测作用，医患安全感越高，越有较高的医患信任感，标准化回归系数为 0.140；医患满意度对医患信任感也具有显著的正向预测作用，医患满意度越高，其医患信任感也越高，标准化回归系数为 0.656。

表 6-11　医患安全感、医患满意度对医患信任感的回归分析

因变量	自变量	非标准化回归系数		标准化回归系数	t	R^2
		B	*SE*	Beta		
医患信任感	医患安全感	0.150	0.043	0.140	-2.742**	0.483
	医患满意度	0.641	0.040	0.656	16.187**	

5. 医患安全感和医患满意度在死亡态度和医患信任感之间的中介效应检验

采用 Bootstrap 方法进行中介效应检验。在自变量死亡恐惧和因变量医患信任感之间，医患安全感和医患满意度是两个次序中介，因此包含三条路径：

路径 1：死亡恐惧→医患安全感→医患信任感；

路径 2：死亡恐惧→医患安全感→医患满意度→医患信任感；

路径 3：死亡恐惧→医患满意度→医患信任感。

本研究假设医患安全感和医患满意度在死亡恐惧和医患信任感之间起链式中介作用，如图 6-2 所示。所以本研究首先要检验中介路径 2 的显著性及其作用大小；其次是中介路径 1 和中介路径 3 的显著性和作用大小；最后检验在控制了三条中介路径后，自变量死亡恐惧对因变量医患信任感的直接作用大小及显著性。

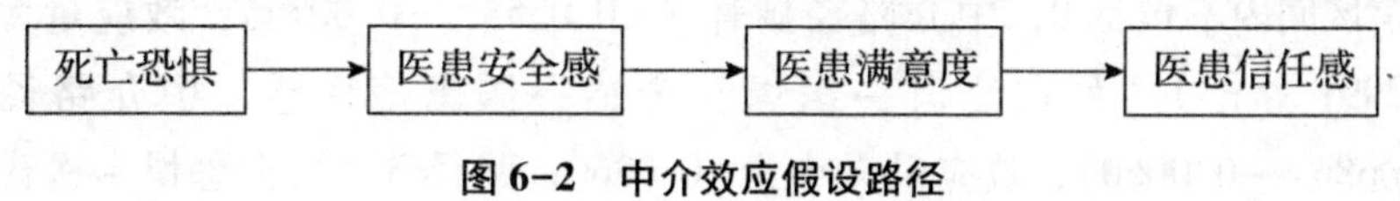

图 6-2 中介效应假设路径

采用软件 SPSS 22.0，选择“Analyze” →“Regression” →“Process”，选择模型 6，将死亡恐惧作为自变量，医患信任感作为输出变量，医患安全感和医患满意度依次作为中介变量输入。因为方差分析结果验证了人口学变量对医患信任的效应显著，所以把性别、年龄、文化程度、宗教信仰、自觉身体健康状况一起作为协变量纳入分析中。根据数据结果（见表 6-12）绘制路径系数图（如图 6-3 所示）。

表 6-12 链式多重中介检验效应检验

	医患安全感			医患满意度			医患信任感		
	coeff	*SE*	*p*	*coeff*	*SE*	*p*	*coeff*	*SE*	*p*
死亡恐惧	-0.2394	0.0570	0.0000	-0.1683	0.0570	0.0035	-0.0873	0.0485	0.0729
医患安全感	—	—	—	0.2217	0.0664	0.0010	0.1505	0.0567	0.0086
医患满意度	—	—	—	—	—	—	0.5638	0.0577	0.0000
constant	3.2777	0.3996	0.0000	3.7212	0.4410	0.0000	1.3580	0.4254	0.0016
	R^2=0.1282			R^2=0.1701			R^2=0.4499		
	F=5.1208***			F=6.0915***			F=21.1628***		

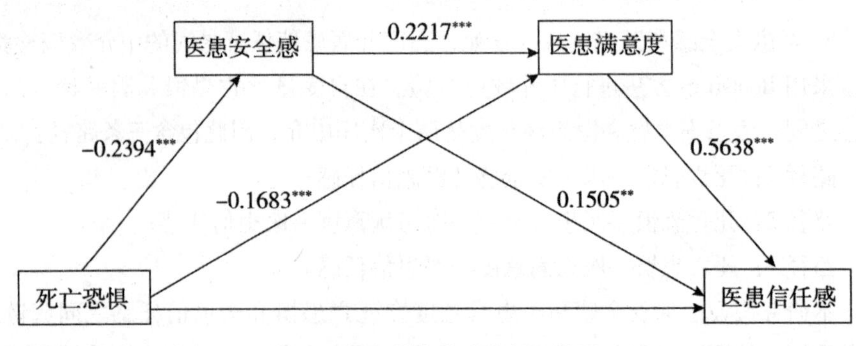

图6-3 中介效应检验路径系数图

注：* 表示在0.05水平上显著；** 表示在0.01水平显著；*** 表示在0.001水平上显著，下同。

参见表6-13，路径2“死亡恐惧→医患安全感→医患满意度→医患信任感”的置信区间内不包括0，中介路径显著（-0.0553，-0.0090），效应量大小为-0.0299；路径1“死亡恐惧→医患安全感→医患信任感”中介路径显著（-0.0686，-0.0060），效应量大小为-0.0360；路径3“死亡恐惧→医患满意度→医患信任感”中介路径显著（-0.1649，-0.0241），效应量大小为-0.0949。

表6-13 间接效应检验表

路径	效应值	下限	上限
路径1	-0.0360	-0.0686	-0.0060
路径2	-0.0299	-0.0553	-0.0090
路径3	-0.0949	-0.1649	-0.0241
总路径	-0.1608	-0.2368	-0.0777

在控制了以上三条路径后，做直接效应检验，检验结果不显著（-0.1829，0.0081）。数据结果表明医患安全感和医患满意度在死亡恐惧和医患信任感之间起链式中介作用。具体数据见表6-14。

表6-14 直接效应检验表

因变量	效应值	下限	上限
医患信任感	-0.0873	-0.1829	0.0081

中介效应检验结果验证了假设4，医患安全感和医患满意度在死亡恐惧和医

患信任感之间存在链式中介作用。

在自变量死亡逃避和因变量医患信任感之间，医患安全感和医患满意度是两个次序中介，因此包含三条路径：

路径 1：死亡逃避→医患安全感→医患信任感；

路径 2：死亡逃避→医患安全感→医患满意度→医患信任感；

路径 3：死亡逃避→医患满意度→医患信任感。

本研究假设医患安全感和医患满意度在死亡逃避和医患信任感之间起链式中介作用，如图 6-4。所以本研究首先要检验中介路径 2 的显著性及其作用大小；其次是中介路径 1 和中介路径 3 的显著性和作用大小；最后检验在控制了三条中介路径后，自变量死亡逃避对因变量医患信任感的直接作用大小及显著性。

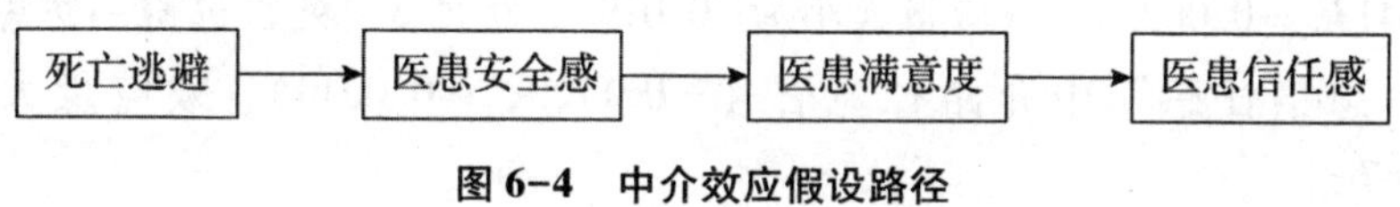

图 6-4　中介效应假设路径

将死亡逃避作为自变量，医患信任感作为输出变量，医患安全感和医患满意度依次作为中介变量输入。根据数据结果（见表 6-15）绘制路径系数图（如图 6-5 所示）。

表 6-15　链式多重中介检验效应检验

	医患安全感			医患满意度			医患信任感		
	coeff	*SE*	*p*	*coeff*	*SE*	*p*	*coeff*	*SE*	*p*
死亡逃避	-0. 1228	0. 0480	0. 0112	-0. 0996	0. 0461	0. 0317	-0. 0688	0. 0384	0. 0750
医患安全感	—	—	—	0. 2517	0. 0654	0. 0002	0. 1602	0. 0558	0. 0045
医患满意度	—	—	—	—	—	—	0. 5695	0. 0572	0. 0000
constant	3. 0413	0. 4046	0. 0000	3. 5009	0. 4310	0. 0000	1. 2745	0. 4080	. 0020
	R^2 = 0. 0834			R^2 = 0. 1543			R^2 = 0. 4498		
	F = 3. 1706 **			F = 5. 4246 ***			F = 21. 1525 ***		

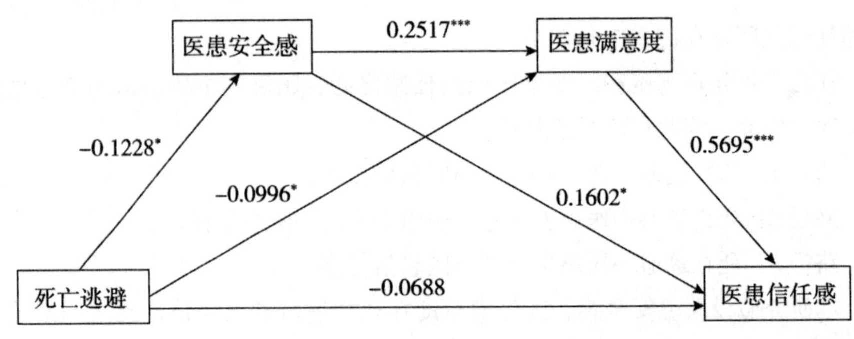

图 6-5 中介效应检验路径系数图

参见表 6-16，路径 2 “死亡逃避→医患安全感→医患满意度→医患信任感”的置信区间内不包括 0，中介路径显著（-0.0355，-0.0035），效应量大小为-0.0176；路径 1 “死亡逃避→医患安全感→医患信任感”中介路径显著（-0.0413，-0.0023），效应量大小为-0.0197；路径 3 “死亡逃避→医患满意度→医患信任感”中介路径显著（-0.1120，-0.0040），效应量大小为-0.0567。

表 6-16 间接效应检验表

路径	效应值	下限	上限
路径 1	-0.0197	-0.0413	-0.0023
路径 2	-0.0176	-0.0355	-0.0035
路径 3	-0.0567	-0.1120	-0.0040
总路径	-0.0940	-0.1537	-0.0323

在控制了以上三条路径后，做直接效应检验，检验结果不显著（-0.1445，0.0070）。数据结果表明医患安全感和医患满意度在死亡逃避和医患信任感之间起链式中介作用。具体数据见表 6-17。

表 6-17 直接效应检验表

因变量	效应值	下限	上限
医患信任感	-0.0688	-0.1445	0.0070

中介效应检验结果验证了假设 4，医患安全感和医患满意度在死亡逃避和医患信任感之间存在链式中介作用。

6. 趋近接受和医患信任感的链式多重中介效应检验

在自变量趋近接受和因变量医患信任感之间，医患安全感和医患满意度是两个次序中介，因此包含三条路径：

路径 1：趋近接受→医患安全感→医患信任感；

路径 2：趋近接受→医患安全感→医患满意度→医患信任感；

路径 3：趋近接受→医患满意度→医患信任感。

本研究假设医患安全感和医患满意度在趋近接受和医患信任感之间起链式中介作用，如图 6-6 所示。所以本研究首先要检验中介路径 2 的显著性及其作用大小；其次是中介路径 1 和中介路径 3 的显著性和作用大小；最后检验在控制了三条中介路径后，自变量趋近接受对因变量医患信任感的直接作用大小及显著性。

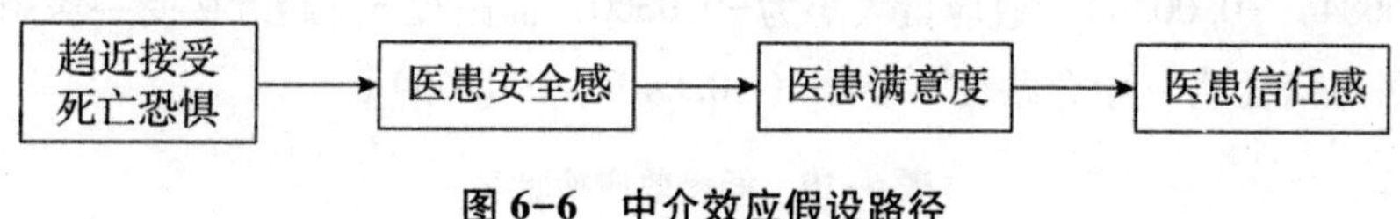

图 6-6 中介效应假设路径

将趋近接受作为自变量，医患信任感作为输出变量，医患安全感和医患满意度依次作为中介变量输入。根据数据结果（见表 6-18）绘制路径系数图（如图 6-7 所示）。

表 6-18 链式多重中介检验效应检验

	医患安全感			医患满意度			医患信任感		
	coeff	*SE*	*p*	*coeff*	*SE*	*p*	*coeff*	*SE*	*p*
趋近接受	-0.1570	0.0592	0.0086	0.0628	0.0574	0.27523	0.0766	0.0472	0.1057
医患安全感	—	—	—	0.2893	0.0660	0.0000	0.1909	0.0565	0.0009
医患满意度	—	—	—	—	—	—	0.5777	0.0568	0.0000
constant	3.1639	0.4173	0.0000	3.0214	0.4495	0.0000	0.8149	0.4062	0.0461
	$R^2=0.0855$			$R^2=0.1403$			$R^2=0.4483$		
	$F=3.255224^{**}$			$F=4.8499^{***}$			$F=21.0265^{***}$		

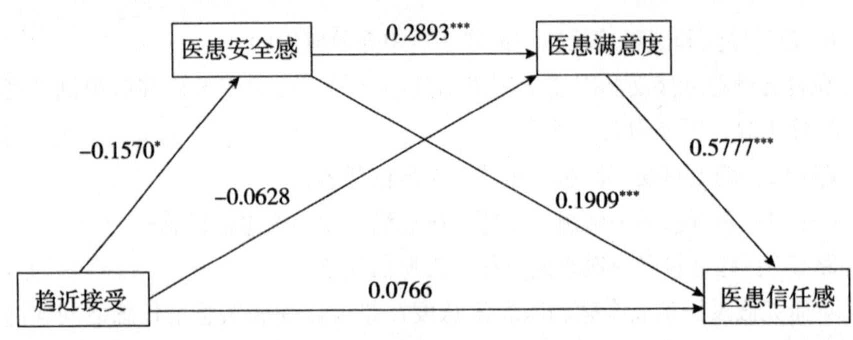

图6-7 中介效应检验路径系数

参见表6-19，路径2“趋近接受→医患安全感→医患满意度→医患信任感”的置信区间内不包括0，中介路径显著（-0.0550，-0.0037），效应量大小为-0.0262；路径1“趋近接受→医患安全感→医患信任感”中介路径显著（-0.0684，-0.0034），效应量大小为-0.0300；而路径3“趋近接受→医患满意度→医患信任感”中介路径不显著（-0.0407，0.1160）。

表6-19 间接效应检验表

路径	效应值	下限	上限
路径1	-0.0300	-0.0684	-0.0034
路径2	-0.0262	-0.0550	-0.0037
路径3	0.0362	-0.0407	0.1160
总路径	-0.0199	-0.1055	0.0725

在控制了以上三条路径后，做直接效应检验，检验结果不显著（-0.0163，0.1696）。数据结果表明医患安全感和医患满意度在趋近接受和医患信任感之间起链式中介作用。具体数据见表6-20。

表6-20 直接效应检验表

因变量	效应值	下限	上限
医患信任感	0.0766	-0.0163	0.1696

中介效应检验结果验证了假设4，医患安全感和医患满意度在趋近接受和医患信任感之间存在链式中介作用。

但医患安全感和医患满意度在自然接受、逃离接受和医患信任感之间不起链式中介作用。

四、研究结论

（一）患方死亡态度的总体特点

研究结果显示，在死亡态度五个维度中自然接受得分最高，与死亡态度的其他四个维度差异明显，这表明大部患方群体对死亡持有一种自然接受的态度，认为死亡是生命中的一部分，是不可避免的。其次为死亡逃避、死亡恐惧，得分最低的分别为逃离接受和趋近接受。这与国内其他学者的研究结果比较一致。①② 研究结果中的一些细微差别可能受地域文化、测量工具等因素的影响。

研究结果没有验证假设 1，这说明虽然很多患方或多或少的都对死亡恐惧、害怕，但大部分也都能意识到死亡是每个人生命中的一部分，生老病死是不可抗拒的自然规律。

（二）患方死亡态度在统计学变量上的差异分析

不同年龄段患方只在死亡恐惧维度上表现差异显著，50 岁以上患方的得分显著高于 18~30 岁年龄段的患方。这可能与年龄较小者认为死亡是离自己很遥远的事情有关，认为死亡是很久以后才会发生的事，所以面对死亡话题表现得不恐惧也不太逃避。而年龄较大者可能觉得自己随着年龄的增长，离死亡越来越近，对死亡也越来越害怕、恐惧。

性别方面只在逃离接受维度上差异显著。在逃离接受维度上，女性患方的得分显著高于男性患方。这可能是因为与男性患方相比，女性患方面对生活、疾病等方面的压力时心理承受能力较低，当没有办法摆脱这一切时，更倾向于选择接受死亡的方式来逃避痛苦。

患方死亡态度在文化程度、宗教信仰、家庭谈论死亡情形、阅读有关死亡的书籍和文章情况方面差异显著，较好的验证了假设 2。具体讨论如下。

1. 文化程度

死亡态度在文化程度变量上有显著差异。文化程度越低，死亡恐惧、死亡逃避维度得分越高，自然接受维度得分越低。总体来说，文化程度与死亡恐惧呈负相关，与自然接受呈正相关。这与大多数学者的文化程度与个体死亡态度

---

① 马国亮．护理学校学生死亡态度现状研究［J］．中共郑州市委党校学报，2008（3）：110-111.

② 陈四光．心理健康视野下大学生死亡态度及生命教育研究［D］．南昌：江西师范大学，2006：44-45.

呈正性相关关系①的研究结果相一致。这种结果的原因一方面可能是文化程度越高者，能更好地理解和认识死亡，降低对死亡的恐惧。另一方面，文化程度较高者接收到的有关死亡的知识相对较多，对死亡的思考较深入，能够较科学地认识死亡，接受生老病死是不可抗拒的自然规律，从而对死亡的恐惧和逃避水平较低，对其自然接受的程度较高。

2. 宗教信仰

宗教信仰在死亡逃避、自然接受、逃离接受三个维度上差异显著，而在死亡恐惧、趋近接受维度上没有明显差异。在死亡逃避维度上，有宗教信仰的患方得分均明显高于其他组的患方。在自然接受维度上，无宗教信仰的患方得分明显高于有宗教信仰的患方。在逃离接受维度上，不清楚是否有宗教信仰的患方得分明显高于有宗教信仰的患方。此研究结果与前人的大部分研究不太一致，出现这种结果的原因可能是，在本研究中有宗教信仰的患方比较少，不足以代表大部分有宗教信仰患方的死亡态度。另外，有宗教信仰的患方对待宗教的虔诚度不同，对死亡的看法也可能不太一样。

3. 家庭谈论死亡情形

死亡态度在家庭谈论死亡情形方面有显著差异。总体上说，家庭讨论死亡话题越公开坦然，其死亡恐惧、死亡逃避得分越低，自然接受得分越高。这与其他学者的研究结果一致。② 受中国传统文化的影响，死亡一直是一个很忌讳的话题，很多家庭认为谈论死亡不吉利。而对死亡话题越采取避讳态度，而越避讳越会使人们对死亡产生神秘可怕感，不知道死后世界什么样，是否还有死后世界，一切都是未知数，这种不确定性会带来对死亡的恐惧和逃避。相反，家庭中越对死亡事件谈论坦然公开，人们就会越容易用直面的态度对待死亡。

对于家庭中从不谈及死亡的患方来说，可能是因为家庭中接触死亡事件的概率较低等原因，没有太多的机会在家庭中谈论死亡话题。而尽量避免谈及死亡，只在不得已时才说和很少谈及死亡，谈起时气氛不自然的患方家庭则不同，这种家庭是在面对已经接触到的死亡事件时故意采取避讳不谈的态度，所以相比之下，家庭中从不谈及死亡的患方对死亡的恐惧水平反而更低。

---

① 董佩芳，沈晓如，金莉莉，等 . 216 例老年住院患者死亡态度的调查分析 [J]. 中华护理杂志，2008 (1)：84-86.

② 陈四光，安献丽 . 436 名大学生死亡态度分析 [J]. 中国心理卫生杂志，2009，23 (4)：303-304.

4. 阅读有关死亡的书籍和文章情况

阅读有关死亡的书籍和文章情况使人在死亡态度上有非常显著的差异。总体来说，阅读有关死亡的书籍和文章的频率越高，患方的死亡恐惧和死亡逃避水平越低，自然接受的水平越高。这与前人的研究结果基本一致。而在趋近接受维度上，经常阅读的患方的得分显著低于其他组的患方。这可能是因为通过阅读有关死亡的书籍和文章，能够使人们更多地了解死亡，对死亡形成正确的认知，减少死亡的恐怖感和神秘感，从而降低对死亡的恐惧和逃避，能以自然接受的态度对待死亡。

（三）患方死亡态度与医患信任感的关系分析

1. 患方死亡态度与医患信任感的相关性分析

患方死亡态度和医患信任感的相关性研究结果验证了假设3，患方死亡态度与医患信任感之间有显著相关性。进一步分析表明，死亡恐惧、死亡逃避均与医患安全感、医患满意度、医患信任感呈负相关。这可能是因为对死亡持消极态度的患方，相比其他患方会更在意自己的身体健康状况，从而在就医或陪诊过程中更担心会碰到不负责任的医生，担心自己的合法权益得不到保障，担心医院会给开不必要的药、做不必要的检查等，缺乏就医安全感，并且由于对身体健康的过分担心，对死亡持恐惧、逃避态度的患方会对医务人员的服务态度、医术医德水平、就诊流程、就医环境、治疗效果、医保报销等方面的要求或期望较高，从而满意度较低，最终导致患方对医方的信任感也较低。

自然接受均与医患满意度、医患信任感呈正相关。对死亡持自然接受态度的患方能够较正确地认识和理解死亡，能够认识到死亡是每个人生命中的一部分，对待死亡更加坦然，对医方有较为合理的角色期待，从而对其满意度和信任感也更高；逃离接受与医患安全感呈负相关，与医患满意度、医患信任感呈正相关。其逃离接受水平越高，医患安全感越低，医患满意度和医患信任感就越高。这可能是因为死亡态度趋向于逃离接受的患方对死亡缺乏正确的理解与思考，对生活中遇到的困难缺乏思想准备和心理承受能力，具体表现在就医或陪诊过程中时，对医疗整体环境等方面缺乏安全感。对于死亡持逃离接受的患方而言，当生命充满着痛苦与艰辛、不幸时，特别是当没有办法摆脱这些痛苦时，死亡的吸引力会越来越大，对死亡结果更容易接受，因此更能够接受任何治疗结果，对医方的要求、期望等降低，从而对医方的满意度和信任感会升高。

另外，医患安全感均与医患满意度和医患信任感呈正相关，具体表现为患方在就医或陪诊过程中，对医药制品、医疗器械、医学技术的安全感以及对目前的法律法规能保护自身合法权益的感知越高，对医方满意度越高，从而表现为对医方越信任；医患满意度与医患信任感呈显著正相关，具体表现为患方对医方越满意，其对医方的信任感就越高。

2. 患方死亡态度、医患安全感、医患满意度与医患信任感的回归分析

回归分析同样说明患方死亡态度对医患信任感有显著的预测作用。以死亡恐惧、死亡逃避、自然接受、趋近接受和逃离接受为自变量，以医患信任感为因变量，只有死亡恐惧、自然接受和逃离接受进入医患信任感回归方程。死亡恐惧对医患信任感有显著的负向预测作用，表现为死亡恐惧得分越高，医患信任感越低；自然接受对医患信任感有显著的正向预测作用，表现为自然接受得分越高，医患信任感也越高；逃离接受对医患信任有显著的正向预测作用，表现为逃离接受得分越高，就有越高的医患信任感。研究结果验证了假设 3，患方的死亡态度可以预测其医患信任感。但死亡逃避和趋近接受维度对医患信任感不存在明显预测作用。

另外，医患安全感、医患满意度对医患信任感也有显著的预测作用。以医患安全感、医患满意度作为自变量，以医患信任感作为因变量，医患安全感和医患满意度均进入医患信任感回归方程。医患安全感对医患信任感有显著的正向预测作用，医患安全感越高，越有较高的医患信任感；医患满意度对医患信任感也具有显著的正向预测作用，表现为医患满意度越高，其医患信任感也越高。

（四）医患安全感、医患满意度在死亡态度和医患信任感的中介效应分析

对死亡持恐惧、逃避态度的患方，过分担心自己的健康，害怕身体上出现任何不良状况。这种担心使其在医疗情境中对整体医疗环境，包括对医药制品、医疗器械、医学技术以及对目前的法律法规能否保护自身合法权益的感知等方面都缺乏安全感。医患安全感程度越低，患方对治疗效果、服务态度等方面的要求和期望就会越高，医方一旦达不到其要求，患方就会把这种结果归因于医方，指责医护人员不负责任、诊断不明确、抢救不及时等，从而对医方的满意度就会下降，进而使其降低对医方的信任感，甚至导致医患信任危机。

而对死亡趋近接受的患方，相信会有一个更好的来生，因此不害怕死亡，甚至希望死亡早些到来，将死亡视为通向快乐来生的道路。死亡态度为趋近接受的患方在医疗情境中的医患安全感相比，较死亡恐惧和死亡逃避的患方更高，对医方的满意度也更高，进而有较高的医患信任感。

研究结论表明，患方的死亡态度对医患信任感有显著的影响。因此，通过

引导患方树立正确的死亡态度，有助于提升患方在就医情景中的安全感，提高患方对医方的满意度，从而有利于缓解医患关系紧张，提升医患信任感。

第二节 患者社会地位感知与对医信任

特质认知和关系认知是角色认知中影响人际信任的两个重要因素。① 在强调人际关系因素重要性的中国社会，对关系差异的认知判断影响着人际交往中信任的建立，甚至会先于个体的特质因素被认知。②③④ 我国医患间的“关系信任取向”明显。⑤ 例如，有研究通过问卷调查发现，患者选择医院和医生的方式表现为关系取向，86.6%的医生接受并希望“关系就医。”⑥

从横向上看人际关系，中国人的人际信任同样呈现亲疏有别的差序化，依据关系的亲疏信任水平依次为：家人—熟人—陌生人⑦⑧⑨；有研究运用访谈法考察乡村中的医患关系发现，“差序格局”使乡村医生与村民之间“血浓于水”的情感纽带更加牢固，使乡村医生在得到村民信任的同时，也因得到村干部的认可而继续留任⑩。从纵向上看人际关系，阶层关系作为一个重要的关系模式，

---

① 王沛，梁雅君，李宇，刘雍鹤．特质认知和关系认知对人际信任的影响［J］．心理科学进展，2016（5）：815-823.

② 吴继霞，黄希庭．诚信结构初探［J］．心理学报，2012，44（3）：354-368.

③ 杨中芳，彭泗清．中国人人际信任的概念化：一个人际关系的观点［J］．社会学研究，1999（2）：3-23.

④ HAN G，CHOI S. Trust Working in Interpersonal Relationships：A Comparative Cultural Perspective with a Focus on East Asian Culture[J].Comparative Sociology，2011，10(3)：380-412.

⑤ 汪新建，王丛．医患信任关系的特征、现状与研究展望［J］．南京师大学报（社会科学版），2016（2）：102-109.

⑥ 屈英和．“关系就医”取向下医患互动的错位与重构［J］．社会科学战线，2010（2）：242-245.

⑦ 韩振华．人际信任的影响因素及其机制研究［D］．天津：南开大学，2010：111-112.

⑧ 张建新，张妙清，梁觉．殊化信任与泛化信任在人际信任行为路径模型中的作用［J］．北京：心理学报，2000（3）：311-316.

⑨ NIU J，XIN Z. Trust discrimination tendency of trust circles in economic risk domain and cultural difference between Canada and China[J].Journal of Social，Evolutionary，and Cultural Psychology，2012，6(2)：233-252.

⑩ 董屹，吕兆，王晓燕，等．村落人际关系与“差序格局”中的医患信任——基于北京市H区的实地研究［J］．中国医学伦理学，2014（1）：141-143.

更深刻地影响着中国人的人际交往。① 阶层高低的认知影响医患间信任。例如有研究基于社会阶层分化视角进行分析，认为医患信息行为对医患关系产生影响，患者作为掌握医疗信息少的弱势群体，其对从医方获得信息的依赖将长期存在。② 社会地位高低与医患信任是否存在某种关系？又受到何种因素的影响？本研究考察患者对自己的阶层地位认知对医患人际信任是否有影响以及影响因素。

目前关于社会阶层地位的研究主要有客观社会阶层（objective social class）与主观社会阶层（subjective social class）两个角度。客观社会地位和主观感知的社会地位差异导致个体的不同社会阶层位置认知，处于同一社会阶层中的人们倾向于形成相对稳定的认知倾向，进而影响其感知自我、他人和社会的方式。③ 客观阶层是在群体层面静态地描述个体所处的稳定位置，而社会地位感知则是在个体层面理解个体对自己阶层地位情境性的感知。地位感知（status perception）被定义为个体对自己在其参照系中所处地位等级的信念与感知，地位感知与客观地位有一定相关，但并不必然具有一致性。④ 研究者认为，社会分层既可以通过社会指标，如收入、教育程度等客观评价，同时也可以通过自我认定进行主观评价。⑤ 当然，个体的地位感知容易受到其所处具体情境的影响而具有不稳定性，比较容易在日常生活中被具体的事件诱发而发生变化，已有研究发现操纵被试的能力感知可以有效操纵他们的地位感知。⑥⑦ 本研究操纵患者被试的地位感知，启动自己所处社会地位高低的感知，考察是否对其的对医信任水平产生影响以及影响因素。

---

① 刘嘉庆，区永东，吕晓薇，等．华人人际关系的概念化——针对中国香港地区大学生的实证研究［J］．心理学报，2005，37（1）：122-135.

② 罗集，高杰．社会阶层分化视角下医患信息行为对医患关系的影响［J］．医学与哲学人文，2013，34（11）：45-47.

③ KRAUS M W，PIFF P K，MENDOZA-DENTON R，RHEINSCHMIDT M L，KELTNER D. Social class，solipsism，and contextualism：how the rich are different from the poor［J］.Psychological Review，2012，119（3）：546-572.

④ DAVIS J A. Status symbols and the measurement of status perception［J］.Sociometry，1956，19（3）：154-165.

⑤ ADLER N E，EPEL E S，CASTELLAZZO G，ICKOVICS J R. Relationship of subjective and objective social status with psychological and physiological functioning：preliminary data in healthy white women［J］.Health Psychology，2000，19（6）：586-592.

⑥ BHATTACHARYA S. How perception of status differences affects our decision making（unpublished doctoral thesis）［D］.Newark：Rutgers University，2012：108.

⑦ RIDGEWAY C，DIEKEMA D. Dominance and collective hierarchy formation in male and female task groups［J］.American Sociological Review，1989，54（1）：79-93.

（一）被试

以郑州某高校思想政治理论课程2个班级的学生为被试，选取过去一年内自己或家属曾有就诊经历的被试300名，回收有效问卷274份，有效率为91.33%。其中，被试的平均年龄为21.3±20.75岁，男性45人，女性229人；城市来源102人，农村来源172人。

（二）工具

1. 社会地位感知的启动和操控

结合“情景操控”和“回忆任务”①②③两种方法来启动被试的地位感知。具体过程如下：

对于激发低社会地位感知的被试，做如下引导：（1）假设你是某市下属县城的普通市民，因生病去市属医院看病，医生态度冷淡，简单匆匆询问和诊断病情，给出您觉得不太理想的治疗方案，并且您认为医生有时间和精力进一步提升医疗服务。这让你感到很没有社会地位。请描述当时的感受并解释可能的原因是什么。（2）在日常生活中，还有一些类似的使你感到没有社会地位的经历，比如找工作、参加面试、被领导责备、学生参加论文答辩、作为参赛者参加选拔被权威人物评价等。请回忆一下你的一次经历，一次让你感到没有社会地位的经历，即你被他人掌控，或者被控制能否想要得到的东西。请你描述当时的情景，在这一事情中，具体发生了什么，你当时的感受如何。

对于激发高社会地位感知的被试，做如下引导：（1）假设你是某市的医疗部门领导，因生病去市属医院看病，医生对你态度温和，细心周到，详细询问，针对你的病情，给出十分理想的治疗方案，这让你感到很有社会地位。请描述当时的感受并解释可能的原因是什么。（2）日常生活中还有类似的经历，比如作为裁判掌控比赛、带领别人完成任务、作为监督人员对工作人员进行评价等，请回忆一下你的一次经历，在这一次经历中，相对于别人，你对某人具有较高的社会地位，即你能够掌控他人，或者能控制他人想要得到的东西。请描述你所经历过的具有社会地位的任一事情，在这一事情中具体发生了什么，你当时的感受如何等。

---

① ACIKALIN S, GUL E, DEVELIOGLU K. Conspicuous Consumption Patterns of Turkish Youth: Case of Cellular Phones[J]. Young Consumers, 2009, 10(3): 199-209.

② MAGEE J C, GALINSKY A D, GRUENFELD D H. Power, Propensity to Negotiate, and Moving First in Competitive Interactions[J]. Personality and Social Psychology Bulletin, 2007, 33(2): 200-212.

③ ROCKER D D, GALINSKY A D. Desire to Acquire: Powerlessness and Compensatory Consumption[J]. Journal of Consumer Research, 2008, 35(2): 257-267.

2. 社会地位感知量表

对启动结果进行验证，采用主观社会地位量表。① 测量时，给被试呈现一个10 级梯子，它代表了具有不同收入水平、教育程度和职业声望所处的社会位置，然后让被试判断自己在社会和当地社区中所处的位置。在本研究中，要求被试在完成社会地位感知启动实验以后在梯子上划一个“X”，标出自己在此刻感受到自己在梯子上所处的地位。其中梯子的最高层代表处在最高的社会地位，梯子的最底层代表处在最底的社会地位。②

3. 患者对医信任问卷

所有被试完成社会地位感知启动实验后，对下列场景进行主观评定。场景如下：假设你是一名慢性疾病患者（该类疾病的特点是：病程长、治疗效果缓慢），虽然主治医师一直进行治疗，但效果不太理想。现在他又向您推荐一种全新的、国内少见的治疗药物，价格昂贵，声称对您的疾病很有帮助，请选择您对主治医师的接纳和信任程度。该场景采用李克特 7 点评分法，要求被试依据情景描述和自身看法从 1“完全不信任”到 7“完全信任”区间选择符合自身看法的结果。

（三）统计方法

使用 SPSS 21.0 统计软件，采用相关分析、回归分析和独立样本 t 检验来分析。

二、结果

（一）社会地位感知启动效应检验

具体见表 6-21。

表 6-21　社会地位感知启动检验

	N	M	SD	t
高社会地位感知	130	4.73	1.80	2.30*
低社会地位感知	144	4.26	1.56	

注：* 在 0.05 水平（双侧）上显著（下同）。

① ADLER N E, EPEL E S, CASTELLAZZO G, ICKOVICS J R. Relationship of subjective and objective social status with psychological and physiological functioning: preliminary data in healthy white women[J]. Health Psychology, 2000, 19(6): 586-592.

② PIFF P K, KRAUS M W, COTE S, CHENG B H, KELTNER D. Having less, giving more: the influence of social class on prosocial behavior[J]. Journal of Personality and Social Psychology, 2010, 99(5): 771-784.

结果显示，高社会地位感知的社会地位要显著高于低社会地位所感知的社会地位（$t=2.30$，$p<0.05$），表明社会地位感知启动操作有效。

（二）社会地位感知和患方信任的关系表

具体见表 6-22。

表 6-22 社会地位感知与患方对医信任的相关分析（r）

	M	*SD*	社会地位感知	患方信任
社会地位感知	4.49	1.69		0.09
对医信任	3.81	1.18	0.09	

患方社会地位感知和对医信任相关关系研究结果表明，社会地位感知和患方对医信任不存在显著相关关系。下一步分别从高社会地位感知组和低社会地位感知组出发，探究哪些因素可能影响患方的对医信任。

（三）地位感知分组对医信任得分差异性分析

具体见表 6-23。

表 6-23 不同社会地位感知启动组的对医信任得分差异分析

	N	*M*	*SD*	*t*
高社会地位感知	127	3.70	1.13	−1.44
低社会地位感知	141	3.91	1.21	

独立样本 *t* 检验，结果显示对医信任得分的地位感知分组差异不显著，结果见表 6-23。下一步，我们分别从高社会地位感知群体和低社会地位感知群体出发，探究哪些人口学因素可能影响对医信任。

（四）高社会地位感知组的对医信任影响因素分析

相关分析结果显示，家庭年收入与患方对医信任显著相关（$r=0.20$，$p<0.05$）。进一步进行回归分析，家庭收入对患方信任得分有显著的正向影响（$\beta=0.20$，$p<0.05$），家庭收入能够有效解释高社会地位感知组对医信任得分变异的 4%，结果见表 6-24。

表 6-24 家庭收入和患方对医信任的回归分析

	患方信任得分		
	B（*SE*）	β	R^2
家庭收入	0.14（.06）	0.20	0.04*

（五）低社会地位感知组患方对医信任影响因素的分析

差异检验结果显示：低社会地位感知组群体的患方信任具有显著的性别差异，男生的患方信任得分显著高于女生（$t=2.63$，$p<0.05$），家庭来源和家庭年收入差异不显著，结果见表6-25。

表6-25　低社会地位感知组患方对医信任影响因素的分析

	N	*M*	*SD*	
性别				
男	12	4.75	1.28	$t=2.63^{*}$
女	128	3.81	1.16	
家庭来源				$t=-0.22$
城市	54	3.87	1.26	
农村	85	3.92	1.20	
家庭年收入				$F=1.124$
0~1万元	32	4.06	1.19	
1万~3万元	39	3.90	1.12	
3万~5万元	25	3.48	1.08	
5万~10万元	20	4.15	1.22	
10万元以上	25	3.96	1.46	

三、讨论

（一）高低社会地位感知与患方对医信任不存在相关关系

本研究中相关分析和差异检验的结果都证明，有效地启动患者高低社会地位感知后，不同组对医信任没有显著差异，作为总体的社会地位感知与对医信任不存在相关。本研究的结果是高低社会地位感知与患方对医信任不存在相关关系，探究其原因，可以从以下三点来解释。首先，医患信任是一种特殊的信任，双方的信任是建立在可能对生命与健康带来风险的基础上。而宽泛意义上的信任是指个体对他人未来不确定行为的良好预期和积极期望而甘愿承受由此带来的风险，从主观上促进了交易的顺利进行，最终保证了获益。①② 因此，对于风险和获益结果的不确定性造成人们在对医信任的过程中倾向于趋中和保守，无论社会地位高低，人们在有关身体健康方面的行为决策都会思虑再三并谨慎行之，造成信任结果不存在过于明显的差异。本研究中对医信任 7 点计分的问卷中，被试的选择以中间值居多，比较符合医患信任的这一特点。其次，医患信任具有人际—群际信任的双重特点。个体和群体属于不同类型的认知主体，在具体的行为表现上存在差异，这也是信任研究的热点。③ 但具体到医患间信任，当患者面对医生的时候，既受到社会媒体、大众、环境中他人等作为群体的已有信任经验的影响，又受到就医环境、医患个人特点、信息沟通方式等的影响，因而人际—群际心热的特征交互影响，群体层面的外群体刻板印象及内群体偏好等认知特点，个体层面的角色认知及互动模式等行为特征都会对医患双方的信任结果产生影响。最后，医患信任在一定关系中产生，关系双方及其背景特点影响信任的建立。尤其在中国现实中，医患间存在互惠交换过程辅助协商交换形式，以人情作为交换客体，起到约束医患双方行为的作用，并促进彼此间的信任建立。④ 医患双方的横向关系特点、就医医院的背景条件、医患双方的协商约束方式与特点等的差异都会造成信任的不同。本研究启动被试的社会地位感知是个体层面对自身地位的认知，研究中信任的测量是主观评定式，结果可能会受到已有上述差异性特征的影响，最终造成由于医患关系的风险性认知影响的权重高于其他因素的影响而使选择趋于谨慎。

（二）高社会地位感知组对医信任的影响因素：家庭经济收入

研究中的相关分析和回归分析结果显示，家庭年收入与高社会地位感知组的患方对医信任显著相关（r=0. 20，p<0. 05），家庭收入对患方信任有显著的正向影响（β=0. 20，p<0. 05），能够有效解释高地位感知组对医信任得分变异的 4%。家庭经济收入是客观社会阶层地位的测量指标，研究中的结果说明，客观社会地位和主观社会地位都高的个体有更高的对医信任水平，而客观社会地位相对较低但

① ROTTER J B.A New Scale for the Measurement of Interpersonal Trust[J].Washington:Journal of Personality and Social Psychology,1967,35:651-665.

② ROUSSEAU D M,SITKIN S B,BURT R S,CAMERER C. Not so Different After all:A cross-Discipline View of Trust. Academy of Management Review,1998,23(3):93-404.

③ 辛自强，高芳芳，张梅．人际—群际信任的差异：测量与影响因素［J］．上海：上海师范大学学报（哲学社会科学版），2012（42）：76-82.

④ 程婕婷．医患互动中的资源交换风险与信任［J］．中国社会心理学评论，2017（13），93-99.

主观社会地位高个体的对医信任水平相对较低。高社会地位者拥有较多的物质资源，并感知到较高的社会地位，自我控制感较高，对威胁的敏感性较低①②，表现在人际关系中的唯我主义认知倾向导致偏好交换的关系策略，更多关心社会交换中的付出和收益③④。因而，当患者的主客观社会地位都较高，拥有更多的社会资源，就会自信地认为自己的社会资源会有足够的收益，虽然是患者但不再是作为掌握医疗信息少的弱势群体，对从医方获得信息的依赖性大大降低，对可能的威胁敏感性也随之降低，显示出足够高的对医信任水平。

同时，社会阶层的很多研究主张对主客观社会地位的指标同时考察，本研究在此意义上证明了该主张应用于该领域的适用性。

（三）低社会地位感知组对医信任的影响因素：性别

差异检验结果显示，低社会地位感知组患方信任具有显著的性别差异，男生显著高于女生。结合已有研究结论，本研究结果说明低社会地位感知者中的女性更明显地具有低社会阶层者的认知特点，即感知到较低的社会地位，自我控制感较低，对威胁的敏感性较高，表现在人际关系中的互依主义认知倾向导致倾向于对事件进行情境归因，因而，当患者的社会地位感知较低，拥有更少的社会资源时，作为掌握医疗信息少的弱势群体对从医方获得信息的依赖性较强，对可能的威胁敏感性较高，显示出较低的对医信任水平。关于这方面的研究目前较少，未来可以设计更完整的研究进行考察。

（本节内容曾发表于《中国社会心理学评论》2018 年第十四辑，收录本辑时稍做调整）

---

① GALLO L C, BOGART L M, VRANCEANU A M, MATTHEWS K A. Socioeconomic Status, Resources, Psychological Experiences, and Emotional Responses: A Test of the Reserve Capacity model[J].Journal of Personality and Social Psychology, 2005, 88(2): 386-399.

② KRAUS M W, HORBERG E, GOETZ J L, KELTNER D. Social Class Rank, Threat Vigilance, and Hostile Reactivity[J]. Personality and Social Psychology Bulletin, 2011, 37(10): 1376-1388.

③ AMATO P R, PREVITI D. People's Reasons for Divorcing Gender, Social Class, the life Course, and Adjustment[J].Journal of Family Issues, 2003, 24(5): 602-626.

④ KRAUS M W, KELTNER D. Signs of Socioeconomic Status: A thin-Slicing Approach[J].Psychological Science, 2009, 20(1): 99-106.

第三节　消极就医体验对患者攻击性的影响

就医体验是患者在就医过程中对医院各方面满意度的内心感受体会，影响患者情绪、认知和行为，具有主观性、情感性、个体性的特征。就医过程中的挫折体验会引起患者的愤怒情绪，愤怒情绪会引发患者的攻击行为，所以就医体验差是诱发暴力行为的直接因素。① 同时有学者认为患者情绪的发泄是医患冲突的关键点，患者情绪来源主要是医方的态度、就医环境，以及自身由于身体处于不舒服状态而拥有的不良情绪，这种情绪的爆发是非理性的，具有一定的冲动性、偶然性和伤害性。② 国外学者研究智力和冲动性对攻击行为的影响，发现智力和间接的攻击行为有关，而冲动性和直接攻击行为有关。③ 发生直接攻击行为的个体常常进行很少的认知，总是被愤怒的情绪和冲动性所驱使。甚至患者认为发生攻击行为是因为对病情的焦虑和对家人的担心而不得已做出的举动，是可以被接纳和理解的。

国内有关患者攻击性的研究主要是基于医学病理学对精神病人的集中研究，对医院普通患者攻击性行为研究不多，集中在医患冲突及其产生原因，主要是基于一般情绪理论—攻击理论来综述医院工作场所的暴力行为。患者就医过程中的负面体验是医患冲突的直接原因，负面就医体验会引发患者的焦虑和烦躁，从而为医患冲突埋下隐患。④ 情绪具有认知评价的功能，情绪的评价维度主要有以下六个方面：确定性、快乐、注意活动、预期努力、责任、控制等。每个维度又包括高、中、低三种水平。根据情绪交换理论，消极的情绪体验会使个体产生远体偏见，从而做出外归因；积极的情绪体验会使个体产生近体偏见，从

---

① 蒋雨婷，刘鲁蓉，林婧，等．基于一般情绪—攻击理论模型的医院工作场所暴力行为研究［J］．医学理论与实践，2016，29（3）：294-296.

② 徐莺．基于情绪爆发视角的医患冲突风险及其规避［J］．理论月刊，2016（3）：149-155.

③ SILVIA D B, FABIA M V, SANDRA C, ANDREU V C. How Impulsivity and Intelligence are Releated to Different Forms of Aggression［J］. Personality and Individual Differences, 2017, 15 (117): 66-70.

④ 胡银环，张子夏，王冠平．基于患者体验的医患冲突诱因与对策探讨［J］．中国医院，2016（20）：74-75.

而做出内归因。① 国内有学者研究发现，在影响医患关系的因素中患者的认知和情绪对双方的关系有很大的影响，患者尤其重视医生的职业责任感。②

本研究采用一般攻击理论，包括信息输入、过程和结果三个阶段，这里输入变量，其中一个为人格变量——医患预设性信任，即患者在没有和医生进行互动时就形成对医生医德和医疗技术的判断和方法；另一个为情境变量——消极就医体验。就医体验引发的情绪会对个体认知加工产生影响，所以将患者的消极情绪、对医归因和对医宽容以及生理唤醒作为引发攻击性过程的认知变量。结果阶段是评估和反应阶段，包括自动评估和控制再评估以及表现出的攻击性。一般攻击模型如图 6-8 所示。

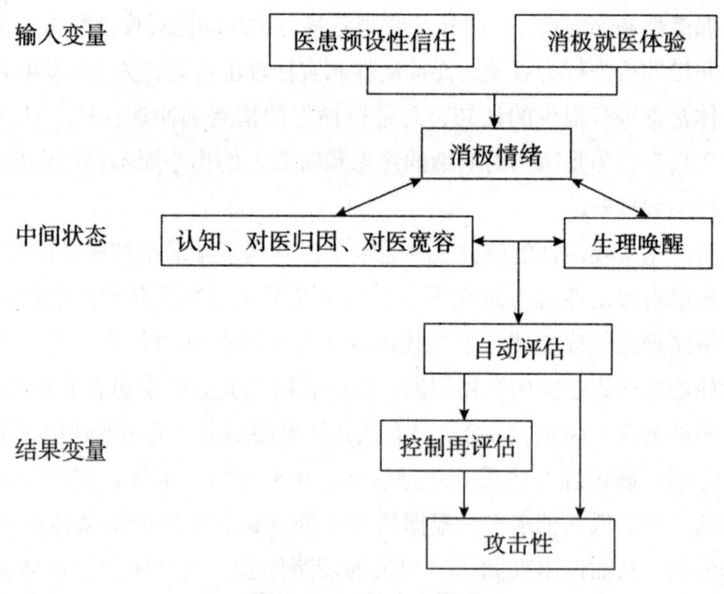

图 6-8　一般攻击模型

本研究在综述基础上运用一般攻击模型对患者进行研究，深度挖掘患者在经历消极就医体验过程中情绪和认知的变化，以及采取的攻击行为差异，为解决医患矛盾提供解决和预防的策略及避免受到伤害的理论依据。

---

① TURNER J H. Face to face: toward a sociological theory of interpersonal behavior[M]. Stanford, CA: Stanford University Press, 2022: 99-107.

② 朱艳丽．基于主题效价分析的医患关系影响因素探究［J］．南京师大学报（社会科学版），2018（1）：94-100.

一、预实验

（一）研究目的

在于测量启动材料诱发被试就医消极情绪的有效性、攻击行为的范式选择有效性以及实验问卷的指导语是否得当。

（二）被试

通过发放问卷的方式，被试被随机分配到启动组和控制组。收集70份问卷，剔除无效问卷后得到60份问卷，问卷有效率85.7%。实验组和控制组各30名，平均年龄31.50（*SD*=8.5）岁，其中男性29名，女性31名。

（三）材料和工具

本实验采用材料诱发方法，通过被试阅读自编制医疗情境材料来启动消极就医体验。启动材料由一则真实医疗事故案例改编：5个月大的婴儿徐宝宝因高烧等症状，被父母送入某市儿童医院住院治疗。19：00多，发现徐宝宝病情恶化后，父母找值班医生反映情况。但值班医生态度冷漠，以自己不是白天徐宝宝的治疗医生为由，拒绝前去查看。在父母再三恳求下，值班医生才来到徐宝宝的病房做了简单处理。之后，值班医生再也没去观察徐宝宝的病情。次日凌晨，徐宝宝病情持续恶化，虽然经抢救保住了生命，但因持续高烧使其诱发脑膜炎，留下了肢体瘫痪，智力低下等后遗症。同时据调查，值班医生在值班期间存在玩手机游戏等不当行为。

采用医患社会心态问卷①中的相关分问卷来测量医患社会情绪，包括感激、快乐、乐观、友善、怨恨、悲伤、冷漠、焦虑、愤怒、恐惧、厌恶、平静和惊讶、被试选定相应情绪词后进行1~10的10点计分，分数越高，表示体验到的强度越高。

采取实验室范式——辣椒酱范式，要求被试对产生消极体验的医生进行评价。评价方式是给医生分配辣椒酱吃，并规定一般人能够承受此辣椒酱辣度的克数，让被试以此为参考做出选择。

（四）实验程序

1. 采取自我报告法对被试的情绪状况进行前测，即测定被试在实验前的基

---

① 吕小康，汪新建，张慧娟，等．中国医患社会心态问卷的初步编制与信效度检验［J］．心理学探新，2019，39（1）：57-63.

线情绪状态；

2. 诱发被试消极就医体验，并回答相关问题用于后期筛选无效材料；

3. 对被试情绪进行后测；

4. 要求被试分配相应重量的辣椒酱给医生；

5. 基本信息调查。

（五）实验结果

1. 消极情绪诱发的有效性检验

首先对实验组和控制组的前测情绪进行独立样本 t 检验，两组被试前测情绪无显著性差异。对实验组在阅读启动材料前后的积极情绪和消极情绪进行配对样本 t 检验，发现积极情绪显著下降，消极情绪显著上升，结果见表 6-26。

表 6-26　实验组阅读启动材料前后情绪评分配对样本 t 检验

情绪种类		M	SD	t	p
积极情绪	感激	−5.33	3.62	−8.06	0.000***
	乐观	−5.80	3.74	−8.48	0.000***
	友善	−6.00	3.56	−9.22	0.000***
	平静	−4.3	3.44	−6.83	0.000***
	快乐	−6.3	2.78	−12.52	0.000***
	怨恨	6.13	3.48	9.65	0.000***
	悲伤	6.10	3.57	9.34	0.000***
消极情绪	焦虑	3.46	3.65	5.19	0.000***
	愤怒	5.83	3.14	10.17	0.000***
	厌恶	3.86	4.10	5.15	0.000***

注：* $p<0.05$；** $p<0.01$；*** $p<0.001$。

2. 实验组和控制组被试攻击性差异检验

采用独立样本 t 检验对实验组和控制组被试为医生选择的辣椒酱进行差异检验，结果发现两组存在显著差异（$t=-3.278$，$p=0.002$），实验组被试分配的辣椒酱数量显著高于控制组。结果见表 6-27。

表 6-27　实验组和控制组辣椒酱（g）分配结果

因变量		*M*	*SD*	*t*	*p*
消极就医体验	实验组	5.46	2.04	-3.278	0.002^{**}
	控制组	3.43	2.71		

注：$^{**}p<0.01$。

预实验结果表明，实验中所选取的消极就医体验启动材料和测量攻击行为的辣椒酱实验范式具有有效性。

二、正式试验

（一）研究目的和假设

在预实验的基础上进行改进，研究患者预设性信任，患者攻击行为合理性认知，医患宽容和医患归因在消极就医体验和患者攻击性之间的作用机制。

根据一般攻击理论，输入变量会导致结果变量的发生，挫折感会诱发攻击行为的发生，所以提出以下假设。

假设 1：消极就医体验对患者攻击性有显著性影响，经历过就医挫折体验的患者比没有经历过就医消极体验的患者表现出更强攻击性。

假设 2：消极就医体验对患者攻击行为合理性认知产生显著影响，经历过挫折就医体验的患者认为自己对医生的攻击行为是合理且可被理解的。

输入变量会引起中间状态变量的发生，中间状态变量包括情绪、认知等，本研究被试的认知包括对医归因和对医宽容，由此提出以下假设。

假设 3：消极就医体验对对医归因有显著影响，经历过就医挫折体验的患者比没有经历过就医消极体验的患者认为医生负有更大的责任。

假设 4：消极体验对对医宽容有显著影响，经历过就医挫折体验的患者比没有经历过就医消极体验的患者对医生的宽容度低。

输入变量对结果变量的影响，中间会产生内部心理状态，所以提出以下假设。

假设 5：对医归因在消极就医体验和攻击性之间起到中介的作用。

假设 6：对医宽容在消极就医体验和攻击性之间起到中介的作用。

假设 7：对医归因和对医宽容在消极就医体验和攻击性之间起到链式中介的作用。

输入变量会影响结果变量的发生，中间人格变量对医归因和对医宽容属于较稳定特质，在输入变量影响结果变量过程中可能起到调节作用，由此提出假设：

假设8：对医归因和对医宽容分别在消极就医体验和攻击性之间起到调节作用。

（二）被试

研究对象为非医务人员和医学教师的在职成人被试。总计发放问卷105份，剔除无效性问卷15份，最终得到有效问卷90份，问卷有效率95.2%。实验组被试51人、控制组被试39人，平均年龄28.54（*SD* = 7.3）岁，其中男性37名，女性53名

（三）研究工具

采用医患信任量表（患方版）中A部分测量医患预设性信任，医患社会心态问卷里的相关分问卷测量患者认知状态（医患归因和对医宽容）。①

消极就医体验的诱发材料、情绪和攻击性测量工具与预实验相同。

采用改编自真实案例患者对医生进行攻击的材料，材料中凸显医生毫无过错，只是按照规定办事，患者的行为有明显过错。具体材料如下：

河北石家庄一个小女孩生病了，父母带孩子去医院看病，到达医院后，已经下午五点了。大夫看后说："需要做检查，去放射科。"于是爸爸带着女儿去做检查，找到时已经五点半了。结果放射科的医生说："已经下班了，做不了了。"父亲说："能不能通融一下，孩子生病了，不做检查没法看病。"医生仍然拒绝做检查，并要求父女立刻出去。父亲情急之下，就把医生揍了。

（四）实验程序

具体的实验程序为：（1）测量被试基线情绪；（2）被试填写《医患预设性信任》问卷；（3）实验组被试阅读启动材料，并回答相关问题用于后期筛选无效材料；（4）对被试情绪进行后测；（5）要求被试想象亲身经历了上述消极就医体验，并对情境中的医生做出评价即分配辣椒酱（~10g），已知一般人能承受此辣椒酱的最大重量为5g；（6）所有被试阅读患者攻击医生的材料，回答相关问题，并测量被试对患者攻击行为合理性的认知；（7）测量被试的医患宽容和对上文情境产生的消极结果进行医患归因；（8）填写人口学信息。

---

① 吕小康，汪新建，张慧娟，等．中国医患社会心态问卷的初步编制与信效度检验［J］．心理学探新，2019，39（1）：57-63.

（五）实验结果

1. 预设性信任差异检验

从统计结果看出，被试对医生的医技信任（$M=28.97$，$SD=2.78$）高于对医生的医德信任（$M=23.42$，$SD=4.26$），总体信任水平（$M=52.40$，$SD=5.74$）是中等偏上均略高于量表总分中间值的42.5分，具体统计结果见表6-28。

表6-28 医患预设性信任的总分和各维度得分（N=90）

维度	所有被试		男		女	
	M	*SD*	*M*	*SD*	*M*	*SD*
医技信任	28.97	2.78	28.75	2.56	29.13	2.93
医德信任	23.42	4.26	22.54	3.89	24.03	4.42
总分	52.40	5.74	51.29	5.01	53.16	6.12

2. 实验组和控制组的攻击性差异检验

对被试消极就医体验和攻击行为之间的关系进行独立样本 t 检验，启动组被试选择的辣椒酱克数（$M=7.41$，$SD=2.51$）显著高于控制组（$M=5.92$，$SD=2.81$）被试选择的辣椒酱克数（$t=-2.647$，$df=89$，$p=0.01$），验证了假设1。具体结果见表6-29。

表6-29 启动组和控制组辣椒酱数量差异检验（N=90）

因变量	组别	*M*	*SD*	*t*	*p*
辣椒酱克数	启动组	7.41	2.51	-2.647	0.01^{**}
	控制组	5.92	2.81		

注：$^{**}p<0.01$。

3. 攻击行为合理性差异检验

通过对患者行为合理性进行独立样本 t 检验，发现在患者攻击行为合理性的认知方面，启动组和控制组存在显著性差异（$t=-2.351$，$p=0.021^{*}$），实验组被试认为患者攻击行为合理性（$M=10.52$，$SD=2.25$）高于控制组被试（$M=9.33$，$SD=2.55$），验证了假设2。具体结果见表6-30。

表 6-30　启动组和控制组患者攻击行为合理性独立样本 t 检验（$N=90$）

因变量	组别	M	SD	t	p
攻击行为合理性	启动组	10.52	2.25	-2.351	0.021*
	控制组	9.33	2.55		

注：* $p<0.05$。

4. 对医归因差异检验

通过对患者行为合理性进行独立样本 t 检验，发现在对医归因方面，实验组和控制组存在显著差异（$t=-2.041$，$p=0.044$），实验组被试对医归因（$M=14.07$，$SD=2.36$）高于控制组被试（$M=13.07$，$SD=2.26$），验证了假设3。具体结果见表6-31。

表 6-31　启动组和控制组对医归因独立样本 t 检验（$N=90$）

变量	组别	M	SD	t	p
对医宽容	启动组	14.07	2.36	-2.041	0.044*
	控制组	13.07	2.26		

注：* $p<0.05$。

5. 对医宽容差异检验

通过对患者行为合理性进行独立样本 t 检验，发现在对医宽容维度，启动组和控制组不存在显著性差异（$t=0.314$，$p=0.754$），假设4不成立。具体结果见表6-32。

表 6-32　启动组和控制组对医归因独立样本 t 检验（$N=90$）

变量	组别	M	SD	t	p
对医归因	启动组	18.50	2.47	0.314	0.754
	控制组	18.66	2.16		

6. 各变量间的相关检验

对各变量进行皮尔逊相关检验，结果见表6-33。消极就医体验和攻击行为合理性、对医归因、辣椒酱数量呈显著正相关；攻击行为合理性和对医宽容，辣椒酱的数量呈显著正相关；对医宽容和对医归因、辣椒酱数量呈显著正相关。其中攻击行为合理性和直系亲属是医务人员呈显著正相关，和直系亲属经历医疗纠纷呈显著负相关；辣椒酱数量和直系亲属经历过医疗纠纷呈显著负相关；

对医宽容和一般亲属是医务人员呈显著正相关。其他人口学变量和实验中变量无关系，所以表中无列出。

表 6-33 各变量之间的相关系数

	消极就医体验	辣椒酱的数量	攻击行为合理性	对医归因	对医宽容
消极就医体验	1				
辣椒酱数量	0.272**	1			
攻击行为合理性	0.243*	0.259*	1		
对医归因	0.213*	0.112	0.112	1	
对医宽容	-0.033	0.248*	0.248*	0.300**	1
直系亲属是医务人员		0.163	0.287**	0.073	0.129
亲密朋友是医务人员		-0.047	-0.003	0.129	0.142
一般亲属是医务人员		0.079	0.960	0.006	0.291**
自己经历过医疗纠纷		-0.182	-0.118	-0.058	-0.044
直系亲属经历医疗纠纷		-0.218*	-0.218*	0.017	0.047

注：* $p<0.05$，** $p<0.01$。

7. 对医归因和对医宽容的链式中介效应检验

根据检验方法①，运用 PROCESS 插件选择模型 6 后将自变量（消极就医体验）、中介变量（对医生的归因，对医生的宽容度）和因变量（辣椒酱的数量或者患者行为合理性）放入相应的选项。从置信区间可以看出下限是接近 0 的，也许可能是边缘链式中介。“消极就医体验→对医生的归因→医患宽容→攻击行为合理性”路径的总效应是不显著的，所以链式中介效应不存在，假设 5、6、7 不成立。具体结果见表 6-34。

表 6-34 链式中介效应检验

	总效应			直接效应			间接效应		
	效应值	下限	上限	效应值	下限	上限	效应值	下限	上限
Y_1	0.529	0.122	0.937	0.551	0.146	0.957	0.039	-0.001	0.117
Y_2	0.345	-0.068	0.759	0.386	-0.031	0.804	0.032	-0.002	0.105

注：Y_1 = 辣椒酱的数量，Y_2 = 攻击行为的合理性。

① ZHAO XINSHU, LYNCH J G, CHEN Q. Reconsidering Baronand Kenny: Mythsand Truths about Mediation Analysis[J]. Journal of Consumer Research, 2010, 37(2): 197-206.

8. 调节作用分析

运用 PROCESS 插件选择模型1将自变量（消极就医体验）、调节变量（对医生的归因或者对医生的宽容度）和因变量（辣椒酱的数量或者对患者行为的合理性）放入相应的选项。从表6-35可以看出，因变量为辣椒酱数量时，消极就医体验和对医归因相互项的系数显著（$\beta=0.450$，$t=2.177$，$p=0.032$），同时对交互效应增加的解释量显著（$R^2=0.048$，$F=4.738$，$p=0.032$）。当因变量为攻击行为合理性时，消极就医体验和归因为医生相互项的系数不显著（$\beta=0.0641$，$t=0.0112$，$p=0.954$），同时对交互效应增加的解释量不显著（$R^2=0.000$，$F=0.097$，$p=0.757$），由此说明对医归因在消极就医体验和辣椒酱数量之间起到调节作用，即对医归因程度大小会影响消极就医体验对攻击性的强弱。

表6-35　对医归因的调节效应相关系数统计

		交互项		消极就医体验 * 对医归因			
		β	t	p	R^2	F	p
因变量	辣椒酱数量	0.450	2.177	0.032*	0.048	4.738	0.032*
	攻击行为合理性	0.0641	0.0112	0.954	0.000	0.097	0.757

注：* $p<0.05$。

从表6-36中可以看出对医宽容在消极就医体验和辣椒酱数量以及攻击行为合理性之间不起到调节作用。

表6-36　对医宽容的调节效应相关系数统计

		交互项		消极就医体验 * 对医归因			
		β	t	p	R^2	F	p
因变量	辣椒酱数量	0.026	0.128	0.898	0.000	0.016	0.898
	攻击行为合理性	0.064	0.011	0.757	0.000	0.097	0.757

此实验结果部分验证假设8，即对医归因在消极就医体验和辣椒酱数量之间起到调节作用，医患宽容在消极就医体验和辣椒酱数量之间不起调节作用。

调解模型如图6-9所示。

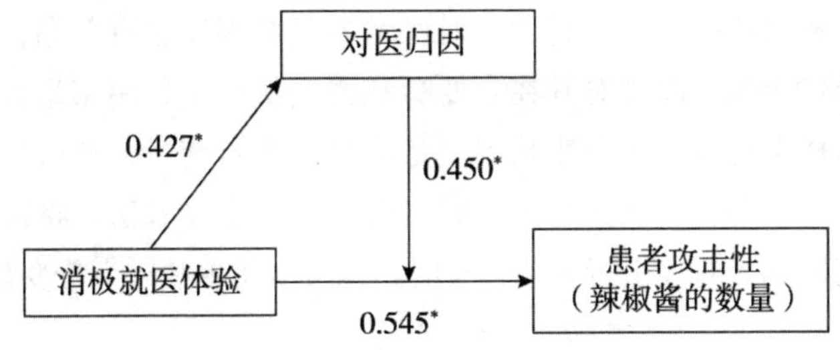

图 6-9 对医归因在消极就医体验和辣椒酱数量之间的调节模型

由此可以得出结论，对医宽容可以作为本研究另一个影响因变量的自变量。对医宽容不受消极就医体验的影响，但是可以预测患者的攻击行为和对攻击行为合理性的认知。因此，消极就医体验和对医宽容可以一起纳入线性回归方程，观测其拟合度的大小。具体结果见表 6-37。

表 6-37 消极就医体验和对医宽容对因变量的共同回归系数表

		辣椒酱的数量	攻击行为合理性
预测变量	消极就医体验	1. 540	1. 238
	对医宽容	0. 324	0. 269
	R^2	0. 152	0. 125
	R^2_{adj}	0. 123	0. 105
	F	5. 145**	6. 200**

注：** $p<0.01$。

从结果中可以看出消极就医体验和对医患宽容的同时纳入对因变量的方程后，拟合度（$R_1^2=0.152$，$R_2^2=0.125$）比单独消极就医体验对因变量的拟合度（$R_1^2=0.072$，$R_2^2=0.059$）和对医宽容对因变量的拟合度（$R_1^2=0.072$，$R_2^2=0.061$）要好。

对医归因和对医宽容在消极就医体验中和患者攻击性或者攻击行为合理性之间的链式中介效应不显著，可能存在边缘显著。随后对对医归因和对医宽容的调节作用分析发现，对医归因在消极就医体验和攻击性方面起到调节作用。而对医宽容没有起到调节的作用。也就是说对医归因的程度大小会影响消极就医体验对攻击性的强弱。在一般攻击理论中，将情绪、认知和唤醒同时纳入内部状态，消极就医体验可以同时引起三者的变化，也可以是通过引起一种状态来对其他的因素产生影响。由此可以说明对医归因并不会直接对攻击行为产生影响，内部状态中的情绪的变化是引起攻击行为的直接因素。患者攻击行为的发生往往是一种情绪的无意识行为。对医宽容只和因变量有关系，不受自变量消极就医体验的影响，同时对其在自变量和因变量调节作用结果也不显著。由此可以认为对医宽容可以作为影响因变量的另一个自变量，把医患宽容作为一种输入变量，是患者在遇到医疗事故时对医生的态度和看法。将医患宽容和消极就医体验同时纳入对攻击行为的方程时，拟合度比单独一个自变量要大。

三、结论与讨论

（一）消极就医体验对情绪、认知的影响

消极就医体验会使患者产生更多的高确定性消极情绪，比如愤怒、怨恨，其次是悲伤。经历消极就医体验会使患者出现更强的攻击性。经历消极就医体验相比没有经历消极体验在对待患者攻击行为（患者有明显错误）合理性认知上表现出更大的理解性。高确定情绪状态会使个体做出外归因，因此经历了消极就医体验相比没有经历消极体验的患者认为医生应该承担更多的责任，同时对医归因在消极就医体验和攻击性之间起到调节作用。对医宽容是患者的一种人格特质，表现为一个人对他人所犯过错是否应该追究和计较的个人态度，从而对攻击性产生影响，在本实验中不受消极就医体验的影响。在研究对医归因和对医宽容的中介效应时可以发现中介效应不明显，说明患者的攻击性直接受情绪的主导，更多的是一种无意识行为。

（二）缓解消极的就医体验

就医体验是患者在就医过程中对医院各方面服务满意度的衡量，患者在就医过程中的消极就医体验会直接影响到情绪、认知归因等，从而引起医患之间的冲突和矛盾，使患者拥有更强的攻击性，进而产生攻击行为，对医生产生伤害。所以为患者提供满意的就医体验尤其重要。医患要加强对患者就医体验的调查，针对患者提意见的地方要及时进行改善，了解患者的需求，才能提供让患者满意的就医体验。遇到患者情绪激动的情况，要及时发现和疏导消极情绪，避免医务人员和患者发生冲突。

在经历消极就医体验时，患者的归因对攻击性的强度产生影响。同时对医宽容作为一种人格特质，也是长期生活经历形成的对医生行为的看法。所以我们要引导患者对消极就医结果做出正确的归因，要对医学和医生抱有正确的期待，了解医学的不确定性和风险性。引导患者对医生保持宽容的态度，肯定医生的付出和努力，尊重医生的生命。在对医生医德的信任上，媒体要做出正确的引导。

同时医院在对待患者伤医行为的措施上，对伤医者要做出严厉的惩罚，给患者本人以及其他就医人员起到警示的作用，让他们意识到自己的攻击行为和即将要发生的攻击行为是不当的，严重者会承担刑事责任。引导患者在遇到医疗纠纷和医疗事故时要寻求正确的解决方法，避免做出不理智的行为。

（三）研究展望

实验所选用的辣椒酱范式，一般运用在实验室研究中，采用书面报告形式可能会对其效度造成影响，同时测量攻击行为的指标比较单一，之后可将研究进行现场实验，对于消极就医体验的内容通过视频材料进行呈现会更具有情绪感染力。样本年龄跨度比较小，主要集中于 30 岁的成人被试，之后可在年龄的结构层次、教育水平、经济水平等方面进行范围更广的调查等。

（本节内容曾发表于《社会心理研究》2018 年第 3 期，收录本辑时稍做调整）

第四节　公正感与满意度对于医患信任的影响

一、问题提出

我国处在社会转型期的社会大背景下，社会信任缺失，同时由于医疗制度本身存在问题，医疗体制改革不完善，出现医患信任缺失的问题。

随着我国经济的发展，医疗事业的不断进步，随之而来的医患间矛盾冲突也在加剧。有学者整理了 2003—2012 年期间 418 篇关于医患纠纷的文献，发现医患纠纷形式呈现多样化，纠纷范围日益广泛，纠纷形势日益严重。① 分析某三甲医院 107 例病例发现，从 2006 年到 2010 年 5 年间医患纠纷的数量增加 3.4 倍，且每年的增长比例都在提高。2007 年增长 18.2%，2008 年增长 30.8%，2009 年增长 70.6%，2010 年增长 27.6%。虽然 2010 年增长比例下降，但并未改变纠纷数量整体上涨的大趋势。② 纠纷数量的增多，形式的多样化，导致医患双方信任水平不断下降。目前我国医患间信任水平持续下滑，医院级别和科别不

① 冯俊敏，李玉明，韩晨光，等 .418 篇医疗纠纷文献回顾性分析［J］. 中国医院管理，2013，33（9）：77-79.

② 杨连忠，王晓敏，张蔚星 . 某三甲医院 107 例医疗纠纷分析［J］. 中国医院管理，2011，31（8）：76-77.

同，信任水平的高低也不同，医患双方都对彼此的评价降低，满意度水平降低。① 患者对医生普遍存在预设性不信任是信任危机产生的根源。② 由此可见，我国医患纠纷数量的不断增加体现了我国目前医患关系紧张的状态，而纠纷日益增多严重影响医患信任水平，在此背景下，探究医患信任缺失的心理机制，提出相应策略，改善医患间信任水平则尤为重要。

目前，公正感与信任的研究多集中于组织管理层面③，在医患领域研究公正感与满意度、归因及医患信任的研究并不常见。本研究认为公正感是影响医患信任水平的一个重要因素，通过探究公正感对于医患信任水平的影响，探讨影响信任水平的心理机制，对于描述当前信任缺失状况，提出相应解决策略，具有重要意义。

二、研究目的及假设

目前，我国医患关系紧张，医患信任缺失，为探究医患信任缺失的心理机制，提出相应的应对措施。本研究应用中国综合社会调查（chinese general social survey，CGSS）2011 年的数据分析探究公正感对于医患信任的影响，并引入满意度变量，认为公正感与满意度可能会影响医患信任水平。

总体假设：公正感影响医患信任水平，公正感越高，医患信任水平越高，反之公正感越低，医患信任水平越低。

中介效应假设：满意度在公正感与医患信任水平中存在中介作用，公正感越高，满意度越高，医患信任水平越高。

三、研究方法

（一）数据来源

本研究选取 CGSS（2011）的数据，该调查由中国人民大学调查与数据中心组织，全面收集自 2003 年起定期在全国范围内来自社会、社区、家庭、个人多个层次的数据。调查范围广，数据来源可靠，在学界具有权威性。本研究选取

① 汪新建，王丛．医患信任关系的特征、现状与研究展望［J］．南京师大学报（社会科学版），2016（2）：102-109.

② 王敏，兰迎春，赵敏．患者预设性不信任与医患信任危机［J］．医学与哲学（人文社会医学版），2015，36（3）：47-50.

③ 吴玄娜．程序公正与权威信任：公共政策可接受性机制［J］．心理科学进展，2016，24（8）：1147-1158.

2011 年数据，主要原因在于，本研究的研究目的是为探究公正感与满意度对于医患信任的影响，2011 年数据医疗健康部分满足研究所需所有变量，因此选取 2011 年数据作为研究数据。CGSS（2011）共包含全国范围内 5620 个样本，去除含缺失值的数据后，剩余样本数为 1927 个。

（二）数据分析方法

本研究采用 SPSS 22.0 统计软件进行数据分析，对 2011 年数据进行分析，探究公正感与满意度对于医患信任的影响。

（三）变量的操作化与赋值

1. 医患信任水平测量

对医患信任水平的测量分为两个部分，包括一般信任和医疗信任。

一般信任题目来自 CGSS（2011）题目 A33“总的来说您同不同意在这个社会上绝大多数人都是可信的?”；A34“总的来说您同不同意在这个社会上您一不小心别人就会占您的便宜?”；A34-a“您觉得本地政府（乡村指乡政府）可不可信”；A34-b“您觉得地方媒体可不可信”四个题目。所有题目均采用 5 点计分，1 表示“非常不同意”，5 表示“非常同意”。其中 A34 采用反向计分，即分值越大一般信任水平越高。

医疗信任题目来自 CGSS（2011）医疗部分问题 D16-a“您是否同意，总的来说医生还是可信的?”；D16-b“您是否同意医生会同病人讨论所有可能的治疗方案”；D16-c“您是否同意医生的医术没有他们应该有的那样好?”；D16-d“您是否同意比起关心病人，医生更关心自己的收入”；D16-e“您是否同意如果医生在治疗中出了错，他们会告诉病人”五个题目。所有题目均采用 5 点计分，1 表示“非常不同意”，5 表示“非常同意”。其中 D16-c 与 D16-d 采用反向计分，即分值越大医疗信任水平越低。

2. 公正感测量

类似于对信任感测量的处理，将公正感的测量也分为两个部分，即一般公正感和医疗公正感。

一般公正感的测量选取 CGSS（2011）医疗部分问题 A35“总的来说，您认为当今社会公不公平?”；A35-a“您认为您目前的生活水平和您的努力比起来公不公平?”。两个题目均采用 5 点计分，1 表示“非常不公平”，5 表示“非常公平”，分值越大公正感越高。

医疗公正感的测量选取 CGSS（2011）医疗部分问题 D5“比起低收入的人，高收入的人能够负担得起更好的医疗保健，您认为公平吗”，该题目采用 5 点计分，1表示“非常不公平”，5表示“非常公平”，将该题目进行反向计分，分值越大公正感越高。

3. 满意度测量

选取CGSS（2011）医疗部分问题D22“总的来说，您对中国的医疗卫生系统满意吗?”与D23-a“您对上一次看西医的结果满意吗?”；D23-b“您对上一次看中医的结果满意吗?”；D23-c“您对上一次住院治疗结果满意吗?”。三个题目均采用7点计分，1表示“完全满意”，7表示“完全不满意”，分值越大满意度越低。

4. 控制变量

根据已有的文献研究，本研究选取部分一般人口学变量和与医疗有关的主观健康感知和就医次数作为控制变量。

其中一般人口学变量包括性别、受教育程度、户口登记类型与社会阶层。问卷中，A2性别（1—男，0—女）。A18“您目前的户口登记状况”共分为8类：1—农业户口、2—非农业户口、3—蓝印户口、4—居民户口（以前是农业户口）、5—居民户口（已签收非农业户口）、6—军籍、7—没有户口、8—其他，将户口登记状况生成虚拟变量（农业户口=1，非农业户口=0）。A7-a“您目前的最高教育程度”将14类教育程度求中位数，中位数以上为高教育程度，中位数以下为低教育程度，通过分析中位数为4，则将高中及高中以下教育程度定义为低教育程度，4以上定义为高教育程度（高教育程度=1，低教育程度=0）。A43-a“您目前处于社会的哪个阶层?（10代表最顶层，1代表最底层）”，将选择1~5的划分为低社会阶层，6~10划分为高社会阶层（高社会阶层=1，低社会阶层=0）。

主观健康感知部分选取CGSS（2011）D17的部分题目，包含主观生理健康感知与主观心理健康感知。主观生理健康感知包含D17-a“在过去四个星期中，您是否经常由于健康问题而在工作或生活上有困难?”；D17-b“在过去四个星期中，您是否有过身体疼痛的情况?”。主观心理健康感知包含D17-c“在过去四个星期中，您是否感到过不开心或沮丧?”；D17-d“在过去四个星期中，您是否对自己失去过信心?”；D17-e“在过去四个星期中，您是否感到无法克服的困难?”；D17-f“在过去四个星期中，您是否由于情绪问题（沮丧或焦虑等）而无法完成预期的工作或日常活动?”六个题目，题目均采用5点计分，1表示“从来没有”，5表示“非常频繁”。总体健康感知D26“总的来说您认为您的健康状况如何?”采用5点计分，1表示“非常好”，5表示“差”，分值越大主观健康感知越低。

就医次数变量选取 CGSS（2011）D18 部分题目，D18-a“在过去 12 个月中，您是否经常去看西医?”；D18-b“在过去 12 个月中，您是否经常去看中医?”，采用 5 点计分，1 表示“从来没有”，5 表示“非常频繁”，数值越大就医次数越多。

四、研究结果

（一）被试基本情况统计

在 1927 名被试当中，男性 841 人，女性 1086 人。年龄分布平均数为 51.75 岁，最高年龄达到 97 岁。农业户为 1069 人，非农业户为 858 人。高教育程度 594 人，低教育程度 1333 人。高社会阶层 356 人，低社会阶层 1571 人，可见低社会阶层占绝大多数。

将所有被试在所有变量上的数据结果进行统计分析发现，在满意度方面，平均数为 13.29，标准差为 3.40。在一般公正感方面平均数为 6.35，标准差为 1.76。在医患公正感方面平均数为 2.89，标准差为 1.15。一般信任度方面平均数为 13.15，标准差为 2.69。在医患信任度方面平均数为 14.76，标准差为 1.72。在主观健康感知方面平均数为 16.42，标准差为 5.16。在就医次数方面平均数为 4.69，标准差为 1.76。具体见表 6-38。

表 6-38　信任、公正感、满意度以及控制变量分布情况（N=1927）

变量	变量具体含义	M	SD	最小值	最大值
一般信任程度	1=非常不信任， 5=非常信任	13.15	2.69	3	20
医疗信任程度	1=非常信任， 5=非常不信任	14.76	1.72	9	22
一般公正感	1=非常不公正， 5=非常公正	6.35	1.76	2	10
医疗公正感	1=非常不公正， 5=非常公正	2.89	1.15	1	5
控制变量					
教育程度	1=高教育程度（1333） 0=低教育程度（594）	0.69	0.46	0	1
户口类型	1=农业（1069） 0=非农业（858）	0.55	0.49	0	1
性别	1=男性（841） 0=女性（1086）	0.44	0.496	0	1

续表

变量	变量具体含义	*M*	*SD*	最小值	最大值
年龄		51.75	15.058	1	97
社会阶层	1=高社会阶层（356） 0=低社会阶层（1571）	0.18	0.38	0	1
主观健康感知	1=非常健康， 5=非常不健康	16.42	5.16	4	35
就医次数	1=非常少， 5=非常频繁	4.69	1.76	4	10
中介机制变量					
满意度	1=完全满意， 7=完全不满意	13.29	3.40	4	28

（二）一般公正感、医患公正感关系及一般信任度与医患信任度关系

首先通过相关分析及回归分析，探讨一般公正感与医患公正感关系及一般信任度与医患信任关系。

1. 相关分析

通过相关分析探讨一般公正感与医患公正感关系及一般信任度与医患信任关系，结果见表6-39。

表6-39 变量间关系相关分析（*N*=1927）

变量	1	2	3	4
1. 一般公正感	1			
2. 医患公正感	0.203^{***}	1		
3. 一般信任度	0.417^{***}	0.103^{***}	1	
4. 医患信任度	−0.210	-0.440^{*}	-0.410^{*}	1

注：$^{*}p<0.05$，$^{**}p<0.01$，$^{***}p<0.001$。

根据相关分析结果可知，一般公正感与医患公正感存在显著的正相关关系（$p<0.001$），一般信任感与医患信任存在显著的正相关关系（$p<0.05$），一般公正感与一般信任存在显著的正相关关系（$p<0.001$）；医患公正与一般信任存在显著的正相关关系（$p<0.001$），医患公正与医患信任存在显著的正相关关系（$p<0.05$），一般信任与医患信任存在显著的正相关关系（$p<0.05$）。

2. 回归分析

通过回归分析探讨一般公正感与医患公正感关系及一般信任度与医患信任

关系，结果见表6-40。

表6-40 变量间关系回归分析（$N=1927$）

因变量	自变量	SE	R^2	F	B	t	p
医患公正感	一般公正感	0.015	0.041	82.418	0.132	9.078***	0.00***
医患信任	一般信任	0.015	0.002	3.240	−0.026	−1.8	0.052

注：* $p<0.05$，** $p<0.01$，*** $p<0.001$。

根据回归结果可知，医患公正感与一般公正感回归方程显著（$p<0.001$），并且一般公正感能正向预测医患公正感，一般公正感越高，医患公正感越高。根据回归结果可知，医患信任度与一般信任度回归方程边缘显著（$p=0.052$），并且一般信任度能正向预测医患信任度，一般信任度越高，医患信任度越高。

（三）中介作用的回归分析

加入教育程度、性别、社会阶层、户口类型、主观健康感知与就医次数作为控制变量，医患公正感作为自变量，医患信任作为因变量，满意度作为中介变量进行回归分析。

1. 中介作用回归分析

加入教育程度、性别、社会阶层、户口类型、主观健康感知与就医次数作为控制变量，医患公正感作为自变量，医患信任作为因变量，满意度作为中介变量，通过多元线性回归分析公正感对于医患信任的影响，结果见表6-41。

表6-41 中介作用回归分析（$N=1927$）

变量类型	满意度		医患信任			
	模型一	模型二	模型三	模型四	模型五	模型六
控制变量						
教育程度	−0.535**	−0.451*	0.217*	0.218*	0.227*	0.225*
户口类型	−0.814***	−0.717***	−0.146	−0.138	−0.125	−0.132
性别	−0.125	−0.149	0.070	0.070	0.072	0.073
社会阶层	−0.850***	−0.619***	0.077	0.086	0.099	0.088
主观健康感知	0.110***	0.94***	0.019*	0.018*	0.016	0.017
就医次数	−0.132**	−0.99	−0.027	−0.028	−0.026	−0.025
自变量						

续表

变量类型	满意度		医患信任			
	模型一	模型二	模型三	模型四	模型五	模型六
一般公正感		-0.565***	-0.017			-0.006
医疗公正感	-0.547***			-0.063*	0.054*	
中介变量						
满意度					-0.016*	0.019
F	31.181	48.516	0.006	2.059	2.031	1.743
R^2	0.102	0.150	1.659	0.007	0.008	0.007

注：* $p<0.05$，** $p<0.01$，*** $p<0.001$。

根据回归结果可知，性别对于医患信任程度不存在显著的预测作用（$p>0.05$），教育程度对于医患信任度存在显著的预测作用（$p<0.05$），教育程度越高，医患信任水平越高；社会阶层对于医患信任度同样不存在显著的预测作用（$p>0.05$），户口类型对于医患信任不存在显著的预测作用（$p>0.05$），就医次数对于医患信任不存在显著的预测作用（$p>0.05$），主观健康感知对于医患信任度存在显著的预测作用（$p<0.05$），主观健康感知越健康，医患信任程度越高。

在控制了性别、教育程度、社会阶层、户口、主观健康感知与就医次数之后，医疗公正感与一般公正感依然可以显著正向预测医患满意度（$p<0.05$），医疗公正感越高，满意度越高；一般公正感越高，满意度越高（$p>0.05$）。医疗公正感依然可以显著正向预测医患信任水平（$p<0.05$），医疗公正感越高，医患信任水平越高；而一般公正感不存在显著正向预测医患信任水平（$p>0.05$）。

在控制了性别、教育程度、社会阶层、户口、主观健康感知与就医次数之后，满意度在医疗公正感与医患信任间的中介作用显著（$p<0.05$），医疗公正感越高，满意度越高，医患信任水平越高。满意度在一般公正感与医患信任间的中介作用不显著（$p>0.05$）。因此，由上述结果可知，满意度在医疗公正感与医患信任间的中介作用显著，医疗公正感越高，满意度越高，医患信任水平越高。

2. 中介作用分析

针对上一步的回归分析结果，运用另一种分析方法进行验证。将医患公正感作为自变量，满意度作为中介变量，医患信任度作为因变量，将性别、受教育程度、户口类型、社会阶层、主观健康感知、就医次数作为控制变量，用 Process 2.16.1 进行中介效应分析，结果如下：

公正感对于信任度的总的预测作用显著（B = -0.774，$SE = 0.199$，$p<0.001$），

95%的置信区间 *CI* 为［-0.12，-0.04］；公正感对满意度的预测作用显著（B=-0.519，*SE*=0.0314，$p<0.001$），95%的置信区间 *CI* 为［-0.58，-0.45］；满意度对信任的预测作用显著（B=0.114，*SE*=0.0134，$p<0.001$），95%的置信区间 *CI* 为［0.878，0.14］，满意度的中介效应为-0.592，95%的置信区间 *CI* 为［-0.777，-0.435］

由此可见，在控制了性别、受教育程度、户口类型、社会阶层四个控制变量后，满意度中介效应成立，公正感通过影响满意度影响医患信任。公正感越高，满意度越高，医患信任水平越高。具体见表 6-42 和图 6-10。

表 6-42　中介效应分析（*N*=1927）

因变量	自变量	*SE*	B	*R2*	*F*	*t*	*p*
信任程度	公正感	0.199	-0.774	0.019	-0.774	-3.887***	0.00***
满意度	公正感	0.031	-0.519	0.152	71.05	-16.555	0.00***
信任程度	公正感	0.199	-0.774	0.019	-0.774	-3.887***	0.00***
	满意度	0.013	0.114	0.070	0.343	8.520	0.00***

注：* $p<0.05$，** $p<0.01$，*** $p<0.001$。

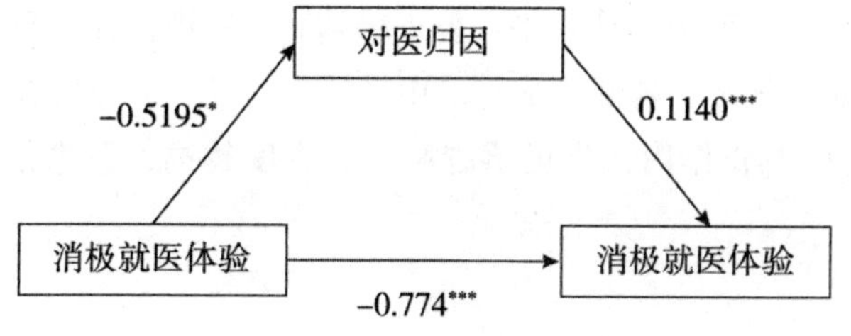

图 6-10　满意度中介效应分析

（四）研究结果总结

相关分析表明，一般公正感与医患公正感存在正相关关系，一般信任度与医患信任存在显著的正相关关系，一般公正感与一般信任度存在显著的正相关关系；医患公正感与一般信任度存在显著的正相关关系，医患公正感与医患信任度存在显著的正相关关系，一般信任度与医患信任度存在显著的正相关关系。回归分析表明一般公正感能正向预测医患公正感，一般公正感越高，医患公正感越高；医患信任度与一般信任度回归方程边缘显著，并且一般信任度能正向预测医患信任度，一般信任度越高，医患信任度越高。

加入教育程度、性别、社会阶层、户口类型、主观健康感知与就医次数作为控制变量，将医患公正感作为自变量，医患信任作为因变量，满意度作为中介变量进行回归分析。根据回归结果可知，性别、社会阶层、户口类型和就医次数对于医患信任程度不存在显著的预测作用；教育程度对于医患信任度存在显著的预测作用，教育程度越高，医患信任水平越高；主观健康感知对于医患信任度存在显著的预测作用，主观健康感知越健康，医患信任程度越高。

在控制了性别、教育程度、社会阶层、户口、主观健康感知与就医次数之后，医疗公正感与一般公正感依然可以显著正向预测医患满意度，医疗公正感越高，满意度越高；一般公正感越高，满意度越高。医疗公正感依然可以显著正向预测医患信任水平，医疗公正感越高，医患信任水平越高；而一般公正感不能够预测医患信任水平。

在控制了性别、教育程度、社会阶层、户口、主观健康感知与就医次数之后，满意度在医疗公正感与医患信任间的中介作用显著，医疗公正感越高，满意度越高，医患信任水平越高。满意度在一般公正感与医患信任间的中介作用不显著。

针对上述结果，研究发现即使加入控制变量，医患公正感与满意度对于医患信任的影响作用仍然显著。满意度作为中介变量，中介效应显著。我们的总体假设“公正感影响医患信任水平：公正感越高，医患信任水平越高，反之公正感越低，医患信任水平越低”成立。中介效应假设“满意度在公正感与医患信任水平中存在中介作用，公正感越高，满意度越高，医患信任水平越高”成立。

五、结果讨论

目前，我们需要探究医患信任缺失的心理机制，提出相应的应对措施。本研究应用CGSS（2011）的数据分析探究公正感对于医患信任的影响，并引入满意度变量，发现公正感与满意度可能会影响医患信任水平。

（一）控制变量与医患信任

根据吉登斯（Giddens）的“资源因素论”，信任的一方需要承担风险，个体所占有的资源越多，其抗风险能力越强，越容易具有积极乐观的态度，也更愿意信任他人。[①] 本研究也发现，教育程度对于信任程度的预测作用显著，教育程度越高，医患信任水平越高，高教育水平群体接受了更多科学文化知识教育，

① GIDDENS A.Modernity and Self-Idenitity[M].Stanford:Stanford University Press,1991:74-91.

在出现问题时更有可能理性思考，且其掌握较多的知识，使其相对于低教育程度个体更能够平等地与医生进行沟通，增进医患信任。而社会阶层对于信任程度的预测作用不显著主要是因为，本研究采用的社会阶层是主观社会阶层，而人们在进行社会阶层主观评定的过程中，倾向于降低自己的社会阶层，也就是大多数人选择低社会阶层，造成所选取样本中，高低社会阶层数量差异较大，影响其对于医患信任影响的结果。而在户口方面，对于信任程度的预测作用不显著，主要是因为目前不同户口类型个体分散于全国各地，在享受医疗资源方面，不同户口类型并不存在显著差异，因此信任水平也不存在显著差异。就医次数对于医患信任程度不存在显著预测作用，主要是因为就医次数的增多，虽然增加了与医生的接触，但接触不一定都是积极有效的接触，当患者与医生接触产生消极影响时，其信任水平反而比就医次数少的个体更低，因此就医次数并不能对医患信任产生有效的预测作用。主观健康感知对医患信任具有显著的预测作用，主观健康感知认为自己健康水平高时，医患信任水平更高。

（二）公正感、满意度与医患信任

一般公正感越高，医患公正感越高，并且一般信任度越高，医患信任度越高。因此，在加强医患公正感与信任感的同时，要着眼于社会公正与社会信任的全局①，通过加强社会整体公正与整体信任，促进医患公正感与医患信任水平的提高，缓解医患关系。

医患社会心态实质上是关于以医患关系为焦点主题的相关社会态度系统与价值观体系②，中介效应结果表明“满意度在公正感与医患信任水平中存在中介作用，公正感越高，满意度越高，医患信任水平越高”。因此，为缓解医患紧张关系，提高信任水平，需提高公民的公正感与满意度水平。首先，进一步强化医疗体制改革，在制度上保证每个人都能享有应得治疗，提高公民的公正感水平，从而提高医患信任程度。其次，大力发展经济的同时要注重资源合理配置，缩小发达地区与欠发达地区差异，缩小城乡差异，缩小贫富差距，从而提高公民的公正感，进而提高医患信任水平。最后，作为医方要对所有患者一视同仁，减少“关系就医”的发生，对所有患者给予同样的，最恰当的治疗，从而提高患者公正感，进而提高医患信任水平。作为患者，则要选取恰当的比较

---

① 吕小康，朱振达．医患社会心态建设的社会心理学视角［J］．南京师大学报（社会科学版），2016（2）：110-116.

② 吕小康，张慧娟．医患社会心态测量的路径、维度与指标［J］．南京师大学报（社会科学版），2017（2）：104-111.

对象，提高自身公正感，从而提高医患信任水平。

在提升患者满意度方面，首先，国家要继续推行医疗体制改革，对现行医疗体制中的不恰当部分进行改革，从而提高医患信任水平。① 其次，医生要提高自身的能力、技术水平，能力技术水平越高的医生，患者对其的满意度越高，从而提高其信任水平。最后，医生要打破话语壁垒，采用患者听得懂的语言描述病情，比采用专业术语的沟通方式更能使患者理解病情②，从而提高患者满意度，进而提高对于医方的信任。同时，医生对于患者病情与个人信息要严格保密，遵守职业道德、职业操守从而提高患者满意度，进而提高医患信任。另外，院方要规范治疗程序，缩短患者就医等待时间，延长医患间沟通交流时间，从而提高患者满意度，提高医患信任。而作为患者，首先要努力提高自身科学文化知识，尽量能够与医生进行有效交流，避免因沟通不畅影响医患关系。其次，患者要努力改变对于医生的刻板印象，以客观公正的态度看待医生，提高信任水平。而作为媒体，要避免一边倒的新闻来源选择，应客观公正，以中立的态度对相关事件进行报道，提高医患满意度，从而提高医患信任。③

（本节内容曾发表于《社会心理研究》2018年第3期，收录本辑时稍做调整）

第五节　基于主题效价分析的医患关系影响因素

一些大型调查和学术研究显示，我国医患关系正在持续恶化。④ 国家卫生统计中心发布的调查信息显示，患方对就医总体满意度为60.3%，医护人员对医患关系总体的评价仅60分。⑤ 中国医院协会联合开展的调查显示，七成以上医

① 田孟．医疗体制、临床医学与患者的伦理困境——“魏则西事件”的问题与启示[J].云南社会科学，2017（2）：144-151.

② 吕小康，汪新建．意象思维与躯体化症状：疾病表达的文化心理学途径［J］．心理学报，2012，44（2）：276-284.

③ 汪新建，王骥．媒体中的医方形象及其对医患信任的影响［J］．南京师大学报（社会科学版），2017，6（2）：99-104.

④ 汪新建，王丛．医患信任关系的特征、现状与研究展望［J］．南京师大学报（社会科学版），2016（2）：102-109.

⑤ 卫生部统计信息中心．中国医患关系调查研究：第四次国家卫生服务调查专题研究报告［M］.北京：中国协和医科大学出版社，2010：173.

生认为医患关系紧张，医务人员躯体受到攻击、造成明显损伤事件的次数逐年增加。① 对北京、武汉和成都的6家医疗机构的375名医务人员和702名患者进行问卷调查发现，双方对医患关系认知存在差异，医方认为医患关系紧张的比例明显高于患方，医患关系现状对医方影响较大。②

医患信任能够提升医务工作者的积极情绪，提高工作满意度，而关系的破坏则会引起医方的消极情绪，导致工作压力和工作倦怠的出现，甚至产生抑郁倾向和离职倾向。本研究通过医患双方角度的调查比较，通过质性与量化结合的方法探究影响医患关系的因素及其重要程度和影响变量，以期为有针对性地改善和提升医患信任提供理论参考。

一、研究方法

研究抽取河南省三个地区的公立医院5所、私营医院2所、社区医院3所、个人诊所11所、乡镇医院2所的医生和患者进行调查。发放问卷550份，回收有效问卷518份，回收率94.18%。其中医生有效问卷298份，被试年龄在19~73岁间，平均年龄31岁，标准差8岁；患者有效问卷220份，被试年龄在17~56岁间，平均年龄24岁，标准差7岁，平均就诊次数2.77次。

研究采用开放式问卷，要求被试按重要程度列举五个影响医患关系的因素。同时填写问卷与量表，问卷内容包括性别、年龄、月均收入、受教育程度、科室等人口学变量，量表为关系满意度量表。

研究在对医患关系影响因素问卷调查基础上进行定量分析，共分为三个阶段。第一阶段：确定主题。整体把握被试列举的所有原因，整理合并形成单元，内容类似的单元归纳为一个主题。第二阶段：量化各主题，形成效价矩阵。把每个主题视为一个二分变量，x轴为主题，y轴为被试编号，根据被试答案中提到的情况进行赋值，形成被试间矩阵。将被试列举的条目按重要程度分别赋值，计算被试在每个主题下的总分，形成被试间主题效价矩阵。第三阶段：对问卷中涉及的影响主题效价的变量进行差异检验。

---

① 贾晓莉，周洪柱，赵越，等.2003—2012年全国医院场所暴力伤医情况调查研究［J］.中国医院，2014，18（3）：1-3.

② 乐虹，魏俊丽，向雪瓶，等.医患关系双方认知差异比较研究［J］.中国医院管理，2011，31（1）：15-17.

二、研究结果

（一）医生角度

阶段一：确定主题。医生被试共列出 1398 条影响医患关系的条目，简化为 42 个单元，归纳为 8 个主题，见表 6-43。

表 6-43 影响医患关系各主题及单元列举——医生角度

主题	单元内容列举
政策与法律保障	政府行政不规范，法律体系、医疗体制和医疗保障体系不完善，看病难
医患共情	医生的换位思考，患者的换位思考，医患双方的换位思考或理解
医学现实	医学有限性、病情本身、医患专业信息不对等、医患关系特点、医生地位、薪酬、医生工作压力、医患比例失调
患者认知与情绪	患者期望值过高、患者不良认知、患者依从性、患者不良情绪、医闹、患者个人基本素质、家庭原因
医患沟通	医生沟通、医患双方沟通、患者语言表达方式，医生语言表达方式、医生安抚患者情绪、医患素质
社会环境	社会舆论和媒体导向、社会大众偏见、社会环境与风气
医生职业修养	医生职业道德、医生个人基本素质、医生对待病人态度、过度检查
医生专业能力	医生专业水平、疗效

阶段二：计算主题流行率与效价。主题流行率即提到频率，越高说明越多被试认为该主题是影响医患关系的因素。重要程度指所有被试排列顺序在该主题下效价均值，其越大说明该主题越影响医患关系。结果见表 6-44。

表 6-44 影响医患关系各主题流行率与效价——医生角度

主题	流行率/%	效价
政策与法律保障	67.13	4.61
医患共情	50.71	3.36
医学现实	45.33	3.04
患者认知与情绪	49.02	2.92
医患沟通	44.01	2.75
社会环境	39.57	2.56
医生职业修养	20.09	1.66
医生专业能力	14.14	1.38

阶段三：影响因素分析。将被试间效价矩阵中各主题效价求和，得到主题效价矩阵。主题效价越高，说明被试更认为该主题是影响医患信任的重要因素。以各人口学变量、关系满意度为自变量，对各主题效价进行方差分析和独立样本 t 检验。结果发现医生性别、所在医院类型以及学历影响对医患关系不同主题的看法有差异，结果见表 6-45、表 6-46 和表 6-47。

表 6-45 医生性别在社会环境主题效价的差异

性别	N	$M \pm SD$	t	p
男	78	3. 05±2. 46	2. 03	<0. 05
女	206	2. 40±2. 24		

表 6-46 医生所在医院类型在各主题效价的差异

主题	所在医院	N	$M \pm SD$	t	p
医学现实	公立制医院	183	3. 38±3. 34	2. 54	<0. 05
	非公立制医院	111	2. 54±2. 35		
医患共情	公立制医院	183	2. 87±2. 56	-3. 59	<0. 001
	非公立制医院	111	4. 18±3. 29		

表 6-47 医生学历在各主题效价的差异

	学历	N	$M \pm SD$	t	p
医患沟通	大学本科及以下组	223	2. 91±2. 50	3. 25	<0. 001
	硕士及以上组	73	2. 06±1. 74		
政策与法律保障	大学本科及以下组	223	4. 37±3. 43	-1. 97	<0. 05
	硕士及以上组	73	5. 30±3. 74		

医生医患关系满意度范围为 1. 86 ~ 4. 57，三等分点为 2. 76 与 3. 67，以 1. 86~2. 76 分（但不包含 2. 76 分）为低分组，2. 76 ~ 3. 67 分（但不包含 3. 67 分）为中间组，3. 67 ~ 4. 57 分为高分组。相关分析发现，医生角度的医患关系满意度与医生职业修养之间存在显著性相关（r = 0. 14，p<0. 05）。单因素方差分析结果发现，医生医患关系满意度会影响对医患关系的归因，医患满意度在医生职业修养主题、医学现实主题间均存在显著性差异，如图 6-11 和图 6-12 所示。

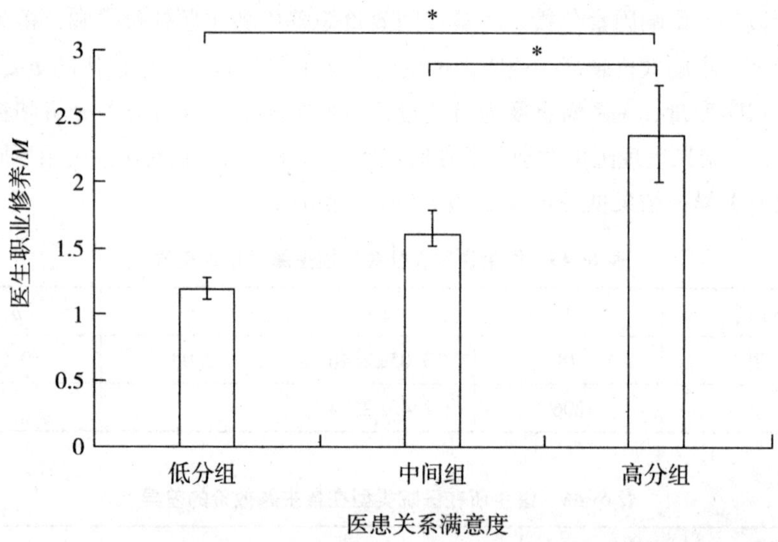

图 6-11　医生医患关系满意度在医生职业修养主题效价的差异

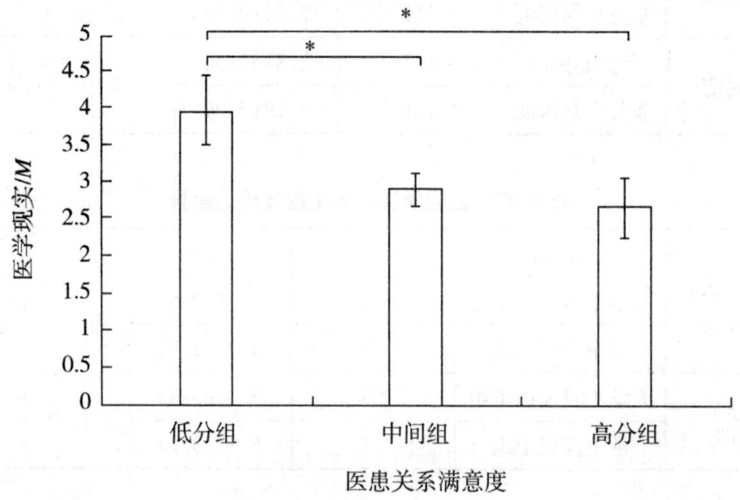

图 6-12　医生医患关系满意度在医学现实主题效价的差异

（二）患者角度

阶段一：确定主题。患者被试共列出 1304 条影响医患关系的原因，简化为 46 个单元，归纳为 8 个主题，主题和单元列举见表 6-48 所示。

表 6-48　医患信任关系影响因素各主题及单元列举——患者角度

主题	单元列举
医生职业修养	医生职业道德、医生对待病人态度、医生不当医疗行为、医疗事故、过度检查、医生个人基本素质
政策与法律保障	政府行为、法律体系、医疗体制不完善、医疗保障体系、看病难、看病贵、医院环境与服务、医院利益考虑
医学现实	医学有限性、医患专业信息不对等、医患关系特点、医疗资源不均衡、医疗设施、医生地位、薪酬、医生工作压力、医患比例失调
患者认知与情绪	患者期望值过高、患者不良认知、患者依从性、患者不良情绪、医闹、患者个人基本素质、家庭原因
医患沟通	医患双方沟通、患者语言表达方式、医生沟通、医生语言表达方式、医生安抚患者情绪、医生的关系处理方式
医患共情	医生的换位思考、患者的换位思考、医患双方的信任度、患者的不理解、医生的不理解
医生专业能力	医生专业水平、疗效
社会环境	社会舆论和媒体导向、社会环境与风气

阶段二：计算主题流行率与效价。统计结果见表 6-49。

表 6-49　影响医患关系各主题流行率与效价——患者角度

主题	流行率/%	效价
医生职业修养	76.68	5.11
政策与法律保障	67.31	4.32
医学现实	46.57	3.18
患者认知与情绪	47.06	2.72
医患沟通	37.19	2.54
医患共情	32.66	2.29
医生专业能力	23.31	1.71
社会环境	20.64	1.53

阶段三：影响因素分析。结果发现性别影响医患关系因素的看法，女性更多认为社会环境因素会影响医患关系，$p<0.01$，见表 6-50。

表 6-50　患者性别在社会环境主题效价的差异

性别	N	$M±SD$	t	p
男	85	1.27±0.94	-2.74	<0.01
女	135	1.71±1.44		

患者医患关系满意度范围为1.43~4.43，三等分点为2.43与3.43，以1.43~2.43分（但不包含2.43分）为低分组，2.43~3.43分（但不包含3.43分）为中间组，3.43~4.43分为高分组。单因素方差分析发现，患者医患关系满意度会影响其对医患关系冲突的归因，医患关系满意高分组比中间组更倾向于认为医学客观现实会影响医患关系，$p<0.05$，如图6-13。

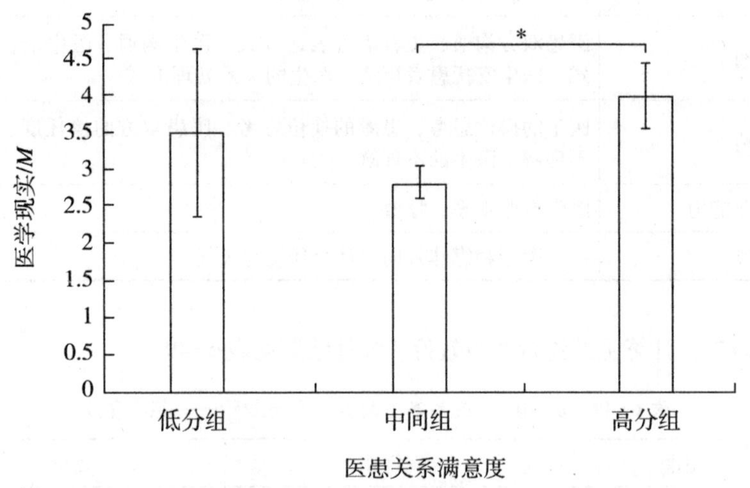

图 6-13　患者医患关系满意度在医学现实主题效价的差异

三、讨论与分析

（一）医患角度的比较

第一阶段主题提取可确定影响医患关系的八个主题，分别为：政策与法律保障、医患共情、医学现实、患者认知与情绪、医患沟通、社会环境、医生职业修养、医生专业能力。第二阶段描述统计显示，医生角度认为，影响医患关系最普遍和重要的原因是政策与法律保障、医患共情、医学现实、患者认知与情绪。患者角度认为，影响医患关系最普遍和重要的因素是医生职业修养、政策与法律保障、医学现实、患者认知与情绪。

由此可见，医生与患者对影响医患关系的观点不完全相同。其中，不论是医生还是患者，都认为政策与法律保障和医学现实的影响较大，说明医患双方对整体医疗体制的信任也是医患信任的内容之一。① 除客观因素（政策与法律保障、医学现实）外，患者认知与情绪对双方关系产生了很大的影响，尤其是对医生职业修养的重视。与同时期其他研究进行对比，对国内期刊数据库的医患纠纷案例进行统计分析发现主要原因中责任因素 47.10%、技术因素 38.60%。② 因此，患者比较重视医生的职业责任感，已成为较普遍的认识。而本研究中医生更重视医患双方的共情，与采用共情量表（JSPPPE）的结果一致③，证实了患者感受到的医生共情能力显著影响患者满意度和医患人际关系。

医患关系具有医方和患方的双重主体结构。情感交换理论（affect exchange theory）认为，消极情绪体验会使个体产生远体偏见（distal bias）从而做出外归因，积极情绪体验使个体产生近体偏见（proximal bias）从而做出内归因。④ 因此，本研究中患者会更多归因于医生因素、政策与法律保障与医学现实，医生更多归因于政策与法律保障、医患共情与医学现实。地位建构理论（status construction theory）认为，如果期待状态没有实现，高地位者会做出外部归因，低地位者做出内部归因。⑤ 因此，由于医生拥有的医学知识和资源远高于患者，在信任关系的归因中，处于低地位者的患者的内部归因倾向明显，其认知与情绪因素在双方观点中都处于第四位。

文化认知理论认为，同一文化中个体的风险感知存在趋同性，不同文化中个体对风险感知则相应地存在群体性差异。⑥⑦⑧ 本研究中医患双方都将沟通因

---

① 汪新建，王丛，吕小康．人际医患信任的概念内涵、正向演变与影响因素［J］．心理科学，2016，39（5）：1093-1097.

② 林雪玉，李雯．1552 例医疗纠纷调查分析［J］．中国医院，2015，19（2）：61-62.

③ HOJAT M，LOUIS D Z，MAXWELL K，MARKHAM F，WENDER R，GONNELLA J S. Patient perceptions of physician empathy，satisfaction with physician，inter personal trust，and compliance［J］.International Journal of Medical Education，2010，1（1）：83-87.

④ TURNER J H. Face to Face：Toward a sociological theory of interpersonal behavior［M］. Stanford，CA：Stanford University Press，2002：99-107.

⑤ RIDGEWAY C. Status construction theory［M］// PETER BURKE. Contemporary social psychological theories. Redwood：Stanford University Press，2006：301-323.

⑥ CHEN J Q，ZHANG R D，LEE J. A Cross-culture empirical study of m-commerce privacy concerns［J］.Journal of Internet Commerce，2013，12（4）：348-364.

⑦ ROBERTS S M，GRATTAN L M，TOBEN A C，AUSHERMAN C，TRAINER V L，TRACY K，MORRIS J G，JR. Perception of risk for domoic acid related health problems：a cross-cultural study［J］.Harmful Algae，2016，57（B）：39-44.

⑧ 汪新建，张慧娟，武迪，等．文化对个体风险感知的影响：文化认知理论的解释［J］．心理科学进展，2017，25（8）：1251-1260.

素的重要性排在第五位，作为典型的高情境文化国家，中国民众认为在他人面前表现负性情绪是不恰当的，因此医患群体的风险感知趋同，都很重视医患沟通在信任关系中的作用。本研究结果显示，医患之间增加沟通和共情，促使患者群体了解医疗和医生的活动，消除不良认知和情绪可以降低对医疗行为的风险感知，增强医患信任度。

（二）影响被试医患关系认知的因素

对医生角度的各主题效价进行差异检验，结果发现，性别、所在医院类型、学历等因素影响其对于医患关系的认知。具体结果是，男医生比女医生更倾向于认为社会环境影响医患关系；公立制医院医生比非公立制医院医生更倾向于认为医学现实影响医患关系，非公立制医院医生比公立制医院医生更倾向于认为医患共情影响医患关系；大学本科及以下学历医生比硕士及以上医生更倾向于认为医患沟通影响医患关系，硕士及以上医生比大学本科及以下学历医生更倾向于认为政策与法律保障影响医患关系。

认知一致性理论认为，个体往往通过平衡措施来达到认知的一致性，不同医院类型的被试通过提高所拥有的资源价值来平衡自己对该事件的认知。公立制医院一般会有政府拨款和医疗保障，资源和病源相对充分，更注重医学现实的影响而非公立医院更多依靠患者口碑经营和生存，对患者的理解与信任非常重视。学历差异的结果意味着，学历越高的被试越强调政策与法律保障因素，越不重视沟通因素的作用。社会分层理论的社会认知视角观点认为，高阶层的认知风格倾向唯我主义（solipsism），在人际关系上亲近社会意向较低。因此，在期待状态没有实现的情况下，高学历的医生被试往往不重视个人沟通因素的作用，而强调外部客观因素。

对患者角度的各主题效价进行差异检验，结果发现只有性别变量有差异，女性患者比男性患者更倾向于认为社会环境因素会影响医患信任关系。结果首先说明，患者对医患关系影响因素的认知比较一致，仅性别在社会环境主题有差异，而社会环境因素在患者角度的八个主题中重要程度最低。这与已有研究结果不同，如有研究认为，患者的受教育程度、经济状态、家庭背景、社会资本等因素会左右医患信任关系的状态。①② 本研究之所以出现患者被试认知比较

---

① 张奎力．赤脚医生与社区医患关系——以社会资本理论为分析范式［J］．社会主义研究，2014（6）：119-127.

② 郑大喜．基于合理利益格局的医患信任关系重建［J］．医学与社会，2010，23（3）：24-26，47.

一致的结果，也许是因为当前医患关系问题凸显，使医患双方形成不同的群体。群体认同理论认为，个体对其社会认同的自我评价来源于内群体与外群体间的社会比较，人们根据群体认同确定其社会角色以及其与其他个体与群体的互动模式。① 因此患者群体认同较高的情景下会出现对与其他群体互动模式的认知较一致的结果。且女性比男性患者更容易受到社会环境因素的影响，这与女性的受暗示性和关系取向性较高有关，其就医行为及关系归因往往利用社会环境网络。

（三）医患关系满意度对医患关系认知的影响

医生医患关系满意度高分组更倾向于认为医生职业修养影响医患关系，而不倾向于认为在医学现实影响医患关系，患者医患关系满意度高分组比中间组更倾向认为医学客观现实会影响医患关系。根据情感交换理论，积极情绪体验会使个体产生近体偏见从而做出内归因，因此，医生医患关系满意度高分组更多从医生自身因素，而较少从医学现实等外部因素进行归因。社会分层理论的社会认知观点认为，低阶层者的社会认知倾向是情境主义，在人际关系上表现出更高的亲近社会意向。情感交换理论认为，积极情绪体验使个体产生近体偏见从而做出内归因，因此在关系状态较满意的情况下，医患关系中处于资源占有较少方的患者更多从医学客观现实角度进行归因。

研究采用质性和量化混合方法探讨并比较影响医患关系各主题的重要程度，得出如下结论：（1）医患双方对于影响医患关系的认知不完全相同，医生更多归因于医患共情，患者强调医生的职业修养，医患双方都注重患者认知与情绪的作用。（2）性别、所在医院类型、学历等因素影响医生对医患关系的认知，性别因素影响患者对医患关系的认知。（3）医患关系满意度影响对医患关系的认知，医生医患关系满意度高分组更多从医生自身因素而较少从医学现实角度归因，患者医患关系满意度高分组比中间组更多从医学客观现实进行归因。

［本节内容曾发表于《南京师大学报（社会科学版）》2018 年第 1 期，收录本辑时稍做调整］

---

① 张莹瑞，佐斌．社会认同理论及其发展［J］．心理科学进展，2006（3）：475-480.

第六节　不确定性信息的沟通方式对医患信任的影响

一、概述

信任是一种机制，其基础假设特定的成员是基于普遍规范的诚实和合作行为。然而，更详细地确定医患关系的信任，是指患者期望医生在医疗过程中将以最合适患者的方式进行治疗，尽最大可能将风险危害降到最低①，并愿意在这些合理的期望内承担风险。另外，患者的信任是指医务人员在挽救生命和健康方面始终做到最好。缺乏信任主要是医生不恰当地进行医疗活动以及医患方沉默。医患信任对患者满意度、服药意愿和治疗连续性、促进信息交流、健康行为变化等多方面产生影响②，所以在面临至关重要的医疗不确定性信息时，医患间的合理沟通应引起医患双方的重视。

在现实医疗情境中，当医生对患者的疾病诊断或治疗方案缺乏准确性判断时，以及当医生对患者实施治疗干预方案后对后期的风险预估缺乏准确性和保证性时，医生与患者的信息沟通往往是模糊不清、模棱两可的。在医疗信息不对称的情况下，医生如何将不确定性信息转移给患者，能在减少患者疑虑的同时对医疗后果建立合理期望，提高不确定性信息带来的不良后果的容忍程度，从而提高医患信任程度是值得探讨的问题。医患沟通的信息构建主要由信息框架和信息内容组成，信息框架分为积极信息框架和消极信息框架；由于医学具有科学与人文的二重属性，信息内容分为医学信息和人文信息。

自然，医患对不确定信息沟通时，“最理想”的方式是医生本着高尚的职业道德，将医疗信息充分地传达给患者并对患者存疑的地方做出详细的解释，同时本着人文情操，抱着同情与共情的心境予以患者真诚的关怀，但现实医疗情境中很难实现这种“最理想”的方式。一方面医生人力资源极其有限，医患面临不确定信息沟通时，医生没有足够的时间留给患者去做出更多的思考、向患

① 张妮莉，赵静．基于期望差异理论的医患信任危机研究［J］．中国医学伦理学，2014，27（3）：391-393.

② 王丹旸，朱冬青．医患沟通障碍的心理解析：信息交换视角［J］．心理科学进展，2015，23（12）：2129-2141.

者做出全面的病情解释，以及唤醒患者对治疗风险的理性认识①；另一方面，医学已逐渐被取代为商业和科学，医学缺乏人文主义的主要原因是医生面临本质上的角色冲突。理想情况下，医生重视沟通、倾听和同情，具有患者期望的品质，但是医生并没有获得使用人文主义方法的报酬。目前在培养医学生方面促进人文战略的兴趣日益增加，患者的病情必须成为医生关注的焦点，同时医生还要关注心理恐惧、弱点、精神需求等内容。本研究的目的在于探讨面临不确定性信息时，医生在资源有限情况的下如何构建沟通信息，使患者做出合理的医疗决策以及提高对医患信任的感知水平。本研究将从以下几个方面进行文献梳理并基于理论提出研究假设。

（一）科学的不确定性

了解公众对科学信息不确定性的认知态度，是促进彼此有效沟通的重要基础，同时能够避免由不确定性信息带来的冲突。在许多情况下，如是否接受刚出台的政策、法医学诊断、医学治疗、疫苗接种等，利益相关者根据科学专家们提供的复杂、不确定性的信息做出意愿和行为决策。② 但是作为利益相关者同时是信息接收者，对不确定性信息感知和加工处理方式往往与信息传达者之间存在差异性，导致最后做出偏离优化的选择行为或是对行为带来的结果与预期差异太大而不能接受。

不确定性是科学研究的一个自然部分，主要受到科学研究测量和时间等方面的影响，如测量工具的精确度、系统误差和偶然误差、科学家无法控制的随机性以及来自遥远的过去或未来的世界状态无法直接观察等。一个良好的科学实践需要透明地描述这些不确定性信息的来源，以改进实践设计，避免意外风险的发生。医疗工作在当前医患关系紧张的局势下虽被衍生出其他要求，如语言上的关怀和态度上的引导等，但生物医学观的西医是科学的产物，这种科学化与专业化的程序性治疗必然存在不确定性信息。既然是一项依靠医学仪器诊断下不可避免的科学化工作，就一定存在着医疗不确定性。有效的沟通需要利益相关者准确地认识到现有信息的不确定性③，科学家们越来越多地转向心理学

① PINO-POSTIGO A. Challenges in doctor-patient communication in the province of malaga: a multilingual crossroads[J].Procedia - Social and Behavioral Sciences,2017,237:992-997.

② ALMASHAT S,AYOTTE B,EDELSTEIN B,MARGRETT J. Framing effect debiasing in medical decision making[J].Patient Education and Counseling,2008,71(1):102-107.

③ 黄河，刘琳琳．风险沟通如何做到以受众为中心——兼论风险沟通的演进和受众角色的变化［J］．国际新闻界，2015，37（6）：74-88.

来寻求有效沟通的信息构建设计。①

（二）医疗过程中信息的不确定性和非对称性

几乎所有决策者都要面临不精确的参数选择，如特定药物治疗或干预方案的有效性都存在不确定性的各种来源，医务人员会使用数学概率、文字概率或统计学概率的概念将其披露，患者及家属只有对整个医学治疗领域层面上的不确定性做到理解，才能够更好地接受发生在个体上的医疗过程和结果的不确定性。

由于在医疗知识和实践经验方面存在差异性，导致医患双方进行沟通时出现信息不对称的问题，这些问题更多地体现在医生将医疗过程相关的信息和知识，如疾病所处的具体阶段、治疗计划的优劣以及手术的目的、存在并发症的风险和术后的康复率等转移给患者及家属。信息不对称是导致医患信任危机的重要因素，患者对医生的信任来源不仅仅是医学知识能力，更多的是医生的动机。② 在现实的医疗环境中，因为患者及其患有的疾病具有不确定性和个体差异性，很难找到一种“最正确”的医患沟通方式。由于受到各种原因的限制，医患沟通时间极其有限，诊疗的情境特点具有“模糊性”，造成患者心理上“缺乏掌控感”。所以当医生以“积极”或“消极”的信息框架将治疗或药物信息传递给家属时，自然会影响患者的选择决策，甚至导致决策偏差。

（三）患者接受不确定性信息

由于医患模式的转变，患者在不确定信息或风险沟通中的角色，已经从无知被动的信息接收者转变成需要关照的权利主体者，再到以其为中心的主动参与者。医生对不确定信息的转移相比于数字概率，更倾向于使用文字概率，文字概率的“模糊性”在医患风险沟通中对不确定性的表达具有一定的辅助作用③，不仅能够将医疗风险意外发生与否的概率，以及对于医学治疗过程中的病程的动态变化的不确定性均包含在内，而且没有明确的解释边界，但从某种意义上说，这种“模糊性”阐述更实诚地表达出医生心理的不确定性水平。

心理学家劳伦斯（Lawrence）发现，大多数中国人在对知识、规律、趋势、

---

① 石密，时勘，刘建准．信息发送者与目标受众的信息传播意向研究——基于社会存在的视角［J］．情报科学，2017，35（6）：18-24.

② EVANS A M，VAN BEEST I．Gain-loss framing effects in dilemmas of trust and reciprocity［J］．Journal of Experimental Social Psychology，2017，73：151-163.

③ 杜雪蕾，许洁虹，苏寅，等．用文字概率衡量不确定性：特征和问题［J］．心理科学进展，2012，20（5）：651-661.

概率等问题的回答上自信水平很高，中国人在这些问题上，比美国人更难以忍受模糊性的答案，尤其是在面对医疗过程中，面对医学知识、风险概率、病程变化的趋势规律等问题上中国的患者想要获得更加确定性的答案的动机特别强烈。从认知心理学的角度解释，当患者对医疗中将要发生何种风险外源事件以及事件发生的概率不确定时，作为决策者的患方还被迫在短时间内做出选择，患方为了减轻对不确定性的焦虑①，抑或是对医疗信息的认知能力限制了对所有潜在的不确定性信息的来源考虑，就会回避或者忽视医疗情境中的不确定的部分，而患者做决策时采取的策略，会有意无意地受到医生沟通方式的影响而改变自己对不确定的认知，继而做出风险选择。

（四）信息框架对风险选择的影响

框架效应是最引人瞩目的认知偏差之一，人们对特定选择的反应取决于以损失或是收益为参照点而出现不同的偏好现象，随后的很多研究已经证明了在各种情况下框架效应的稳健性。作为一个众所周知的行为经济理论，它描述了涉及结果概率已知的风险替代方案之间的决策，前景理论表明人们根据损失和收益的潜在价值而不是最终结果做出决策。② 这个理论被提出来解释框架效应，或者解释目标结果可能受到包含类似信息的积极或消极框架信息的影响。

已有研究表明，在医疗领域决策中框架效应被诱导出来，但有趣的是与经典框架效应相比，医疗框架在决策中产生逆转的模式：患者在正面框架下更加选择风险寻求，在负面框架下选择风险规避，尤其是涉及侵入性治疗（如手术）的医学情景，相比于放射治疗手段这种治疗方式在正面框架中比在负面框架中的患者偏好性更大。③

涉及损失的决策更可能受启发式和规范过程的影响，同时在即将发生的外源事件及其结果不确定的条件下，决策者将会产生较高的认知负荷、焦虑情绪和行为退化，并采取启发式策略等来应对不确定性，导致出现认知偏差现象。④研究表明，在预测不确定性事件时，个体出现“自我服务偏差”“不切实际的乐

① CAMERINI A L,SCHULZ P J. Patients' need for information provision and perceived participation in decision making in doctor-patient consultation: micro-cultural differences between french- and italian-speaking switzerland[J].Patient Education and Counseling,2016,99(3):462-469.

② HUANG H H,SUH J,CHANG C J. The moderating effect of a no-choice option on risky framing effect[J].Asia Pacific Management Review,2015,20(1):18-23.

③ HUANG H H,SUH J,CHANG C J. The moderating effect of a no-choice option on risky framing effect[J].Asia Pacific Management Review,2015,20(1):18-23.

④ RETZBACH A,MAIER M. Communicating Scientific Uncertainty[J].Communication Research,2014,42(3):429-456.

观”等现象，甚至倾向选择性偏好的搜索加工信息，继而强化认知偏差①，对不确定信息带来的风险预测概率降低，出现了医患期望差异增大导致预测结果的变异性增加的现象，对结果变异性做出客观解释的难度变大②。实验研究表明，关于危及生命疾病的决策会受到医疗信息构建方式的影响，也就是根据相同的医疗信息做出不同的医疗决定，因为在医疗决策中患者对疾病的易感性认知不足而且缺乏医疗知识，所以在做出医疗决定之后会出现不切实际的期望和认知偏差。

综上，提出研究假设1：信息框架对患者主观预测风险发生的概率有显著性影响，积极框架下主观预测风险概率明显降低。

（五）信息框架对医患信任的影响

信任行为包括愿意接受基于互惠期望的脆弱性或不确定性。对信任的研究之前主要集中在收益领域行为，关于在决策涉及潜在损失时信任如何变化的研究较少。理性信任基于计算推理和财务激励；规范信任是出于对社会规范的尊重，对潜在结果和后果存在盲目性；损失框架改变了信任基于理性考虑和尊重规范的程度。③

许多现实生活中的信任决策涉及损失最小化而不是收益最大化。例如，当领导者和谈判者面临危机或经济衰退时，他们的目标是最大限度地减少该组织的负面结果。此外，近期亏钱的投资者会在最小化亏损方面感知未来的相互作用。损失领域的信任行为对于期望值变化的敏感性要小于收益领域的信任行为。而在特殊的医疗领域中，医生出于保守行为通常“夸大”患者病情，将以负面亏损的结果告知患者，这相当于给患者打了预防针，降低患者的期望值。患者在面临损失时对于治疗后康复的期望值变化敏感性降低，同时在损失框架下激发了患者对社会规范的尊重④，并对将要发生的潜在风险做出“盲目性”的接受，消极框架会对信任产生最强的正面影响。

---

① GÁSPÁRIK A I, ÁBRÁM Z, CEANA D, SEBESI S, FĂRCAşD, GÁSPÁRIK AC. Shortages of doctor-patient communication. teaching patients to communicate effectively [J]. Procedia- Social and Behavioral Sciences, 2014, 142: 376-379.

② VILLATA S, GUIDO B, GABBAY D M, VAN DER TORRE L. A socio-cognitive model of trust using argumentation theory [J]. International Journal of Approximate Reasoning, 2013, 54(4): 541-559.

③ HUANG H H, SU H J, CHANG C J. The moderating effect of a no-choice option on risky framing effect [J]. Asia Pacific Management Review, 2015, 20(1): 18-23.

④ EVANS A M, VAN BEEST I. Gain-loss framing effects in dilemmas of trust and reciprocity [J]. Journal of Experimental Social Psychology, 2017, 73: 151-163.

综上所述，提出研究假设2：相比于积极信息框架，医生在消极信息框架下向患方传达不确定信息时，患方对医方信任感知水平更高。

（六）信息内容对医患信任的影响

医生将不确定信息转移给信息不对称的患者，使之接受风险状态和风险决策。患者内心对冰冷的科学知识和技术概率有强烈的抵触情绪，患者不能只具有“被告知的权利”。更应该是“知情的权利”，医生与患者传达的也不应该仅仅是检查报告内容和基于检查报告做出的风险决策，而是说服患者采信并接受不确定信息带来的风险后果①②，提升对医方的信任程度。由于医生的人力有限，与患方沟通的时间也极其有限，所以合理有效的沟通方式对医患信任有很大的影响。除以上提到的信息框架之外，另外就是信息内容。医学具有科学与艺术的二重属性，要求医生在工作中本着高尚的职业道德和人文情操。医患关系尖锐的当下，医患缺乏沟通是最重要的原因，在面对不确定的医疗信息时，医生拥有的医疗知识和资源远远多于患方，所以此时医生在语言上应对患方适当地共情与同情③，并充分表达对患方的理解与关心，这能够减轻患者心理的压迫感和紧张情绪，拉近医生与患方的心理距离，能让患方更好地接受和采信不确定信息以及风险后果④。这种以人文关怀信息为主要占比的沟通互动，会减轻患方对医生的疑虑和不信任感，导致患方对治疗方案产生依从性并增加对意外风险的宽容程度。

医患对医疗期望存在差异，是因为患方通过各种途径获取到的医疗信息和医疗知识琐碎而片面，更多体现在主观上的理解，而缺少客观全面的认识。患者作为医疗决策的主体，却对自身疾病“缺乏掌控感”，主要体现在不明确疾病症状和疾病诊断信息、不明确复杂的医疗和护理过程、不明确疾病的严

① HUANG H H,SU H J,CHANG C J. The moderating effect of a no-choice option on risky framing effect[J].Asia Pacific Management Review,2015,20(1):18-23.

② RETZBACH A,MAIER M. Communicating scientific uncertainty[J].Communication Research,2014,42(3):429-456.

③ MAHONEY K T, BUBOLTZ W, LEVIN I P, DOVERSPIKE D, SVYANTEK D J. Individual differences in a within-subjects risky-choice framing study[J].Personality and Individual Differences,2011,51(3):248-257.

④ VILLATA S,GUIDO B,GABBAY D M,VAN DER TORRE L. A socio-cognitive model of trust using argumentation theory[J].International Journal of Approximate Reasoning,2013,54(4):541-559.

重程度等。① 存在主义心理学流派强调不确定性和未知会给人带来焦虑情绪。实验研究验证，当患者在医学知识认知高负荷的情景掌控下感受到威胁时，会找一个“替罪羊”，夸大“替罪羊”的威胁性并将即将发生的负面结果归咎于其，以此维持自身所处环境的可控性和有序性。在医疗中，患者对医疗知识、医疗具体过程、病程变化趋势、治疗方案的优劣、并发症的风险、术后康复等问题上想要获得十分确定性答案的动机非常强烈。因为搜集、获取和加工信息是患方应对不确定医疗决策的重要策略，较高的不确定性和问题的重要性使作为决策者的患方具有较高的激活水平，促使患方对医疗知识的需求，以期来构建一个与医生相当的地位。当患方感知到与医生地位相当时，医生对其掌控和威胁性降低，患方对不确定信息的焦虑情绪降低，对不确定信息的接纳程度和容忍程度提高。② 医生将不确定信息转移给患方时伴随着综合全面的医学信息解释，是从心理本质上解决患方的疑惑和紧张感，对治疗过程有一个整体的理性认知，自然提高了患方对医生的信任水平。

综上所述，提出研究假设 3：人文信息和医学信息均对医患信任水平产生影响，且医学信息呈现下患方信任感知水平更高。

二、实验

（一）实验设计

本研究采用信息框架 2（积极框架或消极框架）、信息内容 2（医学信息或人文信息）被试间实验设计，测量不同实验情境下被试的风险选择与风险概率预测评估，通过医患信任量表测量被试对医务人员的信任水平的感知。

（二）被试

选取年龄区间为 18~60 岁的被试 80 名，平均年龄 28.52（$SD=1.06$）岁。每个被试被随机分到 4 个实验条件下的一个，实验问卷回收率为 100%，有效实验问卷比率为 95%，有效被试共 76 人，其中女生 35 人，男生 41 人，被试均独立完成实验程序。

---

① GONG J, ZHANG Y, YANG Z, HUANG Y, FENG J, ZHANG W. The framing effect in medical decision-making: a review of the literature[J]. Psychology, Health and Medicine, 2013, 18(6): 645-653.

② ALMASHAT S, AYOTTE B, EDELSTEIN B, MARGRETT J. Framing effect debiasing in medical decision making[J]. Patient Education and Counseling, 2008, 71(1): 102-107.

（三）材料和工具

本实验采取自制情境材料分为三个部分，第一部分被试阅读积极信息框架下或消极信息框架下医生与患者对不确定信息进行沟通的材料，将被试代入情境中后对是否支持进行风险手术做出选择，并从主观上判断风险出现的概率；第二部分被试继续阅读医生与患者对不确定信息发生风险后的沟通材料，并对风险责任分担以及风险归因做出选择；第三部分采用医患信任量表测量被试对医务工作者信任的感知水平。

采用医患信任量表①——5 点评分量表（从 1 = 非常不同意到 5 = 非常同意）测量被试对医生的信任水平感知。

所有数据首先在 Excel 2010 中进行初步检查和处理，然后在 SPSS 22.0 统计软件上，进行统计分析。

三、结果

（一）信息框架对被试风险选择影响

为检验不确定性信息沟通时信息框架对被试风险选择的影响情况，进行卡方检验，结果见表 5-51。积极框架下 28 人做出风险偏好选择，11 人做出风险规避现象；消极框架下 18 人做出风险偏好选择，19 人做出风险规避选择。卡方检验结果显示 $\chi^2 = 4.258$，$df = 1$，$p < 0.001$，频次分布与理论期望值的差异显著。这一结果验证了先前的研究，被试在面临不确定性信息医疗决策时，积极框架下出现风险偏好选择，出现了框架理论逆转的现象。

表 6-51 信息框架对风险决策的选择

是否选择风险	*N*	*M*	*SD*	95%*CI*	*F*
是	46	40.61	20.05	[34.66，45.56]	57.41^{***}
否	30	71.73	12.58	[67.03，76.43]	

注：$^{*}p<0.05$；$^{**}p<0.01$；$^{***}p<0.001$。

（二）信息框架对被试主观风险预测概率的影响

为检验信息框架对被试主观风险概率预测的影响情况，进行独立样本 t 检验，结果见表 6-52。信息框架影响效应不显著，$t = 0.562$，$p = 0.456$，$\eta^2 =$

---

① 吕小康，汪新建，张慧娟，等．中国医患社会心态问卷的初步编制与信效度检验［J］．心理学探新，2019，39（1）：57-63.

0.01，这并不支持以上假设 1。这表明被试在积极框架下做出风险偏好选择，并不是因为患者对主观风险预测概率降低，而是另有原因导致患者在积极框架下做出风险偏好选择。

表 6-52　信息框架对风险预测概率的影响

信息框架	N	M	SD	95%CI	t	η^2
积极	39	50.95	24.96	[42.86，59.04]	0.562	0.01
消极	37	54.95	21.27	[47.85，62.04]		

（三）风险选择对被试主观风险预测概率的影响

为检验风险选择对被试主观风险预测概率的影响，进行独立样本 t 检验，结果见表 6-53。是否做出风险选择对被试主观风险概率预测影响显著，t=57.407，p<0.001，η^2=0.44。这表明做出风险决定的被试对风险发生的预测概率显著降低，与上述所说患者的主观期望更高是一致的。这也验证了患者在做出风险选择之后出现的“比较性乐观”“自我服务偏差”的期望差异现象。

表 6-53　风险选择对风险预测概率的影响

是否选择风险	N	M	SD	95%CI	t	η^2
是	46	40.61	20.05	[34.66，45.56]	57.407***	0.44
否	30	71.73	12.58	[67.03，76.43]		

注：*** p<0.001。

（四）信息框架和信息内容对医患信任的影响

为检验信息框架和信息内容对医患信任的影响，对信息框架 2（积极框架与消极框架）、信息内容 2（医学信息与人文信息）进行双因素方差分析，结果见表 6-54。信息框架主效应显著，F=4.136，p<0.05，η^2=0.21，消极信息框架下被试患者对医生的信任感知水平（M=36.15，SD=7.03）比积极信息框架下（M=32.49，SD=8.28）要更高。此结果验证了以上的假设 2。信息内容的主效应显著，F=13.698，p<0.001，η^2=0.69，不确定信息沟通时内容更多以医学信息呈现时被试患者对医生的信任感知水平（M=37.32，SD=7.27）比以人文信息呈现时（M=31.08，SD=7.25）更高；两因素交互作用不显著，F=2.027，p>0.05，η^2=0.10。当医生将不确定信息转移给被试患者，运用消极的信息框架和更多的呈现医学信息解释时，被试患者对医生的信任感知水平最高（M=37.77，SD=5.13）；运用积极的信息框架和更多地呈现人文关怀信息时，被试患者对医生的信任感知水平最低（$M=28.42$，$SD=7.38$）。由 MS 和 F 值可以看出，相比于信息框架，信息内容对被试的信任水平感知影响更大。此结果验证了假设 3。

表 6-54 信息框架和信息内容对医患信任的影响

维度		N	M	SD	df	MS	F	η^2
信息框架	积极	39	32.49	8.28	1	207.06	4.136^{*}	0.21
	消极	37	36.15	7.03				
信息内容	医学	40	37.32	7.27	1	685.76	13.698^{***}	0.69
	人文	36	31.08	7.25				
信息框架 信息内容	积极/医学	22	36.78	8.73	1	101.46	2.027	0.10
	积极/人文	17	28.42	7.38				
	消极/医学	18	37.77	5.13				
	消极/人文	19	34.06	6.17				

注：$^{*}p<0.05$，$^{***}p<0.001$。

四、讨论与结论

（一）不确定性信息的沟通方式对医患信任的影响

本研究基于框架理论和期望差异理论，探讨了不确定性信息的沟通方式对医患信任的影响，沟通方式主要体现在信息框架和信息内容两个方面。实验结果表明，积极信息框架下被试倾向于风险偏好选择，但信息框架对被试主观预测风险发生的概率影响并不显著。而是否做出风险选择对被试主观预测风险发生的概率影响显著，这说明被试做出风险选择的原因并不是对感知到的风险概率降低而是另有原因，做出风险选择的被试对风险预测的主观概率明显降低，说明被试产生了“比较性乐观”和“自我服务偏差”等期望差异现象。最后，信息框架和信息内容均对医患信任感知水平产生显著性影响，且信息内容造成的影响明显大于信息框架，信息框架和信息内容交互作用不显著，所以医患在进行不确定性信息沟通时，医生在消极框架下表达风险结果并呈现医学信息解释时医患信任感知水平最高，在积极信息框架下表达风险结果并呈现人文信息关怀时医患信任感知水平最低。

（二）医疗不确定下的决策和医患沟通

文中假设 1 并不成立，即信息框架对患者主观风险预测概率并无显著性影响，但被试在积极信息框架下做出风险偏好选择，由此可见驱动患者做出风险选择的原因另有其他。医疗决策以及患者对不确定信息带来的潜在风险感知与经济不确定信息下的风险感知和决策方法并不完全一样，人们在面对金钱收益和亏损与面对生命健康和危害的认知上并不等价，这也是框架效应理论在医疗决策中出现逆转的原因所在。患者作为医疗不确定下的决策者，可能更多地关注生命特征及社会性因素而不是纯粹的考虑经济，独特的社会因素与经济因素相互作用过程有待于进一步探讨。

在面临至关重要的医疗不确定性信息时，医患间的合理沟通方式能提高医患信任的感知水平。医患缺乏沟通是造成医患关系愈发紧张的主要原因之一，以往医患信任研究强调提倡人文医学实践氛围，即医生对患者应更多地体现人文关怀，换句话说是以患者这个“人”为中心而不仅仅是针对“病”。本实验结果表明，医生在面临不确定性信息时应在有限的时间内更多向患者传达医学信息而不是人文关怀，对疾病诊断以及治疗方案进行更全面的解读，才能提高医患信任感知水平。这会使缺乏医疗知识的患者被迫“更加深入地考虑信息”，患者会根据医生所提出的决策情境具体方面做出决定，而不是依赖于以前的经验或启发式策略，而且这种医疗决策过程的细化部分可能会改变信息框架对问题整体结构的判断，这种去除偏倚的方法也能够避免被医生因趋于保守估计而传达给患者负面信息的负面框架给“框”住。

（三）研究展望

本实验研究还存在一些不足。首先，本实验是采用情境实验方法，根据相关疾病制作出医疗实情的相关情景材料来操纵自变量，实验结果也出现显著影响，但实验情境材料中无法涵盖完整的医患方信息和医疗过程中的每个细节，限制了被试对选项的判断。另外，在医患研究领域内，信息框架的大部分研究是针对不同类型医疗决策的影响，结果证明并非所有类型下的医疗决策都出现框架效应逆转现象，本实验情境材料的选取以是否做心包穿刺手术为例，出现框架理论逆转现象继而研究了患者对医生信任感知水平。调查研究表明，消极框架下被试执行预防性行为的意图更强，若以不出现框架理论逆转的情景材料为例，是否对实验结果产生影响可做进一步探讨等。

医生在使用文字概率转移不确定信息时，积极或消极的信息框架影响患方的决策和信任水平感知。实际情境中医生的沟通表达可能既有负面信息又有正面信息，即医生对文字概率的方向性选择也会对患者的医疗决策和信任感知水平产生影响，如医生对某种治疗措施的上行比较方式的表达“有部分可能性会康复，但有相当大的风险不确定性”或“有部分可能性会出现意外，但有相当大的可能性会康复”，即先呈现可能性小的结果，再呈现可能性大的结果；反之下行比较方式的表达“有相当大风险的不确定性，但有部分可能性会康复”或“有相当大的可能性会康复，但有部分风险不确定性”，即先呈现可能性大的结果，再呈现可能性小的结果。这种相同意思的不同方向性表达对患者主观风险预测概率和信任感知水平影响可进一步做出探讨。

很多研究表明，语言是微观文化多样性的标志，语言的差异反映文化的差异会影响人们的思维方式和行为方式。本研究是针对不确定性信息的医患沟通方式，所以研究国内的微观文化差异至关重要。不同民族文化语言下不确定性信息的沟通方式如何影响医患信任有待于进一步研究。

（本节内容曾发表于《社会心理研究》2018 年第 4 期，收录本辑时稍做调整）

第七章

医患信任提升的对策建议

第一节　医方对消极医疗结果的责任归因

伴随我国医疗卫生体制的不断改革与深化，这一领域中的问题和矛盾也不可避免地浮出水面。我国国内医患信任关系正在不断恶化，医患纠纷的发生频次快速上升，暴力伤医行为逐年增加。① 本研究认为，从归因理论出发，以医方为研究视角对这个问题进行研究，有利于对目前医患关系紧张的问题做出解释。

归因理论由海德（Heder）开拓，维纳（Wiener）② 及其同事发展。维纳根据自己的一系列研究，提出了如下人际归因与责任推断的基本模型：（1）事件（如失败）→可控制性归因（缺乏努力）→有责任→情感（如生气）→行为（责备、报复和忽视等）。（2）事件（如失败）→不可控归因（缺乏努力）→无责任→情感（如同情）→行为（不责备、不报复或帮助等）。从这个模型可以看出，人们的归因从事件的结果开始，对因果关系进行寻求。这不是由行为者自己做出归因，而是从观察者的角度去对所发生的行为进行判断，故而其归因结果与行为者的自我归因既可以是一样的，也可以是不同的。归因理论自提出到如今，在几十年的发展中不断丰富和完善，取得了丰硕的研究成果。

在这个动机序列中，控制性归因占有非常重要的位置。如果人们认为事件的结果是可控的，可以有机会得出与当前不同的结果，那么行为者就应该对此结果负有责任。这就决定了观察者对行为者后续的归因、情感和行为，也就是说，这决定了行为者的责任判断，有了决定后，也就会引起相应的不同反应。

---

① 汪新建，王丛．医患信任关系的特征、现状与研究展望［J］．南京师大学报（社会科学版），2016（2）：102-109.

② 韦纳，伯纳德．归因动机论［M］．周玉婷，译．北京：中国人民大学出版社，2020：2-11.

一、研究设计

（一）研究方法

根据维纳人际归因与责任推断的基本模型，本研究提出的三个自变量为：事件大小，可控性和卷入水平。每个自变量均分为两个水平。事件大小的两个水平为事件大、事件小；可控性的两个水平是可控和不可控；卷入水平的两个水平为卷入水平高和卷入水平低。患者死亡代表事件大，患者手术效果不佳代表事件小；专家团队认为结果为现代医疗技术所限导致消极后果为不可控条件，无此描述则消极医疗结果为医生的可控情况；叙述为医生本人代表卷入水平高，叙述为医生的同事表示卷入水平低。为避免各种实验条件给被试造成影响，实验设计为被试间设计。

在以往对责任归因理论的研究中，因变量一般为责任、情感和行为结果①，本研究参照以往对该理论的研究，结合医患信任事件的具体情况，将研究中的因变量定为：对医生的责任推断、对医生的生气程度、对医生的批评程度、对医生语言攻击和身体攻击的可能性以及对专家团队的信任程度。因变量采用里克特七点量表进行评分，如您认为自己（该主刀医生）对该患者的死亡负有多大责任，1 表示极小责任，7 表示完全责任。

本研究采用自编情境问卷作为研究工具，问卷中采取了摘自某报纸的一个医疗纠纷案例作为情境材料，并根据研究需要进行了适当修改，不含任何关于真实事件的个人信息。材料的编制听取了多位在职医生的建议，并经过了心理学专业教师、硕博研究生的讨论与修改。最终的组织形式为：徐某被人用刀刺伤入某院急诊科抢救，主刀医生经探查发现肾静脉有一个 2mm 裂口，可见活动性出血，遂予以缝合。术后 4 小时发现引流管引出 2000mL 红色血性液体。此后病情持续恶化，最终患者死亡。经过医疗调解委员会组织的专家团队调查，患者左侧第一腰椎动脉断裂伤，术中医生未能发现并进行修补。患方认为，医生未能发现第一腰椎动脉伤是造成最终的不良后果的原因。

（二）被试

本研究的实施采用了网络问卷和线下问卷调查同时收集的方式，调查的对象为医生群体。其中 60 份线下问卷在天津市某医院收集，共回收答卷 260 份，

---

① 张爱卿，刘华山．责任、情感及帮助行为的归因结构模型［J］．心理学报，2003，35（4）：535-540.

均为有效答卷。其中男性98人，女性162人，平均年龄为36.8岁（$SD=7.3$）。

三、医方责任归因的研究结果与分析

（一）各因变量在不同条件下的描述性统计

本研究共6个因变量，其在各条件下的基本情况见表7-1和表7-2。

表7-1　事件大条件下各因变量的描述性统计（$N=129$）

变量	可控（$N=58$）				不可控（$N=71$）			
	卷入水平高		卷入水平低		卷入水平高		卷入水平低	
	M_d	SD_d	M_d	SD_d	M_d	SD_d	M_d	SD_d
责任	4.20	1.324	5.82	1.307	3.15	1.905	4.10	1.626
生气	5.10	1.729	6.46	0.838	4.98	1.891	5.73	1.552
批评	4.33	1.647	5.75	1.378	3.37	2.107	3.97	1.771
语言攻击	5.47	1.613	6.50	0.882	5.93	1.385	5.57	1.870
身体攻击	4.50	1.635	4.79	1.524	4.46	1.551	4.13	2.113
对专家的信任度	5.50	1.137	5.04	1.503	5.63	1.220	5.07	1.818

注：M_d表示均值差，SD_d表示均值差的标准差。

表7-2　事件小条件下因变量的描述性统计（$N=121$）

变量	可控（$N=58$）				不可控（$N=63$）			
	卷入水平高		卷入水平低		卷入水平高		卷入水平低	
	M_d	SD_d	M_d	SD_d	M_d	SD_d	M_d	SD_d
责任	6.10	0.662	4.07	1.361	3.50	1.762	5.53	0.681
生气	6.17	0.592	5.76	1.057	5.53	1.562	5.77	0.858
批评	6.37	0.669	4.03	1.636	3.06	1.772	5.67	0.771
语言攻击	6.33	0.547	5.83	1.167	6.15	1.417	6.13	0.860
身体攻击	3.07	1.285	4.17	1.583	4.88	1.591	5.23	1.006
对专家的信任度	6.00	0.734	4.50	1.662	5.70	1.591	5.20	1.031

注：M_d表示均值差，SD_d表示均值差的标准差。

（二）责任变量上的差异检验

本部分研究从事件大小、可控性及卷入水平三个方面来考察医方对消极医疗结果的责任归因，即当出现消极的医疗结果时，被试作为医生对于故事情境中的医生的责任推断。差异检验结果表明，三个因素的主效应、两两之间的交互作用以及三个因素之间的交互作用都显著（$p<0.05$）。见表 7-3。

表 7-3 事件大小、可控性及卷入水平在责任变量上的差异检验

变量	事件大		事件小		df	t（大—小）
	M_d	SD_d	M_d	SD_d		
可控＊卷入高	4.20	1.324	6.10	0.662	58	-7.033^{***}
不可控＊卷入高	3.15	1.905	3.50	1.762	73	−0.828
可控＊卷入低	5.82	1.307	4.07	1.361	55	4.956^{***}
不可控＊卷入低	4.10	1.626	5.53	0.681	58	-4.452^{***}

注：$^{***}p<0.001$。

由表 7-3 可知，当医生的卷入水平高时（设想自己是主刀医生），若事件结果可控，事件结果小的时候医生推断自己的责任显著大于事件结果大的时候，也就是说其认为手术效果不佳时自己的责任更大些；若事件结果不可控，责任推断在事件结果的大小之间无显著差异。当医生的卷入水平低时（设想自己是该主刀医生的同事），若事件结果可控，那么事件结果大时医方推断其责任显著大于结果小的时候；若事件结果不可控，那么事件小的时候医生推断自己的责任显著大于事件结果大的时候。

（三）生气变量上的差异检验

对于医方来说，事件大小主效应不显著，可控性与卷入程度的主效应显著（$p<0.05$），说明事件的可控性与医生的卷入程度都对生气变量产生影响，事件大小与可控性的交互作用不显著，事件大小与卷入程度的交互作用显著（$p<0.05$），可控性与卷入程度间交互作用不显著，这三个变量间的交互作用也不显著。

对事件大小与卷入程度间的交互作用进行分析，可以发现，结果事件大时，医生的卷入水平在生气变量上存在显著差异（$t=-3.728$，$p<0.05$），卷入水平低时案例中的医生的生气程度显著高于卷入水平高时。当结果事件小时，卷入水平的高低之间差异不显著。

（四）批评变量上的差异检验

批评变量是探讨医方对于出现消极医疗结果后对于当事医生的批评程度，检验结果表明事件大小、可控性和卷入水平三因素主效应均显著（$p<0.05$），且

可控性与卷入水平之间的交互作用显著（$p<0.001$），三因素之间交互作用显著（$p<0.001$）。对三个因素间的交互作用分析的结果见表7-4。

表7-4 事件大小、可控性及卷入水平在批评变量上的差异检验

变量	事件大		事件小		df	t（大—小）
	M_d	SD_d	M_d	SD_d		
可控＊卷入高	4.33	1.647	6.37	0.669	58	-6.256^{***}
不可控＊卷入高	3.37	2.107	3.06	1.722	73	0.681
可控＊卷入低	5.75	1.378	4.03	1.636	55	4.274^{***}
不可控＊卷入低	3.97	1.771	5.67	0.711	58	-4.879^{***}

注：$^{***}p<0.001$。

由表7-4可知，在批评变量上，当事件为可控且卷入水平高时，结果事件大小两水平间存在显著差异，事件小的情况下对医生的批评程度显著高于事件大的情况；当事件为不可控且卷入水平高时，结果事件大小两水平间差异不显著，也就是说在卷入水平高的情况下，事件不可控时人们对于医生是否应该受到批评的判断是一致的。卷入水平低时，如果事件可控，那么结果事件大与结果事件小之间存在显著差异，事件大的水平明显高于事件小的水平；如果事件不可控，则结果相关，事件小的水平下对医生的批评程度明显高于事件大的水平。

（五）语言攻击变量上的差异检验

语言攻击变量是探讨在医方看来，患方对医生进行语言攻击的可能性。检验结果显示，在语言攻击变量上，事件大小、可控性和卷入程度的主效应均不显著，两两之间交互作用也不显著，但是三因素之间交互作用显著（$p<0.01$）。对这一交互作用的分析见表7-5。

表7-5 事件大小、可控性及卷入水平在语言攻击变量上的差异检验

变量	事件大		事件小		df	t（大—小）
	M_d	SD_d	M_d	SD_d		
可控＊卷入高	5.47	1.613	6.33	0.547	58	-2.787^{**}
不可控＊卷入高	5.93	1.385	6.15	1.417	73	-0.678
可控＊卷入低	6.50	0.882	5.83	1.167	55	2.448^{*}
不可控＊卷入低	5.57	1.870	6.13	0.860	58	-1.508

注：$^{*}p<0.05$，$^{**}p<0.01$。

由表7-5可知，在事件为可控的条件下，卷入水平高和卷入水平低时事件大小两水平间均存在显著差异，卷入水平高时，事件小的条件显著大于事件大的条件；卷入水平低时，事件大的条件显著大于事件小的条件。在不可控卷入水平高和不可控卷入水平低的条件下，事件大小两水平间的差异不显著。

（六）身体攻击变量上的差异

在身体攻击变量上，可控性因素的主效应显著（$p<0.01$），事件大小与可控性之间的交互作用显著（$p<0.001$）。

对事件大小和可控性的交互作用进行检验发现，当结果事件大时，在身体攻击变量上可控与不可控水平之间存在显著差异（$t=0.479$，$p<0.05$），可控水平下当事医生会受到的身体攻击的可能性显著大于不可控水平。当结果事件小时，可控水平与不可控水平间无显著差异。

（七）对专家信任度变量上的差异检验

在对专家信任度变量上的差异检验结果显示，卷入程度的主效应显著（$p<0.001$），变量间交互作用均不显著。这说明对专家的信任度受到卷入水平的影响。卷入水平高时医方对专家的信任显著高于卷入水平低时（$t=4.288$，$p<0.001$）。

四、分析与讨论

由以上数据分析结果可知，事件大小和可控性这两个变量在责任变量、生气变量、批评变量、语言攻击和身体攻击变量上均有影响，只有在对专家的信任度这一变量上没有影响。卷入水平这一变量在责任变量、生气变量、批评变量、语言攻击和对专家的信任度变量上均有影响，只有在身体攻击这一变量上没有影响。总的来说，这三个因素对于医生进行责任归因以及其情绪和行为反应都有较大影响。下面分别进行讨论。

（一）责任变量结果分析

在进行责任推断时，事件大小与事件可控以及卷入水平间存在显著交互作用。在医生卷入水平高的情况下，如果事件不可控，则事件大小对于责任推断无显著影响；如果事件可控，则事件小的时候医生推断自己的责任显著大于事件大的时候。我们知道医生这一职业对于专业素养的要求非常高，工作内容与工作对象要求他们需要对业务水平有更苛刻的要求，所以当事件结果小且可控的时候，他们对自己提出更高的要求以达到其对结果的预期。但是如果事件是不可控的，那医生认为要接受现代医疗水平的限制，不会像患方一样对事件结果有着过高的不合理期待。

当医生的卷入水平低时，事件可控的条件下他们认为当事医生对事件结果应负更大的责任。在可控条件下，人们还是倾向于根据事件大小进行责任归因推断。若结果不可控，则事件小的水平在责任推断时显著大于事件结果大的水平，这是由医生的专业背景所致，即使是结果不可控的情况下，事件小的结果属于医生应该避免的方面，出于对其职业责任的要求，被试会认为医生应该对此负责。

（二）生气变量结果分析

在生气变量上，事件大小与卷入水平交互作用显著。当结果事件小时，卷入水平的高低之间差异不显著，即当结果事件小的时候，被试能保持相对客观的态度，生气情绪没有太大的差异。结果事件大时，医生的卷入水平在生气变量上存在显著差异，卷入水平低时案例中的医生的生气程度显著高于卷入水平高时。对于严重的结果，当假设自己是当事人时，人们更倾向于对自己宽容；当假设自己是主刀医生的同事时，即自己是旁观者时，人们更着重于分析事件本身，对案例中的医生感到更为生气。

控制性因素对于生气变量也有显著影响，在医生群体中，普遍感到在可控的条件下对当事医生更为生气。当事件可控时，说明消极医疗结果可以避免，在有能力做好却没有做好时，就会引起他人的生气情绪。当事件为不可控时，医生的生气情绪相对小一些，这与医生的专业背景有关，医生对于医疗技术的限制有着更为深刻的了解，所以在不可控的情况下医生会更坦然地面对消极医疗结果。

（三）批评变量结果分析

在批评变量上，三个因素之间交互作用显著。当事件可控且卷入水平高时，结果事件大小两水平间存在显著差异，事件小的情况下对医生的批评程度显著高于事件大的情况。在事件小的条件下，他们认为自己更应受到批评。当事件为不可控且卷入水平高时，结果事件大小两水平间差异不显著，对于医生是否应该受到批评的判断是一致的。事件不可控对于医生群体来说是可以理解的，正如医生群体在生气变量上的表现一样，当事件为不可控时，医生群体会更为理解这一结果是受到现代医疗技术的限制，而不受人的主观意识的控制，医生群体对于当事医生的批评程度也就没有差别。

卷入水平低时，如果事件可控，事件大的水平下对医生的批评程度明显高于事件小的水平；如果事件不可控，事件小的水平明显高于事件大的水平。卷入水平低时，医生群体更能从相对客观的角度来评价。当事件可控时且结果事件大时，由于在可控条件下造成了如此大的消极医疗结果，所以对当事医生的批评是合理的。但在结果不可控的情况下，医生群体对于事件小的结果更为批评，在出现重大消极结果时，会认为这样的结果不可避免，会对其批评程度更小些。

（四）语言攻击和身体攻击变量结果分析

在语言攻击变量上，三个因素间交互作用显著。在事件结果为不可控时，医生群体对于当事医生是否会受到患方的语言攻击的估计不受卷入水平和事件大小的影响，均认为有较高可能性受到患方的语言攻击。语言攻击在媒体报道和日常生活中均为常见的冲突形式，在出现医疗纠纷和医患冲突时，患方在情绪激动的状态下会出现对医生的语言攻击。

在事件结果可控时，医生群体对于当事医生受到语言攻击的可能性受到卷入水平和事件大小的影响，当卷入水平高时，医生群体认为事件小的情况下当事医生受到语言攻击的可能性更大；卷入水平低时，认为事件大的情况下当事医生更有可能受到语言攻击。

在身体攻击变量上，结果事件大小与可控性间存在显著差异。当结果事件大时，可控水平下当事医生会受到的身体攻击的可能性显著大于不可控水平。当结果事件小时，可控水平与不可控水平间无显著差异。可以想见，如果事件结果为可控的，但是由于当事医生的原因造成了患者的死亡，患方对当事医生进行身体攻击的可能性也就越大。由此可以得知，医生群体对于自己会受到身体攻击的估计是较大的，这也在无形之中加重了医生的工作压力，可能会给医疗过程带来某种程度上的影响。

（五）专家信任度变量结果分析

在对专家的信任度上，只有卷入水平对其产生显著影响，事件大小和可控性不影响医生群体对专家信任度的影响。医生的卷入水平高时，对专家团队的信任度显著高于卷入水平低的条件。从专业背景上看，医生与专家团队有着同样的医学背景，对医学科学的理解大致相同。当医生的卷入水平高时，他们更愿意相信专家团队的调查是客观准确的，相信他们对于医疗过程有着相对专业的评估。当医生的卷入水平低时，就与此医疗过程有着相对距离感，更容易从旁观者的角度来思考问题。

（六）总结

通过本研究的调查结果，可以发现事件结果对于责任归因有显著影响。事件结果的大小在一定程度上影响着人们对于事件的关注度，当事件结果严重时，人们会更为在意发生的事件，尤其是在与生命有关的医疗领域，对于这一结果的接受度影响着人们后续的情绪反应和行为反应。对于医方来说，事件结果不仅影响着医生对于工作结果的接受，也影响着医方对患方存在的顾虑。在事件结果大时，医生会对患方的反应存在一定的担心，导致其责任归因、情绪反应等一系列后果。

事件可控性是我们判断事件责任归因的重要依据，在进行责任推断时，我们会从人的主观动机出发，看事件结果的出现是否是由客观因素造成的。若事件不可控，那么我们更倾向于接受这样的结果，接受我们所受的限制。但如果事件是可控的，就说明我们可以得到其他的结果，在这样的情况下，如果出现了不好的结果，那么就是人为的因素，这样的情况就会引起人们的责备，对其进行更大的责任推断。在本研究中，事件可控性对于消极医疗结果的责任归因也会产生影响。可以想见，当医生可以在治疗过程中为患者提供更好的方案以达到更好的治疗效果，却由于医生的原因而没有达到这种效果时，医生群体会认为事件的控制性会影响其对当事医生的责任推断。

在进行责任归因时，卷入水平对医生也会产生显著影响。卷入水平影响着医生受批评的程度以及对医生进行语言攻击和身体攻击的预估。对于医方来说，在卷入水平高时，医生考虑问题时不仅有其医生身份，也会从自身利益出发来考虑事件的结果对自己的影响，卷入水平低时医生会保留其医学知识背景，从而有着医生职业和旁观者的双重身份。

基于上述研究，可以认为：缓解国内当前紧张的医患关系，可从事件结果入手做一些前期工作。对于医方来说，要在总结多次案例的经验基础上制定针对不同结果的应对方案，一旦出现这一类的结果，可以及时有效地进行问题处理。这应成为一种预警机制，消极结果一出现就介入，尽早预防医疗纠纷和医患冲突，即使无法避免，也能得到有效的控制，最大程度地减少冲突事件的影响。

（本节内容曾发表于《中国社会心理学评论》2018 年第十四辑，收录本辑时稍做调整）

第二节 医患冲突情境下的竞争受害者心理及其对策

医患关系是当下热议的一个社会话题和学术主题。在现实层面上讲，医患双方作为两个不同的社会群体，其和谐关系的建构深刻影响着社会的稳定和发展。从学理层面上讲，在社会学、心理学、法学等学科独立或交叉融合的视角下，对于医患关系的现状和危机所展开的广泛探讨，多聚焦于医患关系危机为什么会出现，医患纠纷为什么升级，以及如何增进医患关系等关键问题。其中，社会心理学领域尤为关注医患关系危机的起因。已有研究者们尝试从医患社会心态的建构入手，通过解释人际心态、群际心态与文化心态三个层面的相互作用，勾勒出医患社会心态形成机制的清晰影像①；尝试从社会信任欠缺、医患关系异化等大的社会背景出发，探讨医患双方形成的消极群际刻板印象以及由群体认同的错位而导致的医患关系危机②；尝试探析社会职业道德的缺失、职业医闹等对加剧医患纠纷所起到的推波助澜作用③。但深究医患关系的危机，医患双方冲突不断发生甚至升级的内在心理动力仍然是被较少关注和探讨的问题。基于此，从群体心理的角度继续探查医患冲突的心理动力遂成为本节的重点。

一、竞争受害者心理的界定与焦点

医患关系危机的存在给予社会最直观的、最严重的影响就是频发的医患纠纷或者医患冲突，而且这种医患纠纷或者冲突又多以民众所认为的“医疗事故”为导火索。在新闻媒体日益发展的今天，医患冲突事件往往会被第一时间报道出来，并以铺天盖地之势、迅雷不及掩耳之速传递给社会公众，舆论混杂，似乎始终都在提醒着社会公众：医患冲突无时无刻不在，个体需要站在相应的群体视角下来看待这些冲突及其可能给自身带来的影响。

医患冲突作为群体冲突的一种形式，我们的视角所聚焦的是群体冲突后双方的心理建构，而这种建构过程始终围绕着一个核心问题，即冲突中普遍存在

① 吕小康，朱振达．医患社会心态建设的社会心理学视角［J］．南京师大学报（社会科学版），2016（2）：110-116.

② 柴民权，王骥．医患信任危机发生机制探察——基于群际关系的视角［J］．南京师大学报（社会科学版），2016（2）：117-122.

③ 常健，殷向杰．近十五年来国内医患纠纷及其化解研究［J］．天津师范大学学报（自然科学版），2014（2）：67-71.

的焦点争论——谁是受害者以及谁将承担责任的问题。“受害者心理的形成”以及对“受害者身份的建构”则成为解决上述问题的关键。近年来的研究发现，长期性的群际冲突（主要指暴力冲突）情境中，群体双方的受害者心理建构出了一个非常有意思的现象，即参与冲突的群体双方都认为自己比对方受到了更多、更严重的伤害，并不遗余力地将自身建构成冲突中真正的、最大的受害者。研究者们将群际冲突中呈现出来的这种群体双方不遗余力建构自身成为最大受害者的心理称为群际受害者竞争心理（intergroup competitive victimhood，ICV）。①②③应该说，群际受害者竞争心理是群体冲突中普遍存在的一种心理倾向，在长期不可调和的冲突群体之间、存在制度性不平等的群体之间、敌对摩擦的群体之间以及同是弱势或者受伤害的群体之间，都可以发现双方争夺和建构最大受害者身份的现象。④

毫无例外，医患冲突本身也会出现竞争受害者的现象，医患双方也在不断发生的医患冲突中建构自身成为真正的、最大的受害者，并遵循着受害者身份建构的心理规律，有策略地聚焦于某些伤害来建构且宣称自己就是真正、最大的受害者。比如，群体之间在受害者身份建构和争夺的过程中会聚焦于不同的受害后果。身体的伤害（甚至是生命的丧失）、物质资源的匮乏或者不公平分配、心理痛苦或者精神创伤、群体威胁与剥夺感、尊严和形象的损害等都可能成为群体建构最大受害者角色的关注点。⑤⑥ 在不同的群体冲突情境中，建构自身的受害者形象需要根据冲突的性质以及群体地位等来采取相应的策略，伤害

---

① NOOR M，BROWN R，PRENTICE G. Precursors and mediators of inter-group reconciliation in northern ireland：a new model[J]. British Journal of Social Psychology，2008，47(3)：481-495.

② NOOR M，BROWN R，PRENTICE G. Prospects for inter-group reconciliation：social-psychological predictors of inter-group forgiveness and reparation in northern ireland and chile [M]//NADLER A，MALLOY T，FISHER J D. The social psychology of inter-group reconciliation：from violent conflict to peaceful co-existence. Oxford：Oxford University Press，2008：97-114.

③ NOOR M，SHNABEL N，HALABI S，NADLER A. When suffering begets suffering：the psychology of competitive victim-hood between adversarial groups in violent conflicts[J]. Personality and Social Psychology Review，2012，16(4)：351-374.

④ YOUNG I F，SULLIVAN D. Competitive victimhood：a review of the theoretical and empirical literature[J]. Current Opinion in Psychology，2016，11：30-34.

⑤ BILALI R，TROPP L R，DASGUPTA N. Attributions of responsibility and perceived harm in the aftermath of mass violence[J]. Journal of Peace Psychology，2012，18(1)：21-39.

⑥ PHILPOT C R，HORNSEY M J. What happens when groups say sorry：the effects of inter-group apologies[J]. Personality and Social Psychology Bulletin，2008，34：474-487

后果明显、地位低下，或者群体资源占有率少的群体往往会注重强调身体、物质、资源客观方面显而易见的损失，而客观伤害后果不明显的另一方群体则可能更多地强调对方给自身造成的心理痛苦、尊严丧失或者群体形象认同的损害。以上种种情况在医患双方建构受害者身份的过程中也颇为常见：患者往往是身体痛苦的承担者，所以往往强调医方诊疗过失的伤害性、诊疗行为的不恰当性、诊疗资源的不平等性等；而医生群体则主要强调患方的侵犯行为（言语和身体等伤害行为）给其职业生涯造成的压力和焦虑，以及冲突过激行为对其人格和职业形象的侮辱。

另外，外群体对冲突的处理方式也是内群体建构最大受害者身份的重要来源。也就是说，当群体成员受到伤害后，外群体是否能够及时地做出真诚的道歉、是否能够及时地采取措施弥补和应对这些伤害，受害成员的需求是否得到了对方足够的重视、是否得到了更多的物质赔偿或精神抚慰等方面也是双方建构群体受害者身份所考虑的。①② 比如，群体冲突之后的道歉是一种群际关系的有效润滑剂，也是冲突发生后被多数群体所采用的一种处理方式。道歉本身不但可以引发受害群体的积极情感效应，降低受害群体的愤怒水平，还可以增加受害群体对侵犯群体的满意感③，还给受害群体一个公正，重建其尊严。④ 道歉对安抚受害者情绪、坦诚接受责任以及促进关系和谐起到积极的作用。在医患冲突中，患者更强调和看重医生（或者是医院）如何处理医疗事故和医疗冲突，比如医生的态度、行为，甚至是诊疗的补偿以及经济的补偿；而医生则更为关注冲突发生之后，患者是否理性、合法地解决冲突。双方应对医患冲突的态度和行为方式不当，会强化彼此的受害感体验。

最后，竞争受害者心理还来源于群体双方在资源和权利等方面的比较和参照。就医患双方而言，虽然冲突对彼此都造成了一定的伤害和困扰，但如果与对方群体相比，自己在某些权益、利益或者资源方面产生了更强烈的被剥夺感，

---

① YOUNG I F, SULLIVAN D. Competitive victimhood: a review of the theoretical and empirical literature[J]. Current Opinion in Psychology, 2016, 11: 30-34.

② BILALI R, TROPP L R, DASGUPTA N. Attributions of responsibility and perceived harm in the aftermath of mass violence[J]. Journal of Peace Psychology, 2012, 18(1): 21-39.

③ PHILPOT C R, HORNSEY M J. What happens when groups say sorry: the effects of inter-group apologies[J]. Personality and Social Psychology Bulletin, 2008, 34: 474-487

④ THOMPSON J. Apology, Justice, and Respect: A critical defense of political apology[M]// GIBNEY M, HOWARD-HASMANN R E, COICAUD J-M, STEINER N. The age of apology: facing up to the past. Philadelphia: University of Pennsylvania Press, 2008: 31-44.

就会形成由比较而来的相对剥夺感。① 伴随剥夺感的形成而产生的就是对外群体的不满意感和敌对态度，会让个体体验到更多的丧失感和不公平感，而且这种剥夺感也会进一步影响群体行为，相对剥夺的个体来说相对满意的个体会更有可能、更频繁地参与集群行为。② 医生和患者同为医疗资源的共享者，但在患者看来，医生因为拥有更多接触到医疗资源的机会，包括挂号、专家、药物等而处于优势位置，而自己因为不容易获得相应的医疗资源则处于劣势位置。相反，医方在医患冲突中则认为自身处于人身、财物等安全防范的弱势，而患方人多势众、侵犯行为不可预测使得这份职业的危险系数增加。群体双方对自身受害者身份的建构往往会因为彼此之间资源或权利的不均衡而造成相对剥夺感得到强化。

在群际互动的过程中，冲突造成的客观伤害、主观体验、对伤害的处理方式以及参照对方而形成的剥夺感、不公平感等都是医患双方建构自身成为真正的、最大受害者身份的焦点。医疗冲突的解决过程中，必定会伴随出现对各自伤害的主观认知，以及双方对冲突事件的处理方式，医生和患者也必然会产生参照于彼此而产生的种种内心体验，而这些都成为群体双方声称自己为受害者的强力依据。

二、医患双方受害者身份的心理建构

上面探讨了医患冲突中，医患双方努力建构各自的最大受害者身份所关注的焦点，即哪些方面的损失或者伤害可能会导致群体体验到比对方更多的受害感。但同样令人感兴趣的是，在医患冲突中，为什么医方和患方都声称自己是最大的、真正的受害者呢？这种为自身贴上受害者标签的心理原因何在？他们又是如何建构起自身的受害者身份的呢？

建构最大受害者身份的心理动力首先是群体受害感的存在。确切地说，群体受害感就是群体对群体内个体或者多数成员所遭受到的伤害的感知，从而泛化至整个群体受害者身份的感知，伤害是产生受害感的必需和首要条件。由前所述，群体成员会在人身财产、精神损失、形象危机等各方面来考量自身所受到的伤害程度，并产生一定的受害感体验。在此基础上，群体会进一步参照对方而强调自己受到了更大、更多的伤害。群体受害感本质上讲是群体成员形成

① 郭星华．城市居民相对剥夺感的实证研究［J］．中国人民大学学报，2001（3）：71-78.

② 张书维，王二平，周洁．相对剥夺与相对满意：群体性事件的动因分析［J］．公共管理学报，2010（3）：95-102.

的关于自身是受害者的一种共享性知觉，它为群体提供了一种“受害者视角”，使群体有选择地建构冲突信息，从而减少自己在冲突中的责任，并能够获得外界同情和支持。① 因此，在医患冲突中，医疗行为的过失、看病后还不如看病前的身体状态、经济上的巨大花销、医生承诺的疗效并未出现、医生的态度冷漠不认真等都可能使得病人产生受害体验。更重要的是，即便这些伤害性的事件和伤害体验并非亲身经历，但是作为内群体的其他成员也同样能够产生共鸣，建构这种受害感，建构起群体受害者身份。②

建构最大受害者身份的心理动力还源于对群际冲突责任的规避。虽然“自作自受”或者“可怜之人必有可恨之处”在解释伤害后果时可以将相当一部分责任推给当事人，但是，在认知习惯影响下，人们还是存在着这样一种看法，即受害者身份一旦确定，往往就会淡化其应该承担的责任，这在心理学中被称为“道德模式化倾向（moral typecasting）”的认知思维模式。也就是说，在人们的习惯性认知过程中，受害者与责任者很少被同时归属于一方群体，受害者必然受到更多的伤害，其承担的责任也较少。因此，要想受到较少的责备，就需要伪装成弱者。而医患双方都声称自身比对方受到更严重的伤害，都致力于建构受害者身份的做法也就不难理解了。群体对行为责任的归因往往会针对内群体或外群体中的一方，而不是在群际之间展开责任评价，群体双方都倾向于强调自身受害程度的严重性，而将冲突的责任更多地归属于外群体。③ 调查也发现，在问及“如果疾病转归与自己的期望效果有差异，你认为是什么因素导致的”时，42.5%的患者认为，这是因为医护人员责任心不强，粗心大意以致延误病情而导致的④，而 32.8%的医生则把主要责任完全推给了患者⑤。不难看出，在责任的归属问题上，双方存在着较为明显的认识分歧。

建构最大受害者身份的心理动力也是对重要医疗事件选择性记忆的结果。

---

① HALPERIN E，BAR-TAL D. Socio-psychological boarriers to peace making：an empirical examination within the israeli jewish society［J］.Journal of Peace Research，2011，48(5)：637-651.

② ROTELLA K N，RICHESON J A，CHIAO J Y，BEAN M G. Blinding trust：the effect of perceived group victimhood on intergroup trust［J］.Personality & Social Psychology Bulletin，2013，39(1)：115-127.

③ BILALI R，TROPP L R，DASGUPTA N. Attributions of responsibility and perceived harm in the aftermath of mass violence［J］.Journal of Peace Psychology，2012，18(1)：21-39.

④ 尚鹤睿，黄桂佑．医患冲突的心理成因与调适研究［J］．医学与社会，2008（2）：44-47.

⑤ 肖凤，田春瑞，廖义林，等．医患双方对医患关系认知情况的调查分析［J］．医学与哲学，2006（23），26-27.

群体双方都存在着对冲突事件感知的选择性倾向，对重要群际事件的记忆建构存在明显的不同①②，而那些重要的事件，尤其是具有负性影响的冲突事件，则很容易成为群体构建自身最大受害者身份的素材。比如，对以患者为代表的社会公众群体来讲，北京大学第三医院产妇死亡事件、魏泽西事件等经过媒体的报道后，成为公众非常关心的话题，舆论集中指向对医生群体的负面评价，这些事件以及评价为以当事患者为代表的社会公众体验受害感、建构受害者身份提供了事实基础。而对于医生群体来讲，发生在他们身上的伤害事件自然也成为关注的焦点，比如以广东省人民医院医生被病人尾随回家，身中多刀死亡为代表的一系列伤医事件广泛被医生群体所关注和记忆，并进入医生群体建构受害者身份的框架。更重要的是，每个群体基于重要事件而不断建构起来的选择性记忆，为个体和群体的认知、情感、行为提供了社会性的框架，使得整个群体对冲突的了解和认知发生了偏差③。这种双方各自建立起来的社会性认知框架以及认知差异，会影响到对于医疗事件的处理态度和方式。如若再发生医疗冲突事件，医患双方都会以此社会性框架为依据来解释和评价事件，医患双方都会激发相应的认知和情绪，使得双方不能够相互宽容，阻碍了群际关系的和谐发展。

建构最大受害者身份还受到群体实际需要的驱使。群体双方都极为关注冲突会给自己带来什么额外的后果，比如冲突是否会使得自身获得更多的经济赔偿、享有更多的资源、维护更良好的群体形象等，群体双方产生的需要是不同的。有研究者指出，有些患者为了取得第三方援助，报复医疗机构和医务人员，企图引发社会的关注，希望医患冲突明显化。④ 女子怒斥号贩子的视频曝光后引发了社会的强烈反响，社会公众普遍产生了共鸣，讨伐声和怒斥声不断，其中最令人关心的利益问题、资源分配的不公平问题都一一暴露，并力求得到解决。而对医生来讲，直接的医患冲突中病人对医生人格的侮辱、职业形象的损坏、对医院财物的损害、对医生生命的威胁等也使得他们体验到自己的弱者地位，

---

① BAR-TAL D. Socio-psychological foundations of intractable conflicts[J]. American Behavioral Scientist, 2007, 50(11): 1430-1453.

② BAR-TAL D, CHERNYAK-HAI L, SCHORI N, GUNDAR A. A sense of self-perceived collective victim-hood in intractable conflicts[J]. International Review of the Red Cross, 2009, 91(874): 229-258.

③ 艾娟. 基于集体记忆的群际宽恕过程分析［J］. 西北师大学报（社会科学版），2016（2）：114-118.

④ 尚鹤睿，黄桂佑. 医患冲突的心理成因与调适研究［J］. 医学与社会，2008（2）：44-47.

恢复医生群体的职业和人格尊严遂成为医方申诉的重点。更有甚至，医生群体也会对之前社会公众所形成的医生收受红包、过度诊疗、技能差、态度冷漠等印象倍感委屈，他们认为这些对医生形象直接和间接的损害都是对医生职业、医德医风的一种诋毁，是对医生形象的严重损害。

最后还要考虑到冲突事件本身引发的群体功能性反应，比如群体愤怒、悲伤、失望等情绪情感等对双方建构受害者身份的重要推动作用。群体情绪是社会心理学解释集体行动的重要取向，尤其是当群体产生群体愤怒、恐惧和焦虑等情绪时，更容易引发有明确指向性的群体行为。① 怨恨是医患冲突的情绪机制，由无助、比较、伤害以及价值失范所引发的患者怨恨情绪成为当今医患关系的重要阻碍。② 在社会现实情境中，医患双方还存在着超越医疗范围的受害者心态，这些对社会、群体以及个人的不满经过不断累积和发酵，最终会以不理智的形式表现出来，众多社会因素的加入进一步促使医患双方不断强化受害者身份，阻碍和谐医患关系的建构。从医生的角度讲，医生这份职业得不到应有的、与之辛苦劳动相匹配的物质回报和社会性评价，抱怨自己的工作时间长但工资水平较低，得不到病人甚至是全社会的尊重。调查发现，医务工作者的生存状况较为恶劣，遭受患者和患者家属不公平对待的情况较为常见③，而患者则认为，医疗资源缺乏、医疗维权艰难、医疗制度和政策不公平等使得自身处于弱势。因此，群际心理水平的受害者身份得以建构并在群体范围内得到认同，日后的群际冲突会自动引发这些受害者思维，抱怨、愤怒、“报复行为”等将随之产生。时下流行的“医闹”成为社会热点问题，也是这种群体情绪的重要体现之一。

在此，需要特别指出，在医疗环境中，患者表现出的受害者心理要比医生更为明显。长期以来，在医患冲突的起因中更多是以医疗事故为主要表现形式，因此在医患双方的冲突关系中，大家普遍认为患者才是唯一的、真正的受害者，医生则是唯一的、真正的责任人。对于患者来讲，因为自己是病痛的承担者，也是求助者，所以一旦医疗过程不顺利或者失败，就极容易习惯性地将自己定位为弱者和受害者。在社会现实中，大多数社会成员都对医疗领域存在着种种质疑，层出不穷的医疗事件中，社会公众自然认为医生或者医院是站在自己的对立面上比如过度医疗、科室承包等。当除了医生群体之外的所有社会成员形

---

① 陈浩，薛婷，乐国安．工具理性、社会认同与群体愤怒——集体行动的社会心理学研究［J］．心理科学进展，2012（1）：127-136.

② 赵怀娟．怨恨及化解：对医患冲突的一种新审视［J］．理论界，2011（12）：156-155.

③ 雷畅，张思远．医患冲突中患方责任的认知差异性调查分析［J］．医学与哲学（人文社会医学版），2009（5）：39-41.

成受害者心理，就会在医疗过程中存在先入为主的负面影响，即使很多人并没有恶劣的医患冲突经历，但仍然会在医患关系的互动中认为医生会对其产生伤害，极大地提高了对医生的不信任感。

三、降低受害者竞争水平的对策

基于心理原因建构自身的受害者身份在一定程度上阻碍了群体双方对彼此的正确认识，阻碍和谐关系的建构。医生和患者都可能基于这样的考虑，即将自身贴上受害者的标签就可以作为处理冲突的一种有效的防御性方式，减轻责任，获得赔偿，博得外界的同情和支持。但却忽视了群际受害者竞争心理也可能是有害的，群体受害感会影响群际信任①，在一定程度上还可能成为群际冲突行为（不良行为、伤害行为、报复行为等）合理化的理由，从而导致医患冲突循环发生甚至恶性升级，群际关系日益恶劣，社会稳定受到威胁。而且，群体的受害者身份一旦建构起来，还具有群体传递效应，在医患产生矛盾时这种受害者身份认知就很容易被激活，从而更加片面、狭隘地认识对方，激发消极情绪，增加不良冲突行为发生的频率，甚至可能使内群体更容易接受自己对外群体所实施的报复行为，降低由此可能产生的内疚感和责任感。② 而这也得到了相关研究的印证：医务工作者的群体受害者身份感知对其集体内疚感有显著的影响作用，也就是说，如果激发医务工作者对自己的受害者身份进行感知，医务工作者更容易对伤害患者的行为表现出低水平的集体内疚。③

那么，怎样才能降低医患双方的受害者竞争水平呢？

首先，提高共情，从更高的人性和生命层面上增强对彼此的认同，促使群体双方建立共同的身份认同可以有效提升群际宽恕水平。④ 关键的问题是，医生和患者需要建立怎样的共同身份。第一，建立共同的受害者身份。目前医患冲突

---

① ROTELLA K N, RICHESON J A, CHIAO J Y, BEAN M G. Blinding Trust: the Effect of Perceived Group Victimhood On Intergroup Trust[J].Personality & Social Psychology Bulletin, 2013,39(1):115-127.

② CEHAJIC S,BROWN R,CASTANO E. Forgive and Forget? Antecedents and Consequences of Inter-Group Forgiveness in Bosnia and Herzegovina[J].Political Psychology,2008,29(3):351-367.

③ 汪新建，柴民权，赵文珺．群体受害者身份感知对医务工作者集体内疚感的作用［J］.西北师大学报（社会科学版），2016（1）：125-132.

④ NOOR M,BROWN R,TAGGART L,FERNANDEZ A,COEN S.Inter-Group Identity Perceptions and Their Implications for Inter-Group Forgiveness:The Common In- Group Identity Model and its Efficacy in the Field[J].The Irish Journal of Psychology,2010,31(3-4):151-170.

事件频发的社会情境下，需要双方认同彼此在冲突中都是受害者。共同的受害者角色认同可以有效降低群体的自我防御水平，从而减少对自身所受伤害的强调。① 第二，建立共同的生命层次上的认同。其实，很少有人关注医患双方在生命层面上的一致性。当我们都能够理性地在人类、生命等层面上给予相互的认同时，才能够提高共情水平。医者仁心，没有一个医生不想医治疾病、挽救生命，同理，没有一个患者不想尽快恢复健康，所以，在更高的人性和生命层面上相互理解，才能更好地站在对方的角度上理性思考，从而提高自身对外群体的理解和认同。第三，进一步促使人们认识到，医生和患者的界限并非是绝对清楚、相互排斥的。尤其是对于医生来讲，在某些情况下也可能转化为患者或者成为患者的家属，所以，这种身份的双重性也是减少群际偏见，弱化群际区分的有效方式。

其次，增进直接的、高质量的医患接触。增强群际接触可以作为降低群际受害者竞争水平的干预策略之一。② 对于医患群体来讲，频繁的、高质量的以及广泛的直接群际接触并非一定发生在医疗情境中，或者发生在医疗诊断过程中，还可以组织相应的活动，促使双方在非医疗情境中进行直接的接触。高质量的群际接触可以使双方对彼此产生多样且积极的认识，产生积极的情感和行为以及更多的包容，增加相互之间的体谅。③ 在医疗领域的直接接触过程中，高质量的群际接触还需要双方具备更加灵活、深入的沟通技巧，需要医生代表能够尽量多地展现自身的职业特点和职业精神。

最后，进一步增加医患双方的间接接触，比如可以通过替代性接触、扩展接触等形式改善对彼此的偏见和态度。相比直接的群际接触，间接群际接触更适用于群体关系紧张的情境。替代性接触认为，对于没有或者很少有机会进行接触的外群体而言，可以通过展现两个群体间个体自然、顺利交往的过程来改善对外群体的态度。其中，替代性经验的习得、交往行为的模仿、自我交往效能感的提升起到了积极的推动作用。日常生活中，可以通过媒体宣传或者电视剧、电影作品等形式加强社会公众对医疗领域的了解，包括医疗规章、制度与政策，医生职业

---

① SHNABEL N, HALABI S, NOOR M. Overcoming Competitive Victim-Hood and Facilitating Forgiveness Through re-Categorization into a Common Victim or Perpetrator Identity[J]. Journal of Experimental Social Psychology, 2013, 49(5): 867-877.

② NOOR M, SHNABEL N, HALABI S, NADLER A. When suffering begets suffering: the psychology of competitive victim-hood between adversarial groups in violent conflicts[J]. Personality and Social Psychology Review, 2012, 16(4): 351-374.

③ CEHAJIC S, BROWN R, CASTANO E. Forgive and forget? antecedents and consequences of inter-group forgiveness in bosnia and herzegovina[J]. Political Psychology, 2008, 29(3): 351-367.

的特点等。医疗纪录片《人间世》带来了社会轰动，纪实手法展现的是发生在医生、患者身边的真实故事，真实工作场景以及真实情感的暴露促进了社会对医生的深入了解。当然，也可以通过扩展接触方式来增进群体间的了解，改善彼此的态度。扩展接触理论认为，如果个体得知内群体成员与外群体成员之间具有亲密的友谊关系，则可以减少个体对外群体的偏见，改善个体对外群体的态度。与外群体成员发展友谊关系的内群体成员作为积极的内群榜样，为其他内群体成员发展群际友好关系提供了示范，群体成员会认为“我朋友的朋友也是我的朋友”，从而将他人纳入自我范畴。① 因此，我们可以利用当下比较流行的微信、微博朋友圈宣传自己的医生朋友及其积极医疗行为，促使更广大的公众在不具备直接接触条件的情况下，不必亲自接触医生群体，就可以在一定程度上改善对医生群体的不良态度。可以说，扩展接触是一种减少群际偏见的有效且简洁的路径。② 值得注意的是，间接医患接触事件的展现必须是积极的、正能量的事件，切忌对负性接触事件的大肆宣传报道，因为负性事件的传递也可以通过间接接触的方式起到消极的传递效应，从而极大地削弱正性事件的积极影响。

从受害者心理的角度探查医患冲突的内在动力，是目前从社会心理学角度揭示医患冲突层出不穷甚至恶性循环的一个独特视角，更加深刻地揭示了医患冲突不断发生甚至升级的心理动力，即医生和患者为什么要建构自身的受害者身份以及如何建构自身成为受害者的。受害者心理的探讨具有深刻的社会意义，它为了解和解决我国现实生活中的医患冲突事件提供了重要的参考路径。但可惜的是，本书的探讨也只是尝试性地提供了一种理论性的分析，或者说在社会现实干预层面上，降低医患双方受害心理水平的措施还是比较理想化的，其具体的干预措施仍需要一个更加可操作化的、系统化的规范。而且，医患冲突的解决还需要结合其他社会力量，需要社会制度、宏观政策等较大层面上的不断完善，需要全社会整体信任水平的提高，而这应该是一项长期且艰难的工作。

（本节内容曾发表于《中国社会心理学评论》2018 年第十四辑，收录本辑时稍做调整）

---

① WRIGHT S C, ARON A, MCLAUGHLIN T. The extended contact effect: knowledge of cross-group friendships and prejudice[J].Journal of Personality & Social Psychology, 1997, 73(1): 73-90.

② LIEBKIND K, MCALISTER A L. Extended contact through peer modelling to promote tolerance in finland[J].European Journal of Social Psychology, 1999, 29(5-6): 765-780 .

第三节 基于 PAC 人际交互作用理论的医患关系优化模式构建

近年来，医患矛盾日益激化，医患关系紧张问题已成为全社会关注的焦点。据国家卫健委报告显示，2015 年全国共处理医疗纠纷 7.1 万起，虽然在国家的努力下化解了 60%以上的医疗纠纷，但形势依旧不容乐观。在医疗活动中，由于医疗知识的信息不对等，医生常常代表权威，而患者则以懵懂、无助的形象出现。有研究发现，大部分的医疗纠纷都源于医疗活动中的沟通不畅，同时沟通成功与否不仅与交谈内容有关，更与双方当时的情绪状态密切相关。① 当医生采取绝对专制和命令的状态对待患者时，患者很容易产生不满，甚至会在冲动下与医生产生冲突，尤其是在一方利益受损的情况下，常常会演变成医疗纠纷。目前，国家针对医患沟通中存在的问题，对医务人员开展了多种培训，其主要目的在于提高沟通技巧。然而，医患冲突依然频发，仅仅提高沟通技巧只是杯水车薪，更深层次地调整医患双方交往的心理状态可能是改善沟通的关键。因此，本书将从 PAC 人际交互作用理论出发，深入剖析医患关系紧张机制，为改善医患关系提出切实可行的措施和策略。

一、PAC 人际交互作用理论

PAC 人际交互作用理论由美国心理学家埃里克·柏恩（Eric Berne）于 1950 年创立，是交互作用分析（transactional analysis）的重要组成部分。② 柏恩通过大量实践发现，人们在进行信息交流时会持有某种特定的心理状态，无论是信息发出者还是接收者，都会同步进行“事实”和“心态”的沟通。而“心态”是影响“事实”传达和接收的关键。柏恩根据临床实践经验，将人们在交往中表现出的不同自我状态分为父母（parent）、成人（adult）、儿童（child）三种状态。这三种自我状态以不同比例存在于同一个体身上，蕴藏于潜意识之中，在一定条件下，引发个体不同的行为表现。

---

① AOKI N, UDA K, OHTA S. Impact of miscommunication in medical dispute cases in japan [J]. International Journal for Quality in Health Care, 2008, 20(5): 358.

② BERNE E. Games people play: the basic handbook of transactional analysis [J]. Publications of the Astronomical Society of the Pacific, 2011, 117(837): 1204-1222.

P 状态（父母自我状态）来源于个体对于童年时期父母交流状态的记忆，属于“被教授的生活概念”，主要表现为权威、控制、保护、指导等行为倾向；A 状态（成人自我状态）来源于个体对自身现实经历的思考和总结，属于“思考得到的生活概念”，主要表现为冷静、理智、客观、责任感、解决问题等行为倾向；C 状态（儿童自我状态）来源于个体对于童年时期父母交往状态的情感体验和内部反应，属于“感知到的生活概念”，主要表现为感性、任性、无知、无助、冲动等行为倾向。这三种自我状态不仅因人而异，而且还会根据不同时间、不同地点、不同情境而发生变化。在某一特定时空和情境下，其中一种自我状态会占据优势，引导个体表现出具有该种自我状态特点的行为模式，而这种自我状态也在很大程度上制约了人们在交往中的沟通方式和内容。①

二、基于 PAC 理论的医患交往心理状态解析

（一）医患关系

医患关系是指医务工作者为保障和促进患者健康而与患者及其家属在医疗卫生服务过程中产生的特定人际关系，是医疗活动中最基本、最重要的人际关系。② 在医患关系中，医患沟通无处不在。医患沟通是指医患双方围绕患者的疾病进行多方位、多途径的交流，其目的在于建立理解、信任、合作的医患关系。良好的医患关系是以有效的医患沟通为前提的。目前我国的医患沟通状况不容乐观，不良的医患沟通常常会导致医患间的龃龉、摩擦和冲突。有学者发现许多患者在医疗活动中遭受负面体验的主要原因是医患双方交往沟通时不顺畅。③另有调查指出沟通不良是目前医患双方间普遍存在的问题，是导致医患矛盾的直接导火索④，医患沟通顺畅与否在很大程度上取决于双方交往中的心理状态⑤。医疗卫生活动中的医患双方，如果在沟通时自我状态和态度出现问题，之后无论有多好的沟通技术，也难以建立和维持和谐的医患关系。因此，从 PAC

① BATTY C, HASHIMI W. Look who's talking: using transactional analysis in the writing of effective screenplay dialogue[J].Dialogue across Media,2017:55-76.

② SCHOENHAGEN P, MEHTA N. Big data, smart computer systems, and doctor-patient relationship[J].European Heart Journal,2017,38(7):508.

③ 胡银环，张子夏，王冠平．基于患者体验的医患冲突诱因与对策探讨［J］．中国医院，2016（20）：74-75.

④ 刘小华．军队大型综合性医院医患沟通现状与沟通策略研究［D］．重庆：第三军医大学，2016.

⑤ 胡嘉乐，阮洪．基于 PAC 人格模型理论对护患沟通的分析［J］．护理研究，2012，26（16）：1513-1514.

人际交互作用理论出发，探讨医患双方交往心理状态，对于建设和谐医患关系具有十分重要的理论意义与实践价值。

（二）PAC理论下医患交往的心理状态特点

PAC理论认为，个体的人格是由三种比重不同的自我状态构成的。在医疗卫生活动中，作为主体的医患双方，他们的心理状态直接影响其医疗活动的效果。本书仅以正常成年的医生和患者为研究对象，描述其在医疗活动中心理状态的特点，并解析这些心理状态对医疗服务的影响。

按照PAC理论，P状态主要包含两种行为倾向，一是权威和命令，二是保护和关怀。本书所述的P状态主要指前者。在医疗活动中，如果医生经常持有P状态，其会表现为说话十分严肃，向患者传达信息时会采用命令的语气，如经常使用“你必须”“你绝对不能”等词语与患者沟通。在就某些原则性的问题进行沟通时，这种严肃的态度是正确的，如“做手术时，家属必须在外等候，这是无菌操作规定”等，然而，如果就某些非原则性的问题进行沟通时，医生却采用权威训斥的态度告知患者，可能就会带来不良的后果，如“跟你说什么你都不懂，我怎么说你就怎么做，别啰唆”等。由于医生本身的专业性较强，医疗活动中他们经常处在高高在上的位置，其权威性不言而喻，因此他们常常不由自主地扮演着父母的角色。如果患者及其家属处于P状态，就会采用优越的态度与医生沟通，如“你给我好好看病，治好了少不了你的好处”“你给我用心做手术，做坏了一定饶不了你”。医患沟通时如果双方都处于P状态，可以想象，双方都想发挥各自的权威性，甚至为了追求权威丧失理性，互不相让，势必在某些问题上出现不服硬现象，产生纠纷，从而影响沟通的质量和效果。一般而言，医疗活动中，医生持有P状态的情形较多。

A状态是以客观和理智为特征，尊重他人，充分利用现有资源为其所用的心理状态。在医疗活动中，当医生处于A状态时，会慎思明断，沉稳理性地解决相关医疗问题，与患者沟通时经常使用“我的想法是”“您看这样行不行”等词语。他们会客观地向患者及其家属解释疾病相关问题，如“你选择的保守治疗很难根治你的疾病，症状可能会反复，如果出院后病情加重请尽快再来就医”等。然而，持有这种心理状态可能会缺乏感情色彩，在医疗活动中可能会显得生硬和不近人情。当患者及其家属处于A状态时，会理智地与医生进行沟通，如“您说的对，不过我们家庭收入有限，还是选择医保可以报销的药吧”。在多数医疗活动中，医生和患者及其家属经常会持有A状态，这说明多数的医患沟通是顺畅而有效的。

C 状态主要是以幼稚和冲动为特征的心理状态。在医疗活动中，某些患者常常持有 C 状态。他们时而兴奋，时而哭闹，时而服从，时而对抗。在与医生沟通时，他们经常使用“我偏要”“我害怕”“我什么都听你的”等词语。此外，在交往过程中，持有 C 状态的患者及其家属经常会表现出非理性，如“医生，我的病怎么治疗就靠您了，您说怎么做，我们都听您的”。由于医疗活动的特殊性，医生在医疗活动中占主导地位，患者处于相对弱势的地位，因此某些患者经常持有 C 状态与医生进行交流。由于 C 状态存在非理性，因此这种沟通状态存在较大隐患，对医患沟通质量和效果有一定负面影响。

三、基于 PAC 理论的医患交往最优模式

（一）医患常见的模式分析

根据 PAC 人际交互作用理论，医患交往常常有多种模式，如“PC-CP 型”“AA-AA 型”“AA-CP 型”“PC-AA 型”“PC-PC 型”“CP-CP 型”“PA-AP 型”“AC-CA 型”“PP-PP 型”“CC-CC 型”等交往模式。本书以医患间常见交往状态为出发点，探讨医患交往的最优模式，以期为构建医患关系优化模式提供科学合理的理论依据和切实可行的实践策略。

医疗卫生活动中，医生因其治病救人的特殊工作性质，自古以来就是权威，备受尊敬。埃莫森（Emmerson）认为，处于同一社交网络的双方，一方的资源对另一方重要，而另一方资源对前者不重要时，前者就具有相对的权力优势。① 在医患交往过程中，医生因其具备专业医学知识和技术，具有疾病诊治权和医疗卫生资源支配权等，经常表现为权威、控制、高人一等，对患者而言，医生所拥有的资源是重要且不可替代的。因此，与患者相比，医生代表医学权威，具有权力优势。这导致医生容易具有家长式或父母式的心态，即所谓 PAC 中的 P 状态。在就医过程中，对疾病的不确定感、恐惧等会导致患者产生寄人篱下、低人一等的心理，甚至会出现行为退化现象。患者处于弱势地位，容易产生儿童式的心态，即所谓 PAC 中的 C 状态，这种状态以无知、幼稚、天真、冲动等为特征，具有多种表现形式。当医生 P 状态遇到患者 C 状态时，一般情况下，双方相处良好。医生的权威可以说教、压制患者的非理性举止。这种互补性的医患交往模式有利于开展医疗服务工作，尤其是在患者生命垂危时，这种交往模式可以有效促进抢救工作的顺利进行。当然，患者及其家属也不完全表现为

① EMERSON R M. Power-Dependence Relations[J].American Sociological Review,1962,27(1):31-41.

C 状态，有的人也会表现出 PAC 中的 P 状态和 A 状态。当医生 P 状态遇到患者 A 状态时，医生以父母自我状态对待患者，希望患者及其家属绝对服从自己，而患者以成人自我状态回应医生，理智地参与到疾病的诊治中，希望能被平等地对待。这种交错的医患交往模式可能会造成患者对医生的不满、据理力争。而医生权威遭到质疑，又会导致医生对患者的不满、责备，从而形成恶性循环，医患矛盾加剧，不利于构建和谐医患关系。当医生 P 状态遇到患者 P 状态时，医患双方都以父母自我状态进行交流，都希望对方能够服从自己的决定，这会导致一方采取命令式而另一方不服，反之亦然。如果任何一方都不妥协，双方一直僵持下去，将会造成医患矛盾升级，医患关系恶化。

除此之外，医患关系属于一种特殊的人际关系。作为正常的“社会人”，医生参加工作，努力做事，能够理智地分析并解决问题，他们经常处于 PAC 中的 A 状态，以客观、理智、平等的方式对待他人。当医生 A 状态遇到患者 A 状态时，医患双方都以成人自我状态进行交流，医生客观地为患者答疑解惑、诊治疾病，患者理智地参与到医疗活动中。这种交往模式被认为是人与人交往中的最佳模式，也是医患交往的最优模式。当医生 A 状态遇到患者 P 或 C 状态时，医生也能理智地处理双方之间的问题，一般情况下不会造成双方的冲突和纠纷。不过，在这种情况下，患者情绪激动，或父母式的说教、责骂，或儿童式的任性、哭闹，面对医生客观、理智、就事论事的态度，可能会觉得医生人情淡漠，进而心生不满，无法对医生产生信任，不利于合作、和谐的医患关系的建立。

（二）医患交往最优模式

一般来说，医疗卫生活动有两种常见的状态，一种是日常医疗卫生活动，如门诊病人的接待、住院病人的日常护理等；另一种是危急医疗卫生活动，如急诊病人的抢救、突发情况的处理等。结合医疗卫生活动实践情况，我们提出医患交往最优模式如下。

在日常医疗卫生活动中，我们认为“AA-AA 型”交往模式是医患交往最优模式。医患双方在发出信息和接收信息的过程中都是客观而理智的，就事论事，并且能够准确地思考和表达自身想法，双方沟通顺畅，非常有利于建设互相信任、积极合作的医患关系。患者就医的根本目的在于恢复健康，需要医生明确的诊断和有效的治疗。在整个就医过程中，患者得到关于自身疾病的全面信息，并能客观地分析病情，不将疾病带来的负面体验强加于医生，理解医生。同时，作为医疗卫生服务的提供者，医生肩负治病救人的责任，努力消除患者病痛，关心患者心理健康，不因任何主观因素而带给患者负面体验。

另外，医患关系不同于其他任何一种人际关系，它关乎生命健康，不容丝毫的怠慢和过失。所以我们认为在危急医疗活动中，“PC-CP型”取代“AA-AA型”成为医患交往的最优模式。在危急时刻，患者及其家属可能会由于自身或至亲的病痛而失去理智、无助，又由于医患双方医学知识的信息不对等，无法解决现实问题。人命大于天，医疗活动不同于其他社会活动，有足够的时间商量解决方案，必要时，医生需以权威的身份说服患者及其家属采取最快速、最正确的抢救方案。

四、应用PAC训练构建和谐医患关系

根据PAC人际交互作用理论，恰当的自我状态是医患双方沟通顺畅的关键。因此，应用PAC理论对医生进行系统训练非常必要。开展此训练使医生能够明确把握医患交往时双方的心态，并遵循内部调整和外部诱导相结合原则，采取合理的沟通方式和内容，缓解医患冲突，最终建立互信、合作、和谐的医患关系。

（一）强化医生PAC自我状态的识别能力

在诸多的医患纠纷中，我们发现医患沟通顺畅与否的根本原因不是技巧，而是心态。组织医生学习PAC人际交互作用理论的基础知识，强化他们对自身及患者交往心态的识别能力，是改善医患交往的先决条件。有研究者曾进行了长达一年的PAC人际交互作用训练，实践发现PAC训练可以帮助医务工作者自我反省，使其自我状态得到了可衡量的、持续的改善，进而促进了沟通双方的良好关系。① PAC训练内容可以从理论教学、短片分析、情景模拟和角色扮演等方面循序渐进。其中，理论教学主要是系统地教授PAC人际交互作用理论的基础知识，使医生能够熟练掌握PAC理论的相关技能；短片分析可以通过分析视频中的人物和事件来强化医生的PAC三种自我状态的识别能力；情景模拟和角色扮演可以通过在不同交往情境中的演练来加深医生对PAC人际交互作用理论的理解，并激发其实践潜能，使医生能够准确无误地分辨出医患双方在不同情境中所表现出的父母、成人和儿童三种自我状态。在医疗工作中，医生应根据患者及其家属的不同交往心态，因人而异地采取不同的沟通方式，获得患者的信任，显著提高沟通质量，进而促进协同合作的和谐医患关系。

---

① RAJAN M, CHACKO T. Improving Educational Environment in Medical Colleges Through Transactional Analysis Practice of Teachers[J]. F1000research, 2012, 1:24.

（二）医生积极调整自身交往状态

遵循内部调整原则，医生应在 PAC 人际交互作用理论的基础上，识别自身不恰当的自我状态，并进行合理的调整。个体的人格状态不是一成不变的，心理状态、自尊、情绪等都可以通过 PAC 人际交互作用训练得到改善。① PAC 人际交互作用理论疗法也被应用于临床治疗中，在治疗个体情绪障碍及自我状态矛盾中取得了良好的疗效。在医疗卫生服务领域，“AA-AA 型”被认为是医患交往的最优模式，这种交往模式中的医患关系最为和谐，医疗活动也最为有效。因此，医生应该有意识地培养自身 A 状态，在医患交往过程中时刻提醒自己控制情绪，保持强大的成人意识，客观、理智地帮助患者及其家属解决疾病相关问题。当然，在患者生命危急时，医生应迅速将自我状态切换为 P 状态，以权威说服情绪崩溃的患者家属，全力以赴抢救患者的生命。

（三）医生引导患者采取成人自我状态

遵循外部诱导原则，即医生努力引导患者及其家属采用成人自我状态，尽量使患者理智看待疾病和医疗过程，促使患者积极配合医生的治疗方案。在日常医疗活动中，由于患者对疾病的不确定和恐惧，患者常处于儿童自我状态。如果患者在治疗后顺利恢复健康，则欣喜若狂；反之，则会埋怨医生医术不佳，哭闹，叫骂，甚至暴力伤医。另外，有的患者及其家属了解一些医学知识，可能会在医生诊治过程中反复质疑，甚至采取父母自我状态，认为自己才是权威，命令医生更改治疗方案。无论患者及其家属采取的是 P 状态还是 C 状态，他们的无知或自负都会直接导致医患沟通障碍，进而严重影响疾病的诊治。因此，在医疗活动中，医生应该积极引导患者及其家属采用理智的成人自我状态进行交流，应用 PAC 训练有效地解决患者感性与理性之间的分化问题，改善患者的不良认知，促进“AA-AA 型”医患交往模式，构建和谐医患关系。

根据 PAC 人际交互作用理论，恰当的自我状态是医患双方沟通顺畅的关键。成人自我状态是表现为客观、理智的状态，这种状态最有利于和谐医患关系的建设；而表现为权威、命令的父母自我状态和表现为无知、冲动的儿童自我状态，则是医疗活动中导致医患矛盾和医患关系紧张的不良状态。结合医疗卫生活动实践情况，本书提出了医患交往最优模式，即适用于日常医疗活动的“AA-AA 型”交往模式和适用于危急医疗活动的“PC-CP 型”交往模式。应用

---

① AKBARI A, KHANJANI Z, AZIMI Z. The Effectiveness of Transactional Analysis Therapy on Personality States, Self-Esteem and Clinical Symptoms of People with Emotional Breakdown[J]. Journal of psychological models and methods, 2012, 6(2): 1-20.

PAC 理论对医生进行系统训练，强化医患双方“AA-AA 型”和“PC-CP 型”交往模式，是构建互信、合作、和谐的医患关系的重要举措。

（本节内容曾发表于《中国社会心理学评论》2018 年第十四辑，收录本辑时稍做调整）

主要参编作者简介

注：按姓氏拼音排序。

艾娟，天津商业大学法学院心理学系

柴民权，兰州大学管理学院市场营销系

程婕婷，山东大学（威海）法学院

褚海云，哈尔滨医科大学公共卫生学院

董才生，吉林大学哲学社会学院社会保障系

何凌南，中山大学传播与设计学院

纪莹，南开大学周恩来政府管理学院社会心理学系

赖凯声，暨南大学新闻与传播学院

林志伟，中山大学传播与设计学院

刘颖，天津职业技术师范大学职业教育学院

刘金兰，天津财经大学

吕小康，南开大学社会学院

马洁华，吉林大学哲学社会学院

申悦，南开大学周恩来政府管理学院

汪新建，福州大学人文社会科学学院、南开大学周恩来政府管理学院

王华，天津大学管理学院

王晖，南开大学周恩来政府管理学院社会心理学系

王骥，南开大学外国语学院公共英语教学部

王丽，鲁东大学教育科学学院

武迪，河北北方学院法政学院（教师教育学院）

伍麟，武汉大学社会学院

吴玥，武汉大学社会学系

燕晓，南开大学周恩来政府管理学院社会心理学系

杨浩燊，中山大学传播与设计学院

杨艳杰，哈尔滨医科大学公共卫生学院
张慧娟，南京医科大学医政学院应急管理学系
张子睿，南开大学周恩来政府管理学院
赵礼，南开大学周恩来政府管理学院社会心理学系
朱艳丽，郑州大学教育学院心理学系

附　录

本书中的统计符号列表及中英文释义

符号	英文释义	中文释义
a	Coefficient from *X* to *M*	中介效应里的系数，指 *X*（自变量，下同）到 *M*（中介变量，下同）的系数
AGFI	Adjusted Goodness of Fit Index	修正拟合优度指数
b	Coefficient from *M* to *Y*	中介效应里的系数，指 *M* 到 *Y*（因变量，下同）的系数
B	Unstandardized Coefficients	非标准化系数
Bartlett	Test the distribution of data and the independence between various variables	检验数据的分布，以及各个变量间的独立情况
Bootstrap	Aparameterless analysis method	一种无参数分析方法
c	Total effect from *X* to *Y*	*X* 到 *Y* 的总效果
c'	Direct effect from *X* to *Y*	*X* 到 *Y* 的直接效果
CFI	comparative fit index	比较拟合指数
d	Cohen's measure of effect size	用于柯斯二氏检验
df	degree of freedom	自由度
E	estimate	估算
F	Fisher's *F* ratio	费舍 *F* 比率
GFI	Goodness of Fit Index	拟合优度指数
Harman	Single factor test	单因子检验
KMO	Kaiser-Meyer-Olkin	比较变量间简单相关系数

续表

符号	英文释义	中文释义
LLCI	The lowest value of the confidence interval	置信区间最低值
M	Mean（arithmetic average）	平均值
n	Number in a subsample	样本数
N	Total number in a sample	样本总数
NFI	Normed Fit Index	规范拟合指数
NFI	Non-Normed Fit Index	非规范拟合指数
OR	odds ratio	定义比数比
p	Probability；also the success probability of a binomial variable	概率；也指二项分布中的成功概率
R	Multiplecorrelation；also composite rank，a significance test	多重相关；也可表示等级
R2	Multiple correlationsquared；measure of strength of relationship	多重相关的平方；关系强度的测量
RMSEA	root-mean-square error of approximation	近似误差均方根
SD	Standarddevation	标准差
SE	Standard error	标准误
SRMR	Standardized rootmean square error	标准化均方根误差
t	Computed value of t test	*t* 检验统计量
TLI	Tucker-Lewis index	Tucker- Lewis 指数，比较拟合指数的一种
U	Moderator Variable	调节变量，更常用的符号为 *W*
ULCI	The highest value of the confidence interval	置信区间最高值
W	Mediator variable	中介变量，更常用的为 M
Wald	Used to verify the value of B, checking whether the value of B is equal to 0	用于验证 B 的值，检验 B 的值是否等于 0

续表

符号	英文释义	中文释义
X	independent variable	自变量
Y	dependent variable	因变量
α	Alpha; probability of a Type Ⅰ error; Cronbach's index of internal consistency	犯Ⅰ型错误的概率；克伦巴赫内部一致性信度系数
β	Beta; probability of a Type Ⅱ error (1-β is statistical power); standardized multiple regression coefficient	犯Ⅱ型错误的概率（1-β为统计检验力）；标准化多元回归系数
χ^2	chi-square	卡方
η^2	Eta squared; measure of strength of relationship	关系强度的测量

后　记

受新冠疫情的影响，本应早已出版的《中国医患社会心态报告》（第 2 辑）延期到与第 3 辑同一时间提交出版。与第 3 辑一样，本辑内容均是在 2019 年年底之前完成的，彼时的医患社会心态研究正处于常规轨道上。如今回看当时的许多研究结果与理论解释，虽然觉得不免带有起步期的稚嫩，但在基本理论观点与研究进路上仍是值得肯定的，相关的系列研究结果也基本保持着较好的一致性。这充分反映出医患关系问题在中国转型期的顽固性和延续性，它并不完全受新冠疫情这种重大突发事件的影响，而是展现出“根深蒂固”的一面。在这一点上，选择这一主题进行的学术研究，更应当做好“持久战”的准备。

我们很感谢参与本辑内容编写的各位老师与同学。尤其是在毕业之后也进入高校或研究机构并成了时下舆论非常关注的“学术青椒”的同学。感谢他们在面临成长压力的同时，仍然持续关注课题的进展，并以各种形式帮助和支持我们推进相关研究、出版相关报告。尤其要感谢王丛、王骥、张慧娟、冯勇、郤一杰、刘颖、陈瀛、徐敏霞、计景成、姜鹤、柴佩星、张亚慧、杨婷婷等博士研究生，以及姜浩、张子睿、隋秀晨、崔子晴、田倩倩、杨旋、刘冰鉴、弥明迪、余华冉、马泽华、叶华蓉、王晖等硕士研究生，没有他们任劳任怨的编辑与校对，本辑报告也不可能在拖延许久后面世。

真诚感谢光明日报出版社对团队的持久帮助，使得我们能有机会将之前的系列成果集结成一个较为完整的报告而得以出版。希望在各位师友、同行和年轻学子的帮助下，我们能够继续把医患社会心态的研究深入推进。

汪新建、吕小康

2022 年 10 月 3 日